DEUTSCHES ZENTRALKOMITEE
ZUR BEKÄMPFUNG DER TUBERKULOSE

TUBERKULOSE-JAHRBUCH 1952/53

ZUSAMMENGESTELLT VON

PROF. DR. DR. H. C. ICKERT
GENERALSEKRETÄR DES DEUTSCHEN ZENTRALKOMITEES
ZUR BEKÄMPFUNG DER TUBERKULOSE

MIT 31 ABBILDUNGEN

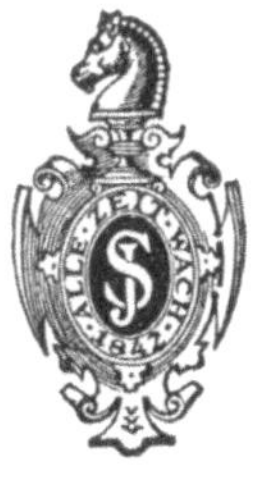

SPRINGER-VERLAG
BERLIN · GÖTTINGEN · HEIDELBERG
1954

ISBN-13:978-3-642-94636-3 e-ISBN-13:978-3-642-94635-6
DOI: 10.1007/978-3-642-94635-6

Softcover reprint of the hardcover 1st edition 1954

BRÜHLSCHE UNIVERSITÄTSDRUCKEREI GIESSEN

Vorwort.

Die Tuberkulose-Jahrbücher 1950/51 und 1951/52 haben Anklang gefunden. Das vorliegende Jahrbuch reiht sich an die bereits erschienenen an.

Der Bericht des Deutschen Zentralkomitees zur Bekämpfung der Tuberkulose betrifft ein sehr wichtiges Jahr, das eine Wende in unserem Kampf gegen die Tuberkulose bedeutet. Die Ergebnisse der statistischen Untersuchungen lassen hoffen, daß die Tuberkulose ihren Schrecken als Sterbekrankheit endgültig verloren hat, und daß nun auch die Zahl der Erkrankungen an Tuberkulose langsam abzunehmen beginnt.

Ich möchte bei dieser Gelegenheit nicht versäumen, im Namen des Deutschen Zentralkomitees allen Mitgliedern unserer Arbeitsausschüsse für ihre fruchtbare Mitarbeit meinen Dank abzustatten, die schließlich die erfolgreiche Arbeit des Deutschen Zentralkomitees zur Bekämpfung der Tuberkulose möglich gemacht hat.

Möge das neue Tuberkulose-Jahrbuch denselben Beifall finden wie die bisher erschienenen.

Professor Dr. REDEKER

Präsident des Deutschen Zentralkomitees
zur Bekämpfung der Tuberkulose

Inhaltsverzeichnis.

Druckfehlerverzeichnis für das Tbc.-Jb. 1951/52:

Nachträglich haben sich im Tbc.-Jb. 1951/52 folgende Druckfehler herausgestellt:
S. 78, 8. Zeile von unten: „des Reg.-Bez. Detmold aus 12 Kreisen" statt: des Kreises Detmold aus 12 Reg.-Bezirken.
S. 98, Tab. 43: 1. Tbc. der Atmungsorgane männlich 1950 **50,7** statt 44,5.

Abkürzungen:

DZK = Deutsches Zentralkomitee zur Bekämpfung der Tuberkulose
Tbc.-Jb. = Tuberkulose-Jahrbuch
TB = Tuberkelbakterien
Tbc. = Tuberkulose
WHO = World Health Organization, Weltgesundheitsorganisation
E = Erkrankungen
T = Todesfälle

Abbildungen:

Die Abb. 4, 12, 15, 17, 20, 21, 24, 25, 26, 30 sind dem Aufsatz ICKERT u. KEUTZER: "Epidemiological Report on Tuberculosis (Mortality and Morbidity)" — «Rapport Epidémiologique sur la Tuberculose (Mortalité et Morbidité)» Bull. of the Intern. Un. ag. Tub. 1954, H. 1—2, S. 4—45 entnommen.

Einleitung.

Das Tuberkulose-Jahrbuch 1952/53 bringt wie die Tbc.-Jb. für 1950/51 und 1951/52 in erster Linie die Zahlen der **amtlichen Tuberkulose-Statistiken,** und zwar die endgültigen Zahlen für das Jahr 1952. Für das Jahr 1953 ist auch bereits eine Reihe von Statistiken aufgeführt; die Relativzahlen konnten jedoch nicht berechnet werden, weil bis zum Abschluß des vorliegenden Berichtes die Bevölkerungsangaben für 1953 noch nicht bekanntgegeben worden waren.

Sowohl für die deutschen Statistiken als auch für diejenigen des Auslandes hat es sich als notwendig erwiesen, die Einteilung in *5-Jahresgruppen* zu benutzen, welcher Vorschlag bereits in der „Direktive Nr. 1 der Weltgesundheits-Organisation für die Nomenklatur bei Krankheiten und Todesursachen" gemacht worden ist. Die Aufgliederung in andere Altersgruppen als in 5jährige führt zu einer Verzerrung der Kurven und zu falschen Anschauungen. So konnten wir nachweisen, daß die *Altersgruppen von 20—30 Jahren* hinsichtlich Erkrankungen an Tuberkulose für Männer und Frauen die wichtigsten Altersgruppen des ganzen Lebens sind.

Beim Vergleich der deutschen Statistiken mit denjenigen des Auslandes ist für den weniger Geübten etwas verwirrend, daß die Ziffern für Tuberkulose-Morbidität und -Mortalität in Deutschland auf 10000 Einwohner, überall im Ausland aber gemäß den Vorschlägen der Weltgesundheits-Organisation auf 100000 Einwohner berechnet werden. Störend wirkt sich die deutsche Berechnung auf 10000 Einwohner besonders bei der Betrachtung der einzelnen Formen der extrapulmonalen Tuberkulosen aus, weil die betreffenden Ziffern sehr klein sind.

Auch in der Bundesrepublik Deutschland setzten 1952/53 die Tuberkulosekranken und Ärzte große Hoffnungen auf die **Tuberkulostatika,** vor allem auf die INH-Präparate. Ende 1953/Anfang 1954 waren die Erwartungen etwas zurückgegangen, nachdem man erkannt hatte, daß die Tuberkulostatika allein nicht imstande sind, Tuberkulosen in der kurzen Zeit bis zum Auftreten von Bakterienresistenzen zu heilen. Die wissenschaftlichen Verhandlungen während des Jahres 1953 haben die Grenzen hinsichtlich Wirkung und Anwendung der Tuberkulostatika einigermaßen erkennen lassen (s. Abschnitt F 2.).

Die Tuberkulose hat ihren Schrecken als Sterbekrankheit verloren; zum Teil mag dies die Folge der Verwendung der neuen Tuberkulostatika und der Methoden der modernen Therapie sein. Im Kapitel F 2 sind wir ausführlich auf die **Diskrepanz zwischen Mortalitäts- und Morbiditätsziffern und auf den Stand des Tuberkuloseproblems** eingegangen. Es ist zu beobachten, daß seit einigen Jahren auch die Zahl der Neuerkrankungen an Tuberkulose in der Bundesrepublik Deutschland abnimmt, nachdem die Mortalität laufend abgenommen hat. Erstmalig bemerkt man in einigen Ländern der Bundesrepublik ein Absinken des Bestandes an Tuberkulosekranken, und z. T. auch der Ziffern des Bestandes an *ansteckenden* Tuberkulösen. Wir glauben, daß die moderne Therapie mit die Ursache dieses

Rückganges des Bestandes ist und hoffen, daß die kommenden Jahre in dieser Hinsicht weitere Erfolge bringen werden.

In Deutschland waren 1953 die *Heilstätten* nicht mehr überall voll besetzt; von 100 zur Kur einberufenen Tuberkulosekranken folgten mitunter nur 75 der Einberufung zur Kur. Vor allem die Frauen zogen es vor, nach Möglichkeit zu Haus INH-Präparate zu nehmen, anstatt sich einer Heilstättenkur zu unterziehen. Im Jahre 1952 war nach Kapitel G (Stationäre Behandlung) in der Bundesrepublik Deutschland ein *Verlust von 6937 Krankenbetten für Tuberkulöse* zu verzeichnen. Wahrscheinlich sind nicht immer die Isoniazide die Ursache dafür gewesen, daß die Kranken die Heilstätten meiden. Wir dürfen u. a. auf die Ausführungen betr. „Heilstättenfürsorgerinnen“ auf S. 12 (Arbeitsausschuß für Tuberkulosefürsorge) verweisen. Wenn auch vielfach behauptet wird, daß die Bestimmungen der ehemaligen „Verordnung über die Tuberkulosehilfe“ z. Z. noch zur Anwendung gelangen, so lassen doch die Berichte auf S. 26 ff. erkennen, wie sehr Kranke und Ärzte die Verabschiedung des neuen „Gesetzes über die Tuberkulosehilfe“ erwarten.

Im Jahrbuch 1951/52 hatten wir die *Allgemeine Deutsche Sterbetafel* abgedruckt; im vorliegenden Jahrbuch bringen wir zur Ergänzung eine Tabelle über die Lebenserwartung 1871/81, 1901/10 und 1932/34 für Männer und Frauen.

Das Verzeichnis der **Mitteilungen** und **Wissenschaftlichen Rundschreiben** des Deutschen Zentralkomitees zur Bekämpfung der Tuberkulose, welche unsere Mitglieder auf die wesentlichsten neuen Veröffentlichungen des In- und Auslandes aufmerksam machen sollen, ist auf S. 193 weitergeführt.

Auch das Jahrbuch 1952/53 stellt eine *Gemeinschaftsarbeit* der Geschäftsstelle des Deutschen Zentralkomitees zur Bekämpfung der Tuberkulose in Hannover dar. Wir haben Anlaß, unseren Mitarbeitern für ihre Ausdauer zu danken, und zwar neben den Damen des Büros Frau Dr. KAYSER und unserem Statistiker Oberreg.-Rat z. W. Dr.-Ing. KEUTZER. Verantwortlich für den Inhalt zeichnet der Generalsekretär.

I. Überblick über das Geschäftsjahr 1.4.1953 — 31.3.1954.

1. Geschäftsbericht des Deutschen Zentralkomitees.

Der **Vorstand** des DZK besteht gemäß der Wahl am 17./18. 9. 52 aus folgenden Herren:

Präsident:	Min.-Dir. a. D. Prof. Dr. REDEKER, Präsident des Bundesgesundheitsamtes in Koblenz.
Vizepräsident:	Landesrat a. D. Dr. med. h. c. SERWE, Koblenz,
Schatzmeister:	Min.-Dir. Dr. BUURMAN, Bonn,
Generalsekretär:	Prof. Dr. Dr. h. c. ICKERT, Hannover;

weiterhin aus

Präsident Dr. GLASER, Hamburg
als Vertreter der ehemaligen britischen Besatzungszone.

Min.-Rat Dr. UNGER, Stuttgart
als Vertreter der ehemaligen amerikanischen Besatzungszone,

Min.-Rat a. D. Dr. HANS MEYER, Koblenz
als Vertreter der ehemaligen französischen Besatzungszone,

Senatsrat Dr. KURT MEYER, Berlin,
für West-Berlin.

Für die laufende *Rechnungsprüfung* war weiterhin Reg.-Oberinsp. a. D. RÖMER tätig. Der Rechnungsabschluß am Ende des Geschäftsjahres wurde von den Herren Oberreg.- und Obermed.-Rat Dr. KÖNIG, Düsseldorf, und Chefarzt Dr. JENSEN, Bremen, nachgeprüft.

Die **Ordentliche Mitgliederversammlung** des DZK fand im Anschluß an die Tagung der Deutschen Tuberkulose-Gesellschaft am *18. 4. 53* in *Wiesbaden* statt. In dieser Versammlung wurde zum Ausdruck gebracht, daß das DZK mehr als bisher die *Tuberkuloseforschung* unterstützen solle. Außerdem sollte gemäß Beschluß der Versammlung das *Vermögen des ehemaligen Reichs-Tuberkulose-Ausschusses*, welches sich seit 1945 in der Verwaltung eines Treuhänders in Berlin befindet, für das DZK beansprucht werden. Durch die Entscheidung der *Berliner Kommission für Ansprüche auf Vermögenswerte laut Kontrollratdirektive Nr. 50* vom 12. 12. 53 wurde das Vermögen des ehemaligen Reichs-Tuberkulose-Ausschusses dem DZK zugesprochen, weil der Reichs-Tuberkulose-Ausschuß 1945 aufgelöst worden war und keine andere Organisation als das DZK mit ähnlichen Aufgaben für das gesamte Bundesgebiet vorhanden ist.

Gelegentlich der Tagung der *Österreichischen Tuberkulose-Gesellschaft*, welche gemeinsam mit derjenigen der *Süddeutschen Tuberkulose-Gesellschaft* vom 15. bis 17. 5. 53 in Innsbruck stattfand, wurden die Beziehungen mit Österreich neu aufgenommen.

An der Jubiläumstagung der *Wissenschaftlichen Gesellschaft südwestdeutscher Tuberkuloseärzte* vom 10.—12. 5. 53 in Konstanz nahm Präsident Prof. Dr. REDEKER teil. Die Vertretung des Generalsekretärs auf der Tagung der *Nordwestdeutschen Tuberkulose-Gesellschaft* am 23.—24. 10. 53 übernahm Fräulein Dr. KAYSER. Auf der *Wissenschaftlichen Tagung der Tuberkuloseärzte des ehemaligen Landes Sachsen* vom 16.—18. 11. 53 in Dresden hielt Prof. Dr. Dr. h. c. ICKERT einen Vortrag über „Immunität bei Tuberkulose". Auf der Tagung der *Nordwestdeutschen Gesellschaft für Gynäkologie* in Hamburg vom 7.—8. 11. 53 wurde über die *Genitaltuberkulose der Frau*, die *Schwangerschaftsunterbrechung bei Tuberkulose* und über *BCG-Schutzimpfung* eingehend verhandelt. Es wurde der Wunsch ausgesprochen, daß sich das DZK des Fragenkomplexes der Schwangerschaftsunterbrechung bei Tuberkulose annehmen möge.

Das **Bundeskuratorium zur Förderung der Bekämpfung der Rindertuberkulose** hielt am 28. 4. und 9. 12. 53 in Bonn Sitzungen ab; der Generalsekretär vertritt das DZK in diesem Kuratorium (s. S. 20).

Am 27. 4. 53 fand die Gründungsversammlung für den *Bundesgesundheitsrat* statt; der Generalsekretär vertritt im Bundesgesundheitsrat das DZK. In dieser Sitzung wurden die Arbeitsausschüsse des Bundesgesundheitsrates gewählt.

Die ausführlichen Berichte über die Tätigkeit der **Arbeitsausschüsse** des DZK befinden sich auf S. 9 bis S. 51. Hier sei nur kurz folgendes hervorgehoben:

Der *Arbeitsausschuß für extrapulmonale Tuberkulose*, Vorsitzender Prof. Dr. WIESE †, wurde am 17. 4. 53 in Wiesbaden gegründet. Sitzungen der Unterausschüsse für *Tuberkulose des Bewegungsapparates*, für *Augentuberkulose*, für *Urologische Tuberkulose* und für *Genitaltuberkulose der Frau* wurden im Juli und September 1953 abgehalten. Es wurde ein *Merkblatt für den praktischen Arzt zur Erkennung der urologischen Tuberkulose* zusammengestellt; die Auflage von 35000 Stück war in kurzer Zeit vergriffen.

Der *Arbeitsausschuß für Chemotherapie bei Tuberkulose* beschloß am 14. 5. 53 die *2. Verlautbarung des DZK über die Anwendung tuberkulostatischer Mittel (Conteben, PAS, Streptomycin und Isoniazide) bei der Behandlung der Tuberkulose;* von diesem Merkblatt wurden 30000 Stück abgegeben. Weiterhin wurde am 14. 5. 1953 das *Merkblatt über die Resistenz von Tuberkelbakterien gegenüber Conteben, PAS, Streptomycin und Isoniaziden* beschlossen, von welchem 8000 Stück versandt wurden.

Am 27. 1. 1954 wurde der *Arbeitsausschuß für stationäre Behandlung der Tuberkulose* (Vorsitzender Prof. Dr. SCHMITZ, Düsseldorf) gegründet; es wurde eingehend die Notwendigkeit des Baues von Liegehallen und Liegebalkonen in Heilstätten behandelt, weiterhin der Begriff „Bewahrungsfälle" bearbeitet und Stellung zur Diagnostik der exsudativen Pleuritis genommen.

Der *Arbeitsausschuß für Tuberkulosefürsorge* gab die *Erläuterungen zur Führung der Tuberkulosestatistik in den Gesundheitsämtern, Teil 2* heraus, beschäftigte sich weiterhin mit der *Einstellung von Heilstättenfürsorgerinnen in Heilstätten*, der Einführung des *Röntgenschirmbildmittelformates in Tuberkulosefürsorgestellen* und mit der Definition der *Aktivität*. Diesem Arbeitsausschuß ist ein Unterausschuß *Tuberkulose bei Studenten* angegliedert. Über den Punkt Studenten-Tuberkulose wird auf S. 12 ff. eingehend berichtet. Dieser Unterausschuß wird im neuen Geschäftsjahr als selbständiger Arbeitsausschuß mit Prof. Dr. SCHRÖDER,Berlin, als Vorsitzendem arbeiten.

Im *Arbeitsausschuß für Arbeitsfürsorge* wurden auch im Geschäftsjahr 1953/54 vielfach Verhandlungen über Arbeitsheilstätten geführt; vor allem wurden aber im Verein mit dem Arbeitsausschuß für Tuberkulosefürsorge die *Richtlinien für die Beschäftigung von Lungentuberkulösen an geeigneten Arbeitsplätzen* nach $2^1/_2$jährigen Bemühungen fertiggestellt.

Beim *Arbeitsausschuß für Desinfektion bei Tuberkulose* laufen Untersuchungen über ein neues Verfahren für die Wäschedesinfektion bei Tuberkulose. *Euphagol* ist jetzt mehrfach als zur *Raum- und Wäschedesinfektion* geeignet genannt worden. Nachprüfungen haben die Ergebnisse nicht bestätigt; das Zentralkomitee hat beim Bundesgesundheitsamt Antrag gestellt, die Eignung von Euphagol zur Wäsche- und Raumdesinfektion begutachten zu lassen.

Nach $2^1/_2$jähriger Arbeit wurden die *Gesichtspunkte betr. Desinfektion der Abwässer von Tuberkuloseanstalten* fertiggestellt. Für diese „Gesichtspunkte" mußte ein neues routinemäßiges Verfahren zur Feststellung der TB im Abwasser ausgearbeitet werden; Prof. WAGENER vom Hygiene-Institut der Tierärztlichen Hochschule in Hannover ist es gelungen, in dem Quadrammonium-Präparat *Bradosol* ein Mittel zu finden, welches die Begleitbakterien im Abwasser abtötet, ohne gleichzeitig die TB zu schädigen. Prof. HEICKEN, Robert-Koch-Institut Berlin, konnte feststellen, inwieweit bei der Desinfektion von Abwässern — insbesondere von Tuberkuloseanstalten — auf den p_H-Gehalt geachtet werden muß.

Über die Verhandlungen mit dem Bundesernährungsministerium betr. *Bekämpfung der Rindertuberkulose* und *Lieferung einwandfreier Milch* s. S. 20 ff.

Im Berichtsjahr konnte eine ganze Reihe *wissenschaftlicher Arbeiten* vom DZK *finanziell* gefördert werden.

Es ist im Berichtsjahr vielfach beobachtet worden, daß Patienten mit Lungentuberkulose sich zu Hause mit den neuen Tuberkulostatika, vor allem mit INH-Präparaten, behandeln ließen und deswegen glaubten, auf eine Heilstättenkur verzichten zu können. Der Einberufung zu einer Heilstättenkur haben teilweise nur 75% der Patienten Folge geleistet. Das ist der Grund, weshalb im Berichtsjahr nicht alle Heilstätten voll besetzt werden konnten, obwohl die „Wartezeit" bis zur Einberufung eines Patienten in eine Heilstätte mitunter immer noch 3—4 Monate betrug. Die „2. Verlautbarung" des Arbeitsausschusses für Chemotherapie hatte schon darauf aufmerksam gemacht, daß nach den bisherigen Erfahrungen durch die Tuberkulostatika allein *ohne gleichzeitige Liegekur bzw. Heilstättenkur* eine Tuberkulose nicht ausgeheilt werden kann.

Einige kleinere Heilstätten wurden im Berichtsjahr geschlossen. Gegen die vorzeitige Schließung von Heilstätten hat sich das *Memorandum betr. Betten in Tuberkulose-Heilstätten* vom 17. 7. 53 gewandt (s. S. 217).

Unsere *Wissenschaftlichen Rundschreiben* (Wissenschaftlicher Informationsdienst) haben auch im Berichtsjahr immer mehr Anhänger gefunden; wir können die Aufnahme zahlreicher Außerordentlicher Mitglieder verzeichnen, welche in der Hauptsache dem DZK beigetreten sind, um die Rundschreiben zu erhalten.

Das *Tuberkulose-Jahrbuch 1951/52* wurde vom *Springer-Verlag* Berlin-Heidelberg im September 1953 zum Versand gebracht. Mit Nachdruck wurde in diesem Jahrbuch und in anderen Veröffentlichungen auf die *Änderung der Bevölkerungszusammensetzung* aufmerksam gemacht, zugleich darauf, daß schon eine ganze Reihe von Ländern dazu übergegangen ist, die *Tuberkulose-Sterbeziffern auf eine standardisierte Bevölkerung* zu beziehen.

Das DZK zählt jetzt 16 Ordentliche Mitglieder und 1860 Außerordentliche Mitglieder.

2. Internationale Union gegen die Tuberkulose.

In den Geschäftssitzungen der Internationalen Union im September 1953 in Paris wurde u. a. eine Reihe von Punkten besprochen, in welcher Weise die Arbeiten der Internationalen Union intensiviert werden können. Zum Teil handelt es sich dabei um Satzungsänderungen, welche durch die nächste Mitgliederversammlung September 1954 in Madrid bestätigt werden müssen. An den Sitzungen haben 27 Nationen teilgenommen; aus den Diskussionen schälte sich folgendes heraus:

„Ein wirksamer Kampf gegen die Tuberkulose erfordert eine enge Zusammenarbeit zwischen den Stellen des öffentlichen Gesundheitsdienstes und der sozialen Fürsorge eines Landes und den privaten, freiwilligen und nicht amtlichen Antituberkulose-Organisationen andererseits. Die letzteren haben den Vorzug, ihr Programm völlig unabhängig wirken lassen zu können.

Die Internationale Union gegen die Tuberkulose ist die Vereinigung aller nationalen Antituberkulose-Organisationen und z. T. der offiziellen Stellen des Gesundheits- oder Antituberkulose-Dienstes einiger Länder, in welchen derartige Organisationen noch nicht bestehen; die Union ist gleichzeitig eine internationale wissenschaftliche Organisation, welche sich den Problemen der Klinik, des Laboratoriums und den sozialen Belangen des Kampfes gegen die Tuberkulose widmet."

Die Mitgliedsvereinigungen der Internationalen Union gegen die Tuberkulose stellen die *konstituierenden Mitglieder*, *Titular-* und *Ehrenmitglieder*. Die konstituierenden Mitglieder setzen sich in der Hauptsache aus den *nationalen Antituberkulose-Organisationen* (in der Bundesrepublik Deutschland das DZK) zusammen. Jede nationale Antituberkulose-Organisation entsendet wenigstens 2 Mitglieder in den Direktionsrat der Union; jedes Land mit mehr als 10 Millionen Einwohnern kann zusätzlich für je 5 Millionen Einwohner 1 Mitglied entsenden, die Gesamtzahl der Mitglieder des Direktionsrates eines jeden Landes darf jedoch 5 nicht überschreiten. — Die von den nationalen Anti-Tuberkulose-Organisationen entsandten Persönlichkeiten bilden den *Direktionsrat*, welcher das Programm und die Aufgaben der Internationalen Union bestimmt. Das ausführende Organ des Direktionsrates ist der *Exekutiv-Ausschuß*, er entspricht dem Vorstand des DZK.

Die Titular-Mitglieder (Ärzte und Nichtärzte) werden von den nationalen Anti-Tuberkulose-Organisationen der Generalversammlung zur Aufnahme in die Internationale Union vorgeschlagen; die Zahl der Titular-Mitglieder eines Landes ist nicht beschränkt. Sie entrichten einen jährlichen Beitrag, dessen Höhe vom Direktionsrat festgesetzt wird.

Die Titular-Mitglieder und die Mitglieder des Direktionsrates bilden zusammen die *Generalversammlung* der Internationalen Union mit Stimmrecht in allen Dingen, welche unter die Zuständigkeit der Generalversammlung fallen. Sie haben das Recht, ohne Sonderbeitrag an den internationalen Konferenzen der Internationalen Union teilzunehmen; sie haben gleichfalls das Recht des kostenfreien Bezuges des „Bulletin" und aller anderen Veröffentlichungen, soweit der Direktionsrat darüber bestimmt.

Zu *Ehrenmitgliedern* werden Persönlichkeiten gewählt, welche sich im Kampf gegen die Tuberkulose besondere Verdienste erworben haben. Sie werden auf Vorschlag des Direktionsrates durch die Generalversammlung ernannt.

Die Internationale Union wird künftig außer dem *Comité Exécutif* (= Vorstand) und dem *Conseil de Direction* (= Beirat) über folgende *beratende Organe* verfügen:

1. Die *Kommission der Verwaltungsdirektoren oder Generalsekretäre.* Diese setzt sich aus den Verwaltungsdirektoren und den Generalsekretären der nationalen Anti-Tuberkulose-Organisationen bzw. einem Vertreter für jede nationale Antituberkulose-Organisation zusammen. Diese Kommission soll im allgemeinen alle Fragen, welche sich auf das Programm der nationalen Antituberkulose-Organisationen beziehen, in Übereinstimmung mit der Geschäftsordnung behandeln.

2. Die *Kommission für das Arbeitsprogramm* (5 Mitglieder) befaßt sich mit den Plänen der Internationalen Union für das laufende Geschäftsjahr, und vor allem mit dem Programm für die jeweilige wissenschaftliche internationale Konferenz und – in gleicher Weise – für die zwischen solchen Konferenzen liegenden intermediären Sitzungen.

3. Die *Kommission für den Haushalt* schlägt die Beiträge der nationalen Antituberkulose-Organisationen und der Einzelmitglieder vor und hat die Verantwortung für das Finanzgebaren der Internationalen Union gegen die Tuberkulose.

4. Die *wissenschaftliche Kommission* soll sich aus wissenschaftlichen Autoritäten der nationalen Organisationen und der einzelnen Länder zusammensetzen.

Ein wissenschaftlicher Beirat wird nach folgenden Gesichtspunkten gebildet:

a) Eine Persönlichkeit von hohem wissenschaftlichem Ruf soll den Vorsitz des wissenschaftlichen Beirates führen (gewählt wurde Dr. LONG, Philadelphia).

b) Auch Wissenschaftler, welche noch nicht Mitglieder der Internationalen Union sind, können an den Sitzungen der wissenschaftlichen Unterkommission teilnehmen und folglich auch an den Sitzungen des wissenschaftlichen Beirats.

c) Das Sekretariat der Internationalen Union übernimmt die Arbeiten des Sekretariats für den wissenschaftlichen Beirat.

Es wurden folgende wissenschaftliche Unterkommissionen gebildet:

1. die Unterkommission für Epidemiologie,
2. die Unterkommission für Röntgenologie und systematische Röntgenuntersuchungen, zugleich die Unterkommission für BCG und andere spezifische Immunisierungsmethoden,
3. die Unterkommission für die Laboratoriums-Wissenschaften,
4. die Unterkommission für Chemotherapie, zu gleicher Zeit die Unterkommission für die Kollapstherapie und Thoraxchirurgie,
5. die Unterkommission für die Wiedereingliederung der Tuberkulösen in die Arbeit (Rehabilitation),
6. die Unterkommission für Gesundheitserziehung und Propaganda.

Von deutschen Tuberkuloseärzten wurden für die Unterkommission für Laboratoriumswissenschaften Prof. Dr. Dr. FREERKSEN, Borstel, für die Unterkommission für Chemotherapie usw. Prof. Dr. LYDTIN, München, und für die Unterkommission für die

Wiedereingliederung in die Arbeit Min.-Rat Dr. PAETZOLD, Bonn, als Mitglieder gewählt; als Vorsitzender für die Unterkommission für Epidemiologie wurde Prof. Dr. Dr. h. c. ICKERT bestimmt.

Als Publikationsorgan für die Internationale Union dient vorläufig noch das „Bulletin", das 4 mal im Jahr erscheint.

Während der Geschäftssitzungen wurde am 11. September 1953 eine wissenschaftliche Tagung über *kombinierte Chemotherapie bei Tuberkulose* abgehalten. Von deutscher Seite sprachen Prof. Dr. Dr. FREERKSEN, Borstel, zum Thema „Symposium über experimentelle und klinische Erfahrungen auf dem Gebiete der kombinierten chemotherapeutischen Behandlung der Tuberkulose", zur Diskussion Frau Dr. MEISSNER, Borstel. Über diese Sitzung wird an anderer Stelle ausführlich berichtet, sobald die entsprechenden Unterlagen vorliegen.

Zwischen 5. und 10. September 1953 hielt die Subkommission für Epidemiologie (»Sous-Commission de l'Epidémiologie«) einige Sitzungen ab; Richtlinien für eine *internationale Statistik der Tuberkulose-Morbidität* wurden aufgestellt (s.S.193).

Im Rahmen des Arbeitsausschusses für Epidemiologie wurde von Prof. ICKERT und Dr. KEUTZER ein Bericht über den *Internationalen Stand der Tuberkulose* zusammengestellt. Er ist im „Bulletin of the International Union against Tuberculosis" Vol. XXIV, Nr. 1—2 (1954) erschienen.

II. Berichte der Arbeitsausschüsse.

1. Arbeitsausschuß für Tuberkulosefürsorge.

Vorsitzender: Med.-Rat Dr. BREU, Ludwigsburg.

Der Arbeitsausschuß hielt am 3.—4. 8. 53 und 23. 10. 53 je eine Vollsitzung ab; kleine Unterausschüsse haben während eines Berichtsjahres verschiedentlich Besprechungen geführt. Es wurden folgende Punkte eingehend behandelt:

1. Kurzfristige sorgfältige Nachuntersuchungen, insbesondere auch häufige Untersuchungen des Auswurfs bei heilstättenentlassenen Patienten, erforderlichenfalls unter Heranziehung der verfeinerten Verfahren, zumal nach chemotherapeutischer Behandlung.

Wenn ein Patient aus der Heilstätte mit der Diagnose „geschlossene Lungentuberkulose" entlassen worden ist, so verläßt man sich darauf, daß dies auch für längere Zeit der Fall ist. Zwei Arbeiten beleuchten das Schicksal dieser Kranken: Nach BRAEUNING wurden von den Patienten, die vorher „offen" waren und dann als „geschlossen" entlassen wurden, nach einem Jahr 30% wieder „offen"; eine Arbeit aus Freiburg gibt für Kranke, die mit den neuen Chemotherapeutica behandelt worden waren, 50% an. Die Fürsorgestellen sind gehalten, nach dem letzten positiven Sputumbefund den Patienten mindestens noch 1 Jahr in der Gruppe Ia zu belassen, u. U. auch 2 Jahre. Unter Hinweis auf den Runderlaß des RMdI. vom Oktober 1940 wurde vorgeschlagen, auf den Entlassungsberichten der Heilstätten Datum und Untersuchungsmethode des letzten positiven Sputumbefundes zu vermerken. Es ist ein Unterschied, ob TB im Direkt- oder mit Kulturverfahren festgestellt werden. Auf Grund der neueren Erfahrungen sollten die Fürsorgestellen bei mit den neuen Chemotherapeutica behandelten Patienten sehr häufig Sputumuntersuchungen anstellen. Erst in letzter Zeit hat sich als besonders wichtig ergeben, daß TB-Stämme aus Sputum, in welchem im Direktausstrich viel TB gefunden wurden, in der Kultur selten angehen, wenn der betreffende Patient vorher mit Chemotherapeutica behandelt worden ist. Schon BRAEUNING hat immer und immer wieder gefordert, daß man die Auswurfuntersuchungen mit Direktausstrich sehr häufig wiederholen muß — bei einer frischen hämatogenen Streuung findet man u. U. erst bei der 8. bis 12. Untersuchung mit dem Direktausstrich einige TB. Vor 2 Jahren sind vom Arbeitsausschuß die „Leitsätze betr. Notwendigkeit des Kulturverfahrens für den Nachweis von Tuberkelbakterien" herausgegeben worden. Diese sind den Leitern der Gesundheitsabteilungen bei den Länderregierungen zugestellt worden mit der Bitte, in allen Ländern einige Medizinal-Untersuchungsämter mit der Durchführung des routinemäßigen Kulturverfahrens zu beauftragen. Auf diese Anregung hin sind auch einige Länderregierungen dazu übergegangen, die Anwendung des Kulturverfahrens voranzutreiben. In Württemberg ist im Gegensatz zu anderen Ländern der Nachweis von TB mittels Kulturverfahren schon immer kostenlos vorgenommen worden. Niedersachsen ist jetzt dazu übergegangen, zunächst 3 Medizinal-Untersuchungsämter für die Durchführung dieser Untersuchungen auszustatten. In Schweden sind die Kultur-Untersuchungen und die Tierversuche von Magensaft in 1 Untersuchungsamt zentralisiert worden. Auch bei uns genügt u. U. in jedem Land 1 Untersuchungsamt für solche Untersuchungen; die Hauptsache ist, daß die Untersuchung kostenlos stattfindet. Alle Bestrebungen müssen darauf gerichtet sein, diese Untersuchungen in das Gebiet der sanitätspolizeilichen Untersuchungen einzubeziehen.

In der Diskussion zeigte sich, daß die Angelegenheit „Sputumuntersuchungen" in den einzelnen Ländern des Bundesgebietes nicht einheitlich behandelt wird, vor allem in bezug auf die Frage nach den Kostenträgern für die komplizierten Untersuchungen wie Kulturverfahren und Tierversuch. Das DZK hat deshalb nochmals die Länderregierungen gebeten, dafür Sorge zu tragen, daß

a) Sputumuntersuchungen auf TB im Ausstrich bei allen Tuberkulose-Fürsorgestellen durchgeführt werden können und die Träger der Gesundheitsämter die dazu erforderlichen Mittel bereitstellen.

b) Sputumuntersuchungen auf TB im Kulturverfahren bei negativer Ausstrichuntersuchung in allen Medizinal-Untersuchungsämtern in gleicher Weise wie bei den anderen Infektionskrankheiten kostenlos durchgeführt und die erforderlichen Mittel im Haushalt der Länder zur Verfügung gestellt werden.

2. Über den Begriff ‚aktive' Tuberkulose. Wie lange sollen geschlossene Lungentuberkulosen in der Gruppe Ic behalten werden.

Ein Fürsorgearzt hatte an das DZK die Anfrage gerichtet, wie lange *aktive Lungentuberkulöse* als aktiv in der Gruppe I geführt werden müssen. Im Jahre 1946, als die Meldepflicht aller aktiven Tuberkulösen durch die Militärregierung angeordnet war, ergab sich, daß der Begriff „aktive" Tuberkulose in den einzelnen Ländern verschieden aufgefaßt worden ist. In den gesetzlichen Bestimmungen von Schleswig-Holstein wird als „aktiv" nur die *aktiv-fortschreitende* Tuberkulose angesehen. In Schweden gilt eine Tuberkulose als „aktiv", solange sie *„nicht offenbar inaktiv"* ist. In den USA und Großbritannien bedeutet *aktive* Tuberkulose soviel wie *behandlungsbedürftige Tuberkulose*. Die Definition von Braeuning ist folgende: „Eine Tuberkulose ist solange als aktiv anzusehen, solange sie nachweislich nicht zur Ruhe gekommen ist". In der Diskussion wurde folgender Standpunkt vertreten: „Aktive Tuberkulosen werden solange in Gruppe I geführt, als Aktivitätszeichen bestehen, zuzüglich einer Beobachtungszeit von 1—2 Jahren, während welcher der Befund sich stabil gehalten hat."

In der Sitzung vom 23. 10. 53 hat man sich hinsichtlich Aktivität der Tuberkulose der Definition für die internationale Statistik der Tuberkulose-Morbidität angeschlossen:

„*Aktivität* besteht, solange ‚Aktivitätszeichen' der Tuberkulose vorhanden sind, wie positiver TB-Befund, Wechsel im Röntgenbild, beschleunigte Blutsenkungsgeschwindigkeit, Fieber, Gewichtsabnahme, wenn diese Zeichen nur auf die Tuberkulose zurückzuführen sind. *Fürsorgerisch* wird eine Tuberkulose als *aktiv* betrachtet, solange sie *behandlungsbedürftig* ist, oder wenn innerhalb eines gewissen Zeitraumes (je nach Ausdehnung und Schwere des Prozesses) neue Tuberkuloseschübe zu erwarten sind."

3. Erläuterungen zur Führung der Tuberkulosestatistik in den Gesundheitsämtern.

Die Richtlinien für die Eingliederung der Untersuchungsergebnisse der Tuberkulose-Fürsorgestellen in die Statistik des Jahresgesundheitsberichtes waren hinsichtlich der „aktiven Tuberkulosen“ bzw. Fürsorgefälle im Jahre 1950/51 vom „Arbeitsausschuß für Tuberkulosefürsorge“ neu aufgestellt bzw. ergänzt worden. Wortlaut s. Tuberkulose-Jahrbuch 1950/51, S. 223. Die übrigen Abschnitte der alten Richtlinien betr. die Gruppen II—IV der Fürsorgestatistik wurden revidiert und im Wortlaut neu festgelegt. Die neuen „Erläuterungen“ sind als Anlage in dem vorliegenden Jahrbuch abgedruckt (S. 194).

4. Einführung des Röntgenschirmbildmittelformates in den Fürsorgestellen.

Es wurde zur Sprache gebracht, *daß die Fürsorgeärzte derart mit Arbeit überlastet sind, daß sie vielfach ihren Pflichtaufgaben nicht mehr in ausreichendem Maße nachkommen können.* Die Ärzte müssen von morgens bis abends im Röntgenzimmer stehen, was auf die Dauer nicht zu leisten ist. Für die sonstigen Aufgaben — die Sorge für den *Einzelfall*, die Untersuchung der Kranken und Krankheitsverdächtigen und die Besprechung mit den Kranken usw. — haben die Fürsorgeärzte vielfach nicht genügend Zeit. Es kommen immer noch zusätzliche Aufgaben für den Fürsorgearzt hinzu, z. B. durch die Ausdehnung der Überwachung der II-Fälle auf 5 Jahre (s. o. Nr. 3). Es gibt nur einen Ausweg: die *Einführung des Röntgenschirmbild-Reihenverfahrens in den Fürsorgestellen.*

Nachdem vom „Arbeitsausschuß für Röntgenschirmbilduntersuchungen und für Röntgentechnik“ die „Vorschläge für Röntgeneinrichtungen in Gesundheitsämtern“ herausgegeben worden sind (s. S. 25 und S. 65), ist das **Mittelformat 70 × 70 mm** mehrfach in den Tuberkulose-Fürsorgestellen geprüft worden. Es hat sich dabei herausgestellt, daß das Mittelformat nicht nur zu Einsparungen von Aufnahmen im Großformat, sondern auch als Ersatz von Röntgenreihendurchleuchtungen mit Erfolg benutzt werden kann. Der „Arbeitsausschuß für Tuberkulosefürsorge“ wird Richtlinien ausarbeiten, in welcher Form das Mittelformat in die Tuberkulosefürsorge einwandfrei eingebaut werden kann. An die Länderregierungen wurde dementsprechend folgende Empfehlung eingereicht:

„Vom Arbeitsausschuß für Röntgenschirmbilduntersuchungen und für Röntgentechnik wurden im April 1953 Vorschläge für Röntgeneinrichtungen der Gesundheitsämter gemacht. Es wurden dabei ortsfeste Schirmbildapparaturen im Mittelformat empfohlen und darauf hingewiesen, daß mit bestimmten Einschränkungen Großaufnahmen dadurch weitgehend ersetzt werden können.

Auch vom Arbeitsausschuß für Tuberkulosefürsorge wird jetzt darauf hingewiesen, daß die Ausrüstung der Gesundheitsämter mit Schirmbildapparaturen im Mittelformat für die Arbeit der Tuberkulosefürsorgestellen von grundlegender Bedeutung ist. Nur mit ihrer Hilfe wird es möglich sein, daß die Tuberkulosekranken ausreichend überwacht werden und die Tuberkulosefürsorgeärzte ihre eigentliche fürsorgerische Aufgabe erfüllen können: eingehende Einzeluntersuchungen, Beratung und Belehrung der Kranken. Auf das Gutachten von Dr. Schrag und Dr. Breu (S. 195) wird verwiesen.

Es wird deshalb dringend empfohlen, die Gesundheitsämter mit Schirmbildapparaturen im Mittelformat auszustatten mit dem Ziel, daß in absehbarer Zeit alle Tuberkulosefürsorgestellen damit ausgerüstet sind.“

Wir machen außerdem auf folgende Aufsätze aufmerksam:

Ickert: „Über das Schirmbildmittelformat im Gesundheitsamt"; Der öffentliche Gesundheitsdienst **14**, 12, 457 (1953).

Weiser: „Die Lungendurchleuchtung in den Gesundheitsämtern"; Röntgenblätter (Wuppertal) **6**, 4, 1 (1953). Weiser: „Schluß mit den Nur-Durchleuchtungen der Lungen"; Röntgenblätter (Wuppertal) **7**, 1, 23 (1954).

Riemer: „Einige Erfahrungen mit dem neuen Schirmbildmittelformatgerät „Odelca"; Der öffentliche Gesundheitsdienst **15**, 11, 431 (1954).

5. Tuberkulose in Kindergärten.

In einem Kindergarten war von einer offentuberkulösen Kindergärtnerin eine Anzahl von Kindern angesteckt worden und erkrankt. Man war der Meinung, daß für die Kindergärtnerinnen im Gegensatz zu den Lehrkräften Durchführungsbestimmungen zum Schulseuchenerlaß nicht bestünden. Der Bundesminister des Innern hat indessen mit Schreiben vom 23. 9. 54 4217—1362/53 mitgeteilt, daß nach dem Runderlaß des Reichsministers des Innern vom 1. 12. 44—B II 659/44 —8508 betr. Durchführung des Schulseuchenerlasses in Einrichtungen der Jugendhilfe (MBliV. 1944 Nr. 49 S. 118/43) *der „Schulseuchenerlaß" auch für Einrichtungen der Jugendhilfe gilt, darunter fallen auch die Kindergärten.*

6. Heilstättenfürsorgerinnen.

Immer wieder hören wir, daß Tuberkulosekranke vorzeitig ihre Heilstättenkur abbrechen, und zwar wegen seelischer Bedrückung infolge wirtschaftlicher Schwierigkeiten zu Hause oder wegen der ihnen zu lange dauernden Behandlung in der Heilstätte. Andere Patienten sind in Sorge, ob sie nach Abschluß der Kur wieder ihre frühere Arbeit aufnehmen bzw. eine geeignete Arbeitsstelle erhalten können. Einige Patienten sind darüber beunruhigt, daß die Gewährung von Taschengeld nicht einheitlich gehandhabt wird usw. Die Erfahrung hat gezeigt, daß die erwähnten Beobachtungen in *den* Krankenanstalten bzw. Heilstätten zu den Seltenheiten gehören, wo sich jemand um die seelische Not der Patienten, um ihren Schriftwechsel mit den Behörden, um die Beschäftigung im Krankenbett und auch außerhalb desselben, um die Arbeitsvermittlung usw. kümmert. In solchen Heilstätten sind diese Aufgaben entweder halb- oder ganztägig einer *Heilstättenfürsorgerin* übertragen — entsprechend der „Krankenhausfürsorgerin" in den Krankenhäusern seit mehr als 25 Jahren. Auf Grund der guten Erfahrungen mit Heilstättenfürsorgerinnen haben wir gebeten, im Interesse der wirtschaftlichen Sicherstellung, der damit verbundenen seelischen Befreiung und der Berufssicherung des Patienten, *für jede Heilstätte* einen *Heilstättenfürsorger oder eine -fürsorgerin* zu bestellen.

Diese Empfehlung des „Arbeitsausschusses für Tuberkulosefürsorge" wurde an die Kostenträger der Heilstätten und für Heilstättenkuren und die Heilstätten-Chefärzte gesandt.

7. Unterausschuß „Die Tuberkulose bei Studenten".

Dieser Unterausschuß wurde bei Gelegenheit der Besprechung der „Tuberkulose bei Studenten" in der Sitzung am 4. 8. 53 gegründet.

Das Problem der Tuberkulose der Studenten hat uns schon lange beschäftigt[1]. Nach der Literatur des Auslandes liegen die Tuberkuloseerkrankungsziffern besonders für die Medizinstudenten zuweilen weit über dem Durchschnitt; bei Medizinstudenten in Schweden z. B. ist die Erkrankungshäufigkeit rund 9mal so hoch wie die der Durchschnittsbevölkerung. Das DZK hat schon vor 3 Jahren eine entsprechende Umfrage gehalten, die fast von allen Studentenwerken der Länder beantwortet wurde. Im allgemeinen hatten sich nur wenige Studenten zur Untersuchung zur Verfügung gestellt. Die Besprechung mit einem Studentenarzt ergab damals, daß die Medizinstudenten in Schweden wohl deswegen häufiger als die deutschen Studenten an Tuberkulose erkranken, weil sie 1 Jahr lang in der Pathologie beschäftigt werden müssen. Trotzdem geht aus Begutachtungsmaterial hervor, daß viele Ärzte die Erstinfektion bzw. eine Primärherdtuberkulose *während der Studienzeit* durchmachen; die Unkenntnis dieser Tatsache bzw. die Unmöglichkeit, später den Termin der Primärinfektion festzustellen, bringt u. U. für den betreffenden Arzt Nachteile bei einer Begutachtung eines späteren Tuberkuloseschubes als Berufskrankheit; das DZK hat besonders aus diesem Grunde das Merkblatt „Über die Notwendigkeit der Anstellung einer Tuberkulinprobe bei den im Gesundheitsdienst und in der Wohlfahrtspflege tätigen Personen" herausgegeben. Es ist auch die Frage erörtert worden, ob es nicht zweckmäßig sei, die Medizinstudenten vor dem Staatsexamen zwangsläufig röntgenologisch untersuchen zu lassen. Leider ist in die neue Approbationsordnung keine entsprechende Bestimmung aufgenommen worden.

Inzwischen haben die Studentenwerke selbst weitergearbeitet und sind zu Vorschlägen und Erhebungen gekommen. Der *Verband Deutscher Studentenwerke* hat darüber besondere „Leitsätze" zusammengestellt.

Das Ergebnis der Verhandlungen über die Tuberkulose bei Studenten wird folgendermaßen zusammengefaßt:

I. Über die Zahl der tuberkulosekranken Studenten.

In der Bundesrepublik Deutschland weisen die Altersgruppen von 20 bis 25 Jahren 1,6% Personen mit aktiver Lungentuberkulose auf. Über die Zahl der tuberkulosekranken Studenten sind wir noch nicht genau unterrichtet, doch geben folgende Untersuchungsergebnisse aus dem Bundesgebiet und Westberlin einigen Aufschluß:

Untersuchung von Studenten:

1951	Hannover	890 Stud., davon mit akt. Lungentbc.	0,56%
1953	Göttingen	796 Stud., davon mit akt. Lungentbc.	2,4 % (kavernös: 7)
1953	Berlin	1060 Stud., davon mit akt. Lungentbc.	7,8 % (7 offen, 11 kav.-exs.)
	Freiburg		2,6 % (offen: 0,13%)
1953	Stuttgart	1300 Stud., davon mit akt. Lungentbc.	5%.

Aus dieser Aufstellung geht auf jeden Fall hervor, daß unter den Studenten die Tuberkulose weit häufiger als in der Gesamtbevölkerung anzutreffen ist. Dies dürfte wohl besondere Maßnahmen erfordern.

II. Die Erfassung der tuberkulösen Studenten.

Zur Feststellung von Maßnahmen zur Bekämpfung der Tuberkulose bei Studenten ist die Kenntnis der Gesamtzahl der tuberkulösen Studenten erforderlich. Das betrifft die Erfassung *sämtlicher* tuberkulosekranker Studenten.

[1] S. a. Arbeit von Dr. KATTENTIDT „Neue Ergebnisse der Münchener Studentenreihendurchleuchtung"; Z. Tbk. **62**, 4, 245 (1931).

Dies ist aber nicht nur aus statistischen Gründen notwendig; vielmehr handelt es sich darum, die Tuberkulose bei den Studenten in ihren ersten Anfängen zu erkennen, denn eine Lungentuberkulose ist in ihrem Beginn viel leichter der Heilung zuzuführen, als wenn sie bereits fortgeschritten oder gar „offen" ist.

Wie aus einer Aufstellung des *Verbandes Deutscher Studentenwerke* über die an den Hochschulen des Bundesgebietes durchgeführten Reihen- und Pflichtuntersuchungen hervorgeht, werden schon allenthalben *Pflichtuntersuchungen* bei Studenten durchgeführt. Es muß betont werden, daß zur körperlichen Untersuchung der Studenten auch eine *Röntgenuntersuchung der Lunge* gehört. Solche Röntgenuntersuchungen sind bei Studenten schon an vielen Hochschulen durchgeführt worden, meist aber nur als *Durchleuchtung.* Manche Ärzte sind leider immer noch der Meinung, daß man schon mit einer Röntgendurchleuchtung eine Lungentuberkulose feststellen oder ausschließen könne; diese Ansicht entspricht nicht mehr den heutigen Erfahrungen. Manche Studentenwerke sind der Auffassung, daß eine Röntgenaufnahme (Großaufnahme) als Ergänzung der Pflichtuntersuchung viel zu teuer sei. Die neuen *Röntgenschirmbildverfahren* sind jedoch vollkommen genügend für das Auffinden von Lungentuberkulosen — auch schon kleinerer und kleinster Herde —, und die Schirmbildchen kosten nur einen Bruchteil einer Großaufnahme.

In bezug auf die Technik und die Ergebnisse solcher Reihenschirmbilduntersuchungen darf ich auf die von K. Liebschner, H. Vieten und K. H. Willmann veröffentlichte Arbeit „Röntgenreihenuntersuchungen in der Eisen- und Stahlindustrie 1949—1953" in Fortschr. Röntgenstr., **80**, 3, 302 (1954) hinweisen; weiterhin auf die Aufsätze von Weiser: „Schluß mit den Nur-Durchleuchtungen der Lungen" [Röntgen-Bl., Wuppertal, **7**, 1, 23 (1954)] und „Die Lungendurchleuchtung in den Gesundheitsämtern" [Röntgen-Bl., Wuppertal, **6**, 4, 1 (1953)]; letztere können von der Geschäftsstelle des Deutschen Zentralkomitees bezogen werden.

Im allgemeinen erfolgen die Röntgenuntersuchungen der Lunge bei Studenten im *1., 5. und 9. Semester* — im 9. Semester besonders bei Medizinstudenten. An und für sich sind diese Zeitabstände zwischen den einzelnen Röntgenuntersuchungen — wie aus den Verhandlungen auf dem Internationalen Tuberkulosekongreß in Rio de Janeiro (1952) hervorgeht – ausreichend. Die Beobachtungen von Prof. Bernard, Paris, und Dr. Liebschner und Mitarbeitern (s. o.) lassen freilich deutlich erkennen, daß man bei jährlichen Röntgenuntersuchungen viel mehr *Lungentuberkulosen im ersten Beginn* als in 3jährlichem Turnus auffinden kann. Danach wäre für die *Medizinstudenten* besonders während der klinischen Semester *eine jährliche* Röntgenuntersuchung angezeigt. Es ist selbstverständlich, daß die bei der Röntgenschirmbilduntersuchung gefundenen Tuberkulose-Verdächtigen einer Tuberkulose-Fürsorgestelle (zur Betreuung, nicht zur Behandlung!) überwiesen werden. Dort werden dann Röntgengroßaufnahmen usw. gemacht.

Mit Recht wird vielfach eingewandt, daß Röntgenuntersuchungen eine Kostenfrage darstellen. In einigen Ländern des Bundesgebietes ist die Kostenfrage durch Röntgenschirmbildgesetze geregelt, weil die Studenten während ihres Aufenthaltes am *Studienort* als *Einwohner* des betr. Landes gelten. Solche Schirmbildgesetze bestehen z. Z. in Niedersachsen, Schleswig-Holstein, Bremen, Württ.-Baden und Bayern. Sofern Gebühren nach diesen Gesetzen erhoben werden, sind hilfsbedürftige Personen, d. s. 50—80% der Studenten, von der Zahlung dieser Gebühr befreit.

Bekanntlich ist die Auseinandersetzung mit den „nicht einsichtigen Intellektuellen“ immer eine besondere Sache. Nach den Berichten der einzelnen Universitäten und Studentenwerke entzieht sich immer eine Reihe der Studenten der Pflicht- und Röntgenuntersuchung. Die Studenten einer Universität haben erklärt, daß sie sich bei einer Erkrankung an Tuberkulose nicht in Behandlung, sondern an eine andere Universität begeben würden, wo keine Pflichtuntersuchungen vorgeschrieben sind. Der Wechsel der Hochschule spielt also eine große Rolle. Auch für die sog. Austauschstudenten wäre eine Pflichtuntersuchung notwendig[1].

Es erscheint uns unbedingt erforderlich, *für alle Studenten* der Hochschulen *die terminmäßigen Pflichtuntersuchungen und die terminmäßigen Röntgenuntersuchungen der Lunge* vorzuschreiben. Der sog. „*Schulseuchenerlaß*“ müßte daher auch auf die Hochschulen ausgedehnt werden. *Vorbildlich ist der Lehrkörper der Technischen Hochschule Stuttgart, welcher von den Röntgenschirmbilduntersuchungen ebenso wie die Studenten erfaßt wird.*

III. Die Betreuung der tuberkulösen Studenten.

Wenn bei einem Studenten eine aktive Tuberkulose entdeckt wird, so bedarf er in der Regel wie jeder andere neuentdeckte Tuberkulosekranke einer Heilstättenkur. Außerhalb der Zeit seines Aufenthaltes in einer Heilstätte bedarf er aber fortgesetzter fürsorgerischer Betreuung.

1. Die Kosten für Heilstättenkuren der Studenten werden meistens von den Landesfürsorgeverbänden getragen, zum geringeren Teil von den Rentenversicherungsträgern (z. B. Landesversicherungsanstalten), zum kleinsten Teil von den Studenten als Selbstzahler. In Frankreich besteht neben dem allgemeinen Sozialversicherungsgesetz (für alle, welche irgendwie bezahlte Arbeit leisten) ein Versicherungsgesetz für Studenten, welches auch die Tuberkulose umfaßt. Bei uns schließen die studentischen Krankenkassen und ähnliche Einrichtungen die Behandlung der Tuberkulose aus.

Eine Umfrage hat ergeben, daß 1953 rd. 800 Studenten sich in Heilstätten des Bundesgebietes zur Kur befunden haben, d. s. 0,6% der Gesamtzahl der Studenten des Bundesgebietes, die allerdings nur die Altersklassen 20—35 Jahre betreffen. Von den 51 Mill. Einwohnern des Bundesgebietes und West-Berlins befanden sich nur 0,14% in Heilstättenbehandlung. Auch aus dieser Aufstellung geht die größere Erkrankungshäufigkeit der Studenten und der größere Bedarf an Heilstättenkuren hervor. Die Studenten werden von den zuständigen Kostenträgern in die verschiedenen Heilstätten des Bundesgebietes zur Kur eingewiesen.

Dem Bericht eines Heilstättenchefarztes entnehmen wir folgende Stelle: „Auf dem Zimmer und bei der Liegekur liegt der Student zwischen Mitpatienten, deren meist laute Unterhaltung sich zwischen Essen, Kriminalromanen, Toto und Erotik hin und her bewegt. In dieser Umgebung fehlt dem Studenten die Ruhe, sich auf ein Buch oder Kollegheft zu konzentrieren, ganz abgesehen davon, daß er, wenn er es versucht, von den anderen deshalb gehänselt wird. Die notgedrungene geistige Untätigkeit wirkt sich dann oft geradezu zu einem Faktor innerer Unruhe für den Studenten aus, die sich wieder ungünstig auf den Kurverlauf auswirkt.“

---

[1] Der Studentenarzt einer Universität macht uns auf die Häufigkeit von Tuberkulose-Erkrankungen besonders unter Studenten aus südlichen Ländern aufmerksam.

Die erste Frage des tuberkulösen Studenten, der zur Kur in einer Heilstätte eintrifft, lautet: „Wann werde ich wieder entlassen, um mein Studium fortsetzen zu können?“ Im Gegensatz zu französischen und schweizerischen Einrichtungen ist es bei uns noch nicht möglich, die Studenten in einem Sanatorium oder in einer gesonderten Tuberkulose-Abteilung zusammenzulegen, um ihnen die Möglichkeit zu geben, einen Teil des Studiums während der Sanatoriumszeit zu erledigen.

Von den Ländern des Bundesgebietes werden pro Student jährlich rd. 2000 DM zur Unterhaltung der Universitäten und Hochschulen einschl. Dozentenhonorar usw. aufgebracht. Der Staat und der Steuerzahler haben daher größtes Interesse daran, daß die Studenten — und auch die tuberkulösen Studenten — ihr Studium erledigen und ihr Examen machen. Durch die Tuberkulose eines Studenten wird seine Studienzeit oft ganz erheblich verlängert.

Dr. FRANKE, der Vertreter des „Verbandes Deutscher Studentenwerke“ hat zu diesem Punkt folgendes ausgeführt:

„Die Mehrzahl der an Tuberkulose erkrankten Studenten fällt den Landesfürsorgeverbänden zur Last, da für die Studierenden von seiten des Studentenwerkes kein Versicherungsschutz im allgemein üblichen Sinne gewährt werden kann. Der Verband empfiehlt deswegen, die Frage zu prüfen, ob es möglich ist, alle an Tuberkulose erkrankten Studenten in einem Heim zusammenzufassen, um in die Lage versetzt zu werden, ihnen eine geistige Betreuung von seiten einer Hochschule geben zu können. Eine solche Betreuung ist sicher vielfach geeignet, günstig auf die Ausheilung der Tuberkulose zu wirken.“

Eine solche Zusammenlegung von tuberkulosekranken Studierenden in einigen geeigneten Sanatorien bzw. Tuberkulose-Abteilungen ist in die Wege geleitet. Entsprechende Anträge sind der „Arbeitsgemeinschaft der Landesfürsorgeverbände“ und dem „Verband der Rentenversicherungsträger“ zugeleitet worden. Die Antworten stehen noch aus. Einige Sanatorien sind bereits namhaft gemacht worden, welche Studierende möglichst gleicher oder ähnlicher Studienrichtung in größerer Zahl aufnehmen können.

2. Wie bereits erwähnt, bedarf auch der tuberkulosekranke Student außerhalb der Heilstätte fortgesetzter fürsorgerischer Betreuung. Diese erfolgt nach den geltenden gesetzlichen Bestimmungen durch die für den Hochschulort zuständigen Tuberkulose-Fürsorgestellen, aber auch im Einvernehmen mit der Tuberkulose-Fürsorgestelle durch den Studentenarzt oder den behandelnden Arzt. Die Betreuung hat den Zweck, die Studenten in bezug auf Rückfälle und Ansteckungsfähigkeit zu überwachen. Auch hinsichtlich der Ansteckungsfähigkeit der Tuberkulose bei Studenten ist die Ausdehnung des *Schulseuchenerlasses* auf die Hochschulen erforderlich, denn gesunde Kommilitonen können von offentuberkulösen Studenten angesteckt werden. Bis jetzt ist die Frage, ob der Rektor einer Hochschule berechtigt ist, einen offentuberkulosekranken Studenten von den Vorlesungen und Übungen auszuschließen, juristisch noch nicht geklärt. Jedenfalls müßte die Hochschulleitung bis zu einer juristischen Klärung einen offentuberkulösen Studenten zu überzeugen suchen, daß er wegen der Gefährdung seiner Kommilitonen vom Hochschulunterricht fernzubleiben hat.

Betr. die Beschäftigung von tuberkulösen Studenten als Werkstudenten oder in Betrieben zur Ableistung ihres Praktikums s. Ziffer 4 des Teils I und II der „*Richtlinien für die Beschäftigung von Lungentuberkulösen an geeigneten Arbeitsplätzen*“, welche vom Deutschen Zentralkomitee zu beziehen sind.

Die Tuberkulose der Studenten stellt uns vor 2 Probleme: die medizinische Behandlung der Tuberkulösen und die geistige Betreuung während der Kur. Zu ihrer Lösung ist enge Zusammenarbeit zwischen Ärzten, Kostenträgern und Lehrkörper der Hochschulen erforderlich. In der Bundesrepublik Deutschland ist in dieser Hinsicht noch nichts getan worden: die langjährigen Erfahrungen der Schweiz und besonders in Frankreich können bei uns verwertet werden.

2. Arbeitsausschuß für BCG-Schutzimpfung.

Vorsitzender: Prof. Dr. Kleinschmidt, Honnef, vormals Göttingen.

Der Arbeitsausschuß hat im Berichtsjahr keine Sitzung abgehalten; vom Vorsitzenden und von der Geschäftsstelle wurde aber ein umfangreicher Schriftwechsel geführt; er betrifft folgende Punkte:

1. Intervall zwischen BCG-Schutzimpfungen und andersartigen Impfungen.

Nach Nr. 14 unserer Richtlinien darf die BCG-Impfung nach Diphtherie- oder Scharlachimpfung erst mindestens 6 Wochen nach der 2. Injektion erfolgen. Von französischer Seite (Manuel Pratique de Vaccination par le BCG 1954, S. 72) wurde vorgeschlagen, wenigstens 2 Monate nach einer andersartigen Impfung vergehen zu lassen und umgekehrt 4 Monate, wenn die BCG-Impfung vorausgeht. In dieser Beziehung bedürfen unsere Richtlinien einer Ergänzung.

Es sei erwähnt, daß in Jena ein großes *BCG-Institut* mit neuzeitlicher Einrichtung entstanden ist (Prof. Dr. Knöll); der Impfstoff wird laufend von Prof. Kathe, Rostock geprüft. Ein *Kulturfilm* ist hergestellt worden, welcher die Einrichtungen und die Arbeitsweise des neuen Institutes zeigt.

2. Einwilligung der Eltern zur Vornahme von Tuberkulinproben.

Es sind uns folgende gesetzliche Grundlagen für die Tuberkulinprüfung bekannt:

a) die Verordnungen betr. die Bekämpfung übertragbarer Krankheiten vom 1. 12. 38, § 6, Abs. 3,

b) der Schulseuchenerlaß vom 30. 4. 42, Ziff. 14 (4).

Im Schulseuchenerlaß, welcher nach einem Schreiben des Bundesinnenministeriums aus dem Jahre 1952 auch jetzt noch Gültigkeit und in vielen Ländern inzwischen eine Verschärfung erfahren hat, ist nichts davon erwähnt, daß zur Vornahme einer Tuberkulinprobe bei den Schulkindern die Einwilligung der Eltern vorgesehen ist.

Es dürfte in jedem Fall erforderlich sein, in ein Gesetz, welches die Vornahme von Tuberkulinproben zu Pflichtuntersuchungen macht, eine Bestimmung aufzunehmen, daß eine neue Tuberkulinprobe nicht erforderlich ist, wenn bekannt ist oder von einem Arzt bescheinigt wird, daß bei dem Betreffenden die Tuberkulinprobe bereits positiv war (s. Merkblatt des DZK „Über die Notwendigkeit der Anstellung einer Tuberkulinprobe bei den im Gesundheitsdienst und in der Wohlfahrtspflege tätigen Personen“ — Tbc.-Jb. 51/52, S. 185, — s. auch Röntgenschirmbildgesetz von Baden-Württemberg S. 204).

3. Die orale Schutzimpfung.

Die Welt-Gesundheitsorganisation, Abt. Tuberkulose (Dr. HOLM), vertritt den Standpunkt, daß eine schnelle Ausrottung der Tuberkulose — zumal in den noch nicht fortgeschrittenen Ländern wie Indien usw. — nur mit Hilfe einer Massenvaccination mittels BCG-Impfung möglich ist, und von der WHO wird daher weiteste Anwendung der BCG-Impfung überall, auch in den zivilisierten Ländern, empfohlen.

In Brasilien hat man von 1926 an zunächst die ursprüngliche Vorschrift von CALMETTE befolgt: bei den *Neugeborenen oral* 10—30 mg in den ersten 10 Lebenstagen zu geben. Es ist allgemein bekannt, daß diese Dosen nicht ausreichend sind, um einen wirksamen Effekt zu erzielen. Jetzt verwendet man in Brasilien:

1. *bei den Neugeborenen bis zum 90. Lebenstag*

a) bei nicht in der Familie exponierten Kindern eine Dosis von 100 mg BCG oral,

b) bei Kindern in tuberkulösem Milieu alle 15 Tage eine Dosis von 100 mg oral bis zu einer Summe von 600 mg;

2. *vom 90. Lebenstage an*

a) bei nicht exponierten Kindern eine Dosis von 200 mg oral,

b) bei Kindern in tuberkulösem Milieu alle 15 Tage eine Dosis von 200 mg BCG bis zu einer Summe von 1200 mg.

Bis zum 30. Juni 1952 sind auf diese Weise im ganzen 886537 Vaccinationen erfolgt. Das ist natürlich wenig bei einer Bevölkerung von 50 Millionen. Prof. DE ABREU dürfte auf Grund dieser kleinen Anzahl wohl recht haben, wenn er sagt, daß die BCG-Schutzimpfung in Brasilien noch keine deutlichen Erfolge gezeigt habe. Nach dem Artikel von MARTINS und PETRAL-SAMPAIO „Concurrent vaccination by BCG in Sao Paulo (Brazil)“ sind bei den rund 886000 schutzgeimpften Kindern 2 Erkrankungsfälle und 8 Todesfälle vorgekommen, welche aber augenscheinlich nichts mit Tuberkulose zu tun hatten. Die aus Brasilien mitgeteilten Zahlen sind noch zu klein, um ein endgültiges Urteil über die Methode der oralen BCG-Impfung zu erlauben.

Nach einer Mitteilung vom Institut Pasteur, Lille, wird in diesem Institut Impfstoff für orale Impfung hergestellt und in Frankreich auch verwandt.

4. Stichelungs-Methode.

Stadtmedizinaldirektor Dr. STRALAU, Köln, hat in seinem früheren Amtsbezirk Oberhausen die *Punktur nach* ROSENTHAL nachgeprüft. Diese Methode zeichnet sich bekanntlich dadurch aus, daß Komplikationen selten zu beobachten sind und trotzdem bei der Nachprüfung mittels Tuberkulin der Erfolg demjenigen der intracutanen Methode nahezu gleichkommt. Im Amtsbezirk von Dr. STRALAU wird diese Stichelungsmethode nach ROSENTHAL bei den Neugeborenen gern von den Krankenhausärzten angewandt.

5. Aufsätze aus dem Arbeitskreis des Arbeitsausschusses:

a) BCG-Tuberkulose-Schutzimpfung in „Behringwerk-Mitteilungen“ mit Aufsätzen von SCHMIDT, KLEINSCHMIDT, HAAS, KÖNIG und SCHULZE, LINDNER, CATEL (H. 27/1953).

b) ICKERT: „Über die Grenzen und Aussichten der BCG-Schutzimpfung“ [Gesd.fürs. 3, 12, 207 (1954)].

c) DAELEN: „Tuberkulose-Epidemien in Schulen“ [Tuberkulosearzt 7, 8, 445 (1953)].

d) DANNENBAUM: „Zur BCG-Impfung der Neugeborenen“ [Mschr. Kinderheilk. **99**, 6 (1951)].

e) DAELEN und DIX: „In welchem Umfange werden Kinder durch BCG-Impfung vor Tuberkulose geschützt?“ [Mschr. Kinderheilk. **101**, 12, 517 (1953)].

f) KLEINSCHMIDT: „Die Tuberkulose-Schutzimpfung, ihre Grundlagen, Notwendigkeit, Komplikationen und Erfolge“ [Behringwerk-Mitt. 27, 50 (1953)].

g) KLEINSCHMIDT: „Zunehmende Tuberkulose-Gefährdung in Deutschland?“ [„Die Umschau“ **1953**, 309; und Mitt. d. Niedersächs. Vereins z. Bek. d. Tbc. 4. Jg., Nr. 7)].

h) KLEINSCHMIDT: „Ist die Schutzimpfung als Hilfsmaßnahme im Kampf gegen die Tuberkulose notwendig?“ [Niedersächs. Ärztebl. **7**, 365 (1953)].

i) KLEINSCHMIDT: „BCG-Impfung, Tuberkulindiagnostik und Röntgenbild" [Kinderärztl. Prax. **22**, (1954)].

j) DAELEN: „Morbidität und Letalität bei tuberkulöser Meningitis in den Jahren 1947 bis 1951 in Hessen" (Z. klin. Med., **1952**, 226—239).

k) SPIESS und POPPE: „Untersuchungen mit radioaktiv markierten Bakterien im Rahmen der Tuberkulose-Schutzimpfung" (Klin. Wschr. **1954**, 186).

l) DAELEN und LÜTGERATH: „Wie lange dauert der Impfschutz nach BCG" [Mschr. Kinderheilk. **101**, 1 (1953)].

3. Arbeitsausschuß für Milch und für Tiertuberkulose.

Vorsitzender: Prof. Dr. Dr. h. c. WAGENER, Hannover.

Der Arbeitsausschuß hat im Jahre 1953 keine Sitzung abgehalten. Indessen ist eine große Reihe von Anfragen an die Geschäftsstelle gerichtet worden, welche Aufgaben des Arbeitsausschusses betrafen; sie sind unter steter Fühlungnahme mit dem Vorsitzenden des Arbeitsausschusses beantwortet worden. In zunehmendem Maße haben auch praktische Ärzte bei uns um detaillierte Angaben über die Rindertuberkulose gebeten. Es werden deshalb einige Punkte von allgemeinem Interesse angeführt.

1. Rinder können nicht nur durch Infektion mit dem bovinen Typ, sondern auch durch Ansteckung mit dem humanen und mit dem Geflügeltyp des TB tuberkulinpositiv werden. Nach FROMM und WIESMANN (1953), nach PLUM (1936) und nach CHRISTIANSEN hält bei Rindern die positive Tuberkulinreaktion nach Infektion durch den humanen Typ mindestens 3—8 Monate bis 3—4 Jahre an.

2. Zum *Schutz tuberkulinnegativer Rinder* gegen TB-Infektionen beim Tränken in Vorflutern, welche *Abwässer von Tuberkulose-Abteilungen* aufgenommen haben, hat das DZK die „Gesichtspunkte betr. Desinfektion der Abwässer von Tuberkulose-Anstalten" herausgegeben — s. „Arbeitsausschuß für Desinfektion bei Tuberkulose"; die „Gesichtspunkte" sind auf S. 201 dieses Jahrbuches abgedruckt.

3. Um *Infektionen tuberkulinnegativer Rinder* durch *offentuberkulöse Menschen* — mit humanen oder bovinen TB — zu verhindern, ist auf die strenge Befolgung der gesetzlichen Vorschriften zu achten, wonach Personen mit einer ansteckenden Tuberkulose nicht bei der Gewinnung von Milch beschäftigt werden dürfen. Engste Zusammenarbeit zwischen Gesundheitsämtern und Veterinärabteilungen der Regierungen ist hier geboten. In einer Zuschrift wird enge Zusammenarbeit zwischen Veterinär- und Human-Medizin auf dem Gebiet der Tiertuberkulose durch *Austausch von Beobachtungsmaterial auf der Kreisebene* vorgeschlagen.

4. Aus dem Schreiben des Direktors einer Kinderklinik entnehmen wir folgendes:

„Mit großer Mühe und großen Kosten für die einzelnen Landwirte wurde neues Vieh nach dem Kriege bezogen, meist aus Norddeutschland. Daß dabei nicht das beste Vieh, sondern vornehmlich tuberkulinpositives Vieh verkauft wurde, liegt auf der Hand. M. E. handelt es sich dabei, wenigstens in unseren Bezirken, um einen ausgesprochenen Kriegsschaden. Ohne Hilfe des Staates läßt sich in absehbarer Zeit das Problem nicht lösen. M. E. müssen wir auf der Bundesebene einheitlich zum Ziele gelangen. Es ist sicher beschämend, daß wir im Vergleich zu unseren Nachbarländern nicht schneller die Rindertuberkulose ausmerzen."

5. Zur *Notwendigkeit der Milchpasteurisierung*, auch der *Milch aus tuberkulosefreien Beständen*, hat Prof. WAGENER folgendermaßen Stellung genommen:

„Der Bauern- und Winzerverband... geht in seiner Anfrage von der irrtümlichen Auffassung aus, daß die Milchpasteurisierung primär hygienische Funktionen in Gestalt der Abtötung von Infektionserregern zu erfüllen habe. Sie dient dagegen in erster Linie *Konservierungszwecken*, um durch Verminderung des saprophytischen Keimgehaltes den Verderb der Milch auf dem Wege vom Produzenten zum Konsumenten hintenanzuhalten. Selbstverständlich können und werden dabei auch Infektionserreger abgetötet. Leider erweisen sich unter ihnen die TB-Bakterien am resistentesten. Selbst wenn Milch aus tuberkulosefreien Rinderbeständen stammt, muß sie aus Konservierungsgründen pasteurisiert werden. Es sollte auch nicht übersehen werden, daß Milch aus tuberkulosefreien Rinderbeständen noch bakterielle (z. B. Bang-Bakterien) und sonstige Tier- und Menschen-Infektionserreger enthalten kann, die durch die Pasteurisierung vernichtet werden."

6. Von Dezember 1953 an ist in der illustrierten Wochenschrift „Kristall" und auch in der „Bildzeitung", Hamburg, eine Artikelserie erschienen, welche ziemliches Aufsehen im Bundesgebiet erregt hat. Die Artikel gipfelten in der Forderung „Bekämpfung der Rindertuberkulose" und „Gebt uns einwandfreie Milch". Auf diese Artikel hin sind uns eine ganze Reihe Zuschriften mit folgenden Fragen zugegangen:

a) „Was tut das Bundesernährungsministerium in dieser Angelegenheit?"

b) „Genügt tatsächlich die Pasteurisierung der Milch nicht, um TB-freie Milch zu erhalten?"

c) „Die Frage der Tilgung der Rindertuberkulose überhaupt."

d) „Was hat die Hausfrau zu tun, um ihren Kindern einwandfreie Milch geben zu können?"

Über das Vorkommen von boviner Tuberkulose beim Menschen waren irrtümlicherweise Zahlen aus dem Tbc.-Jb. 1950/51 für das Jahr 1948 falsch zitiert worden. Der Herr Bundesernährungsminister veranlaßte daraufhin eine Besprechung der Angelegenheit mit dem Generalsekretär des DZK, welche am 5. 3. 54 stattfand. Dort wurde über den Stand der bovinen Tuberkulose beim Menschen nach den Zahlen des Jahres 1952 berichtet —; Statistiken darüber s. S. 197. Es wurde beschlossen, die Frage der *Auswirkung der Rindertuberkulose auf die menschliche Gesundheit* durch den Generalsekretär des DZK vor dem *Bundeskuratorium zur Förderung der Bekämpfung der Rindertuberkulose* behandeln zu lassen.

7. Im Bundesministerium für Ernährung, Landwirtschaft und Forsten ist im Berichtsjahr das **„Bundeskuratorium zur Förderung der Bekämpfung der Rindertuberkulose"** gegründet worden; das DZK ist durch den Generalsekretär in diesem Kuratorium vertreten. Das Kuratorium hat am 28. 4. und 9. 12. 1953 Sitzungen abgehalten. Prof. Meyn, Warthausen, gab in der Dezember-Sitzung einen Überblick über den Stand der Rindertuberkulose am 1. 7. 53. In der Sitzung vom April 1953 wurde eine Resolution vom Bundeskuratorium gefaßt, in welcher der Herr Bundesfinanzminister und die Herren Finanzminister der Länder gebeten wurden, die Maßnahmen zur Bekämpfung der Rindertuberkulose in folgender Weise zu unterstützen:

a) Bereitstellung von Mitteln für die Bekämpfung der Rindertuberkulose in den Haushalten der Länder in Höhe des Betrages, den die Landwirtschaft und Milchwirtschaft aus eigener Kraft aufbringt,

b) Bereitstellung von Mitteln für die Bekämpfung der Rindertuberkulose im Bundeshaushalt in Höhe des bisher aus ERP-Mitteln zur Verfügung stehenden Betrages,

c) Steuerbegünstigungen für Aufwendungen der Land- und Milchwirtschaft zur Bekämpfung der Rindertuberkulose.

8. Aus dem Aufsatz von Prof. WAGENER und Dr. REUSS „Die gegenwärtige Bedeutung der bovinen Infektion für die Entstehung der Kindertuberkulose in Deutschland" (Berliner tierärztl. Wschr. **1953**, 231) zitieren wir die Ergebnisse der Untersuchungen von 2000 von Kindern stammenden tuberkulösen oder tuberkuloseverdächtigen Untersuchungsstoffen. Die Typisierung wurde mittels Mikroskop (auch Fluorescenz), kulturell und durch Tierversuch vorgenommen.

Bakteriologische Untersuchungen von Kinder-Tbc.

Untersuchungsstoffe	Proben Zahl	Mikroskop.		Kultur		Tierversuche		Zusammen	
		Zahl	%	Zahl	%	Zahl	%	Zahl	%
Magensaft	1243	42	3,3	59	4,7	254	20,4	266	21,5
Lymphknoten . . .	478	34	7,1	46	9,6	94	19,7	106	22,2
Liquor	161	0	0	7	4,3	49	30,4	49	30,4
Stuhl	123	0	0	0	0	9	7,3	9	7,3
Urin	60	0	0	2	3,3	3	5,0	3	5,0
Punktateiter . . .	52	0	0	5	9,6	10	19,2	12	23,1
Zusammen	2117	—	—	—	—	—	—	445	21,0

Nachweis boviner Kindertuberkulose.

Untersuchungsstoffe	Patientenzahl	TB.-Nachweis			
		T. humanus		T. bovinus	
		Zahl	%	Zahl	%
Magensaft	170	161	94,7	9	5,3
Lymphknoten und Gewebsproben .	73	59	80,8	14	19,2
Liquor	41	39	95,1	2	4,9
Stuhl	8	6	75,0	2	25,0
Urin	3	2	66,7	1	33,3
Punktateiter.	10	9	90,0	1	10,0
Zusammen	305	276	90,5	29	9,5

TB.-Nachweis in Gewebsproben.

Untersuchungsstoffe	Patientenzahl	TB.-Nachweis			
		T. humanus		T. bovinus	
		Zahl	%	Zahl	%
Mesenteriallymphknoten	33	29	87,9	4	12,1
Halslymphknoten	23	14	60,9	9	39,1
Sonstige Gewebe	17	16	94,1	1	5,9
	73	59	80,8	14	19,2

Zusammenfassend ergeben sich folgende Punkte:

1. Auf Grund eigener von 1950—1953 ausgeführter Prüfungen an 2117 Untersuchungsstoffen von 1588 Kindertuberkulosefällen wurde bei 9,5% der Patienten eine Infektion durch den Typus bovinus ermittelt.

2. Bei der Lungentuberkulose Erwachsener war der Typus bovinus in 4% von etwa 300 untersuchten Fällen als Ursache ermittelt worden.

3. Die Ursache der bovinen Kindertuberkulose ist, wie die vorwiegend extrapulmonalen Lokalisationen ergeben, im Genuß tuberkelbakterienhaltiger Trinkmilch zu suchen.

4. Aus der Tatsache, daß die im Jahre 1952 aus 4 nordwestdeutschen Städten untersuchte pasteurisierte Flaschenmilch im Durchschnitt zu 5,83% lebende bovine Tuberkelbakterien enthielt, muß gefolgert werden, daß die derzeitige molkereimäßige Pasteurisierung keinen ausreichenden Schutz der Kinder vor einer bovinen Tuberkuloseinfektion bietet.

Deshalb ist die einzige Gewähr für die Verhütung der bovinen Kindertuberkulose die Tilgung der Tuberkulose in den deutschen Rinderbeständen, sie ist mit größtem Nachdruck vorwärts zu treiben. Solange die Tilgung der Rindertuberkulose noch nicht erfolgt ist, muß die Bevölkerung öffentlich aufgeklärt werden über die Gefahren des Genusses von roher und nicht vorschriftsmäßig pasteurisierter Milch. Trinkmilch, auch wenn sie molkereimäßig pasteurisiert ist, sollte nur in abgekochtem Zustand verabreicht werden. Als rohe Trinkmilch sollte nur die aus staatlich anerkannten tuberkulosefreien Rinderbeständen stammende Vorzugsmilch verwendet werden.

Die bestehende Marktordnung für Trinkmilch darf nicht länger der in zahlreichen staatlich anerkannten tuberkulosefreien Rinderbeständen erzeugten Trinkmilch den Weg zum großstädtischen Konsumenten, insbesondere zu unseren Schulkindern, versperren.

9. Das *Kuratorium für Rindergesundheitsdienst* in *Oldenburg* hat uns mitgeteilt, daß im *Gebiet Weser-Ems* die Bevölkerung ab 1. 5. 54 nur noch mit Milch der Qualitätsstufe I aus amtlich anerkannten tuberkulosefreien Beständen versorgt wird.

4. Arbeitsausschuß für Hauttuberkulose.

(einschl. hautnaher Schleimhaut- und Drüsentuberkulose).

Vorsitzender: Prof. Dr. STÜHMER, Freiburg.

Im Jahre 1953 ist die Zahl der Fälle von Hauttuberkulose im Bereich der 16 Arbeitsbezirke der Beauftragten für Hauttuberkulose durch Fragebogen ermittelt worden. Es handelt sich danach um *19745 Fälle*, von denen 7782 in den vergangenen 3 Jahren neu in Behandlung genommen werden mußten. Bei den Sprechtagen werden im Durchschnitt 30% Rezidive, d. h. behandlungsbedürftige Fälle, festgestellt.

Eine Sitzung des Arbeitsausschusses hat im Berichtsjahr nicht stattgefunden.

5. Arbeitsausschuß für Desinfektion bei Tuberkulose.

Vorsitzender: Prof. Dr. SCHLOSSBERGER, Frankfurt a. M.

Eine Vollsitzung des Arbeitsausschusses hat am 18. 7. 1953 stattgefunden, weiterhin haben Unterausschüsse zahlreiche Sitzungen abgehalten. Es wurden folgende Punkte behandelt:

1. Über Wäschedesinfektion. Nach Mitteilung von Prof. HARMSEN, Hamburg, wurde in Prospekten *Sagrotan* für die Desinfektion der Wäsche Tuberkulöser in 0,5%iger Verdünnung angeboten. Die Gesundheitsbehörde Hamburg hat ohne Rückfrage in einer Vorschrift diese Konzentration für ihren Bereich übernommen, so daß nur noch 0,5%iges Sagrotan verwendet wurde. Einer der Anstaltsleiter, der die Desinfektionsvorschrift des Zentralkomitees durchgelesen hatte, veranlaßte die Kontrolle der Wirkung der Konzentration. Im Einweichwasser wurden massenhaft TB gefunden. Durch Erhöhen der Konzentration wurde eine Abnahme des TB-Gehaltes festgestellt, eine 100%ige Sicherheit war allerdings nicht zu erreichen. Bei einer *Konzentration von 1,5% funktionierte die Kläranlage der Anstalt nicht mehr.*

Nach Prof. HARMSEN gibt es einige Krankenhäuser, in denen die Wäsche auf den Tbc.-Stationen in Sodalösung lt. Vorschrift des DZK aufgekocht und dann in die Wäscherei gegeben wird.

Das hat verschiedene Nachteile:

1. beim Aufkochen brennen alle Eiweißbestandteile ein, so daß die Wäsche fleckig wird,

2. die kochende Sodalösung führt zu einer erheblichen Faserschädigung.

Das Problem der Wäschedesinfektion besteht darin, eine sichere Abtötung aller TB zu erreichen, ohne die Wäsche zu schädigen. Prof. HARMSEN hat sich bei seinen Untersuchungen mit dieser Frage und außerdem mit der Ausschaltung der phenolhaltigen Desinfektionsmittel aus dem Vorfluter befaßt. Die Schädigungen, die durch das Einbrennen von Eiweißbestandteilen entstehen, können durch Benutzung von *Enzympräparaten* vermieden werden, jedoch bedingen höhere Konzentrationen an Enzymen keineswegs kürzere Einwirkungszeiten. Es hat sich ergeben, daß die *optimale* Enzymwirkung bei *0,1—0,2%* liegt. Die *Einweichtemperatur* soll *optimal etwa 35°* haben, sie darf 40° nicht überschreiten. Diese Phase der Einwirkung kann bei Bewegung auf etwa 20 min beschränkt werden. Dann folgt sofort *Hocherhitzen auf 80°* mit Bewegung der Waschmaschine, und zwar 10 min lang. Damit ist die Wäsche und auch die Waschlauge desinfiziert. Die Waschlauge kann ohne Bedenken in den Vorfluter gegeben werden. Anschließend kann der Klarwaschgang bei nur 65° angeschlossen werden. Schon durch Prof. HEICKEN sind entsprechende Versuche mit einem Einweichmittel gemacht worden. Die von Prof. HARMSEN begonnenen Versuche sollen in anderen Instituten nachgeprüft werden. Die Ergebnisse sind im Geschäftsjahr 1954 zu erwarten.

2. Die Frage, in welcher Weise im Krankenhaus die **Desinfektion der eigenen Kleidung eines Kranken** vorgenommen werden soll, der während des Aufenthaltes in der Heilstätte ständig Krankenhauskleidung trägt, wird dahingehend beantwortet, daß ein *Ausbürsten der Kleidung* mit einer *wäßrigen Formalin-Lösung* vollkommen genügt.

3. Desinfektion der Abwässer von Tbc.-Anstalten. Schon seit Juni 1951 hatte sich der Arbeitsausschuß eingehend mit der Desinfektion der Abwässer von Tuberkulose-Anstalten befaßt. Der Desinfektion der Abwässer von Tuberkulose-Anstalten hatte man bisher keine große Beachtung geschenkt, weil die Infektion von Menschen mit Tuberkulose durch solche Abwässer nur selten nachgewiesen worden war. Für die Bekämpfung der bovinen Tuberkulose beim Menschen und die Ausrottung der Rindertuberkulose erlangt dieses Problem aber große Bedeutung insofern, als tuberkulinnegative Rinder das Wasser von Vorflutern, in welche die Abwässer von Tuberkulose-Anstalten fließen, als Tränke benutzen können; diese Abwässer enthalten in der Regel TB. Rinder erkranken in solchen Fällen an Tuberkulose nur, wenn es sich bei den TB-Stämmen im Abwasser und Vorfluter um bovine Typen handelt; sie werden aber auch tuberkulinpositiv, wenn TB vom humanen Typ im Abwasser und Vorfluter vorhanden sind. Die Tiere erfahren durch das Positivwerden der Tuberkulinreaktion auf jeden Fall eine Wertminderung; der betreffende Rinderbestand gilt als tuberkuloseverseucht. In Anbetracht der Bedeutung von Tuberkelbakterien im Abwasser von Tuberkulose-Anstalten hat der „Arbeitsausschuß für Desinfektion bei Tuberkulose“

die Gesichtspunkte zusammengestellt, welche für die Desinfektion solcher Abwässer in Frage kommen. Zuvor mußte allerdings eine *Methode zur routinemäßigen Untersuchung von Abwässern auf Tuberkelbakterien* entwickelt werden, da die Begleitbakterien im Abwasser bislang das Gelingen solcher Untersuchungen vereitelten. Prof. WAGENER, Hannover, ist es gelungen, im *Bradosol,* einem Quadrammonium-Präparat, ein Mittel zu finden, welches geeignet ist, diese Begleitbakterien abzutöten, ohne gleichzeitig die Tuberkelbakterien im Abwasser zu schädigen. Diese neue Methode für Abwasser-Untersuchungen ist von verschiedenen Instituten mit Erfolg nachgeprüft worden. Weiterhin erwies sich die Desinfektion mittels Chlorgas als einzig brauchbare Methode zur Abtötung von Tuberkelbakterien im Abwasser; aber Voraussetzung für die Wirksamkeit des entsprechenden Chlorüberschusses ist nach der Untersuchung von Prof. HEICKEN, Berlin, *daß der p_H-Wert des Abwassers* den Wert 8 nicht überschreitet. Der Zusatz von Ammoniumsalzen ist notwendig, wenn der Ammoniumgehalt unter 5 mg/Liter Abwasser liegt.

Auf S. 220 ist ein Auszug aus dem Aufsatz von Prof. HEICKEN über seine „Versuche zur Sanierung der Abwässer aus Lungenheilstätten" (veröffentlicht in der Z. Hyg.) abgedruckt.

In der Vorstandssitzung vom 12. 3. 54 ist der Wortlaut der **Gesichtspunkte betr. Desinfektion der Abwässer von Tbc.-Anstalten** angenommen und zur Veröffentlichung freigegeben worden.

4. Zulassung von neuen Desinfektionsmitteln. Folgende zur Genehmigung eingereichte Mittel werden in die „Desinfektionsordnung" aufgenommen:

Zur Wäschedesinfektion	Gebrauchs-verdünnung %	Einwirkungszeit Std.
1. Delegol	4	4
	1,5	12
2. Korsyl-Bacillol . . .	4	4
	1,5	12
3. Lysolin	4	4
	1,5	12

Die genannten Mittel werden *nur* für die Wäschedesinfektion genehmigt und sollen nur in den in der Desinfektionsordnung angegebenen Verdünnungen angewandt werden.

Neo-Dysentulin war bereits zur Wäschedesinfektion bei Tuberkulose zugelassen. Neuere Berichte besagen, daß das von der Firma gelieferte Neo-Dysentulin keine konstante Zusammensetzung hat, sondern im Laufe der Zeit absetzt. Da weitere Beobachtungen dieses Phänomens bis Ende des Berichtsjahres dasselbe Ergebnis hatten, wird Neo-Dysentulin für die Desinfektion bei Tuberkulose in der „Desinfektionsordnung" wieder gestrichen.

6. Arbeitsausschuß für Röntgenschirmbilduntersuchungen und für Röntgentechnik.

Vorsitzender: Prof. Dr. LOSSEN, Mainz.

Wir nehmen Bezug auf den Bericht über die Tätigkeit dieses Arbeitsausschusses im Tuberkulose-Jahrbuch 1951/52 S. 23. Die von diesem Arbeitsausschuß aufgestellten **Vorschläge für Röntgeneinrichtungen in Gesundheitsämtern** sind im April 53 vom Vorstand des DZK angenommen worden; sie sind auf S. 203 abgedruckt. S. dazu auch Punkt 4 des Berichtes des „Arbeitsausschusses für Tuberkulose-Fürsorge“ auf S. 11.

Zur Zeit sind vor allen Dingen in Kreisen des Deutschen Normenausschusses und seinem entsprechenden Arbeitsausschuß verschiedene röntgentechnische Fragen in Bearbeitung, z. B. hinsichtlich der Verwendung der geeignetsten *Filmformate bei Großaufnahmen* sowie über *Formatfragen* zur zweckmäßigsten Durchführung von *Röntgenschirmbilduntersuchungen* u. a. m. Auch der *Strahlenschutz für das Hilfspersonal und für den Kranken* beschäftigt uns. Jedoch sind die Dinge noch nicht so weit geklärt, daß der Arbeitsausschuß dazu Stellung nehmen konnte. Zwischenzeitlich sind die neuen *Unfallverhütungsvorschriften der Berufsgenossenschaft für Gesundheitsdienst und Wohlfahrtspflege* mit Wirkung vom *1. 10. 53* in Kraft getreten. Sie wurden im Zusammenwirken mit dem DZK ausgearbeitet.

7. Arbeitsausschuß für Kindertuberkulose.

Vorsitzender: Prof. Dr. Opitz, Heidelberg.

Der Arbeitsausschuß hat im Berichtsjahr keine Sitzung abgehalten.

8. Arbeitsausschuß für Arbeitsfürsorge bei Tuberkulose.

Vorsitzender: Min.-Rat Dr. Paetzold, Bonn.

Im Jahre 1943 waren vom damaligen Reichs-Tuberkulose-Ausschuß „Richtlinien für den Arbeitseinsatz Lungentuberkulöser“ herausgegeben worden, welche im Jahre 1949[1] durch die „Richtlinien“ des Zentralkomitees zur Bekämpfung der Tuberkulose in der britischen Zone ergänzt worden sind. Die Zeitverhältnisse und die Fortschritte in bezug auf Diagnostik und Therapie der Tuberkulose haben eine vollständige Neufassung der „Richtlinien“ notwendig gemacht. Seit $2^3/_4$ Jahren ist die Fassung neuer „Richtlinien“ in sehr vielen großen und kleinen Sitzungen behandelt worden.

Bei der Entstehung der neuen „Richtlinien“ wirkten außer den Arbeitsausschüssen des DZK für Arbeitsfürsorge bei Tuberkulose und Tuberkulose-Fürsorge Vertreter folgender Behörden und Vereinigungen mit:

Bundesministerium für Arbeit,
Bundesministerium des Innern,
Bundesanstalt für Arbeitsvermittlung und Arbeitslosenversicherung,
Bundesvereinigung der Deutschen Arbeitgeberverbände,
Wirtschaftsvereinigung Eisen- und Stahlindustrie,
Deutscher Gewerkschaftsbund,
Bundesbahn-Sozialamt,
Arbeitsgemeinschaft der Werksärzte,
Bundesinstitut für Arbeitsschutz.

Bei den Diskussionen hatte sich die Notwendigkeit herausgestellt, die „Richtlinien“ in einen Teil I (für Tuberkulose-Fürsorgestellen und Werksärzte) und einen Teil II (für das Arbeitsamt und den Arbeitgeber) zu gliedern. Der Wortlaut für Teil I und Teil II wurde in der Sitzung vom 23. 10. 53 eingehend beraten und vorläufig festgelegt.

---

[1] Arbeitsblatt **1949**, Nr. 3, 82.

Bei der anschließenden Behandlung der „Richtlinien“ im Vorstand des DZK mußten noch einige juristische Unstimmigkeiten geklärt werden. Die „Richtlinien“ sind am 19. 1. 54 vom Vorstand endgültig genehmigt worden.

Die **Richtlinien für die Beschäftigung von Lungentuberkulösen an geeigneten Arbeitsplätzen** sind auf S. 205 ff. dieses Jahrbuches abgedruckt.

Im Auftrage des Deutschen Zentralkomitees zur Bekämpfung der Tuberkulose hatte die Schleswig-Holsteinische Vereinigung zur Bekämpfung der Tuberkulose den Film **„Die Arbeitstherapie“** gedreht. Dieser Film ist vom Arbeitsausschuß der Freiwilligen Selbstkontrolle der Filmwirtschaft geprüft worden. Das DZK hat 25 Kopien herstellen lassen, von denen je eine Kopie den Landesvereinen zur Bekämpfung der Tuberkulose und dem Deutschen Gesundheits-Museum in Köln zur Verfügung gestellt wurde; die übrigen befinden sich dauernd in kostenlosem Verleih an Landesbildstellen, Gesundheitsämter, Sanatorien und Ärzte. Kopien können zum Selbstkostenpreis von etwa 140 DM erworben werden. Nach den bisherigen Zuschriften hat der Film großen Anklang gefunden. Der Film ist zur öffentlichen Vorführung auch am Karfreitag, Buß- und Bettag und am Totensonntag oder Allerheiligen oder Allerseelen, sowie am Volkstrauertag — je nach landesgesetzlicher Regelung — freigegeben worden. Ebenso ist er gemäß § 6 des Gesetzes zum Schutze der Jugend in der Öffentlichkeit vom 4. 12. 51 geprüft und als *jugendgeeignet* zur Vorführung vor Jugendlichen von 10—16 Jahren, sowie als *jugendfördernd* für Kinder unter 10 Jahren freigegeben worden. Anfragen wegen des Filmes sind an die Geschäftsstelle des DZK zu richten.

9. Arbeitsausschuß für Landesvereine und Landesausschüsse. zur Bekämpfung der Tuberkulose.

Vorsitzender: Landesrat a. D. Dr. med. h. c. SERWE, Koblenz.

Der Arbeitsausschuß hat im Berichtsjahr keine Sitzung abgehalten.

10. Arbeitsausschuß für Tuberkulose-Gesetzgebung.

Vorsitzender: Prof. Dr. SCHMITZ, Düsseldorf.

Der Arbeitsausschuß hat in Erwartung des neuen **Gesetzes über die Tuberkulosehilfe** im Berichtsjahr keine Sitzung abgehalten. Indessen dürfte eine Reihe Zuschriften interessieren, welche vom Arbeitsausschuß bearbeitet werden mußten.

Von mehreren Seiten ist die Geschäftsstelle darauf hingewiesen worden, daß zwar in den letzten Jahren die Sozialrenten und andere Bezüge in der Bundesrepublik Deutschland erhöht wurden, aber die Sätze für die Tuberkulosehilfe noch dieselben geblieben sind. Darunter ging uns folgender Schriftsatz zu:

„Während die Tuberkulosekranken für sich eine geschlossene Kategorie von Menschen bilden, vom Schicksal gleich hart betroffen in bezug auf die Einbuße von Arbeitsfähigkeit auf lange Sicht, gliedert die derzeitige Gesetzgebung diesen Personenkreis wieder in mehrere Kategorien auf.

Kriegsfolgehilfeempfänger,
Kriegsbeschädigte,
Invalidenversicherte,
Angestelltenversicherte,
Nichtversicherte

sind die vorwiegenden Hauptgruppen.

Vom sozialen Standpunkt aus als völlig ungerechtfertigt erscheinende Bestimmungen benachteiligen alle diese Gruppen.

Wird dem ledigen Unterhaltshilfeempfänger stationäre Behandlung wegen Tuberkulose zu Lasten der Rentenversicherung gewährt, so bleibt dies ohne Einfluß auf die Zahlung der Unterhaltshilfe. Dem Ledigen stehen im Regelfalle dann 85,— DM monatlich in der Heilstätte zur Verfügung.

Den Verheirateten stehen unter den gleichen Voraussetzungen für den Unterhalt der Angehörigen Beträge zur Verfügung, die je nach der Zahl der Angehörigen gestaffelt sind, den Betrag für den Ledigen aber nur unmaßgeblich übersteigen, z. Z. ca. 120 bis 140,— DM für die Ehefrau und ein Kind.

Daß diese Regelung den Ledigen zu Exzessen verleiten kann, beim Verheirateten aber wegen der Sorge um die Familie die nötige Ausgeglichenheit für eine sinnvolle Durchführung der Kur nicht aufkommen läßt, ist Erfahrungstatsache.

Wenig anders verhält es sich bei Kriegsbeschädigten.

Ist die Erkrankung an Tuberkulose als Versorgungsleiden anerkannt und bestehen noch versicherungsrechtliche Ansprüche, z. B. nach einem vorangegangenen Bruttoarbeitsverdienst von 300,— DM monatlich, dann stehen dem Ledigen neben der Grundrente 150,— DM monatliches Krankengeld auch während der stationären Behandlung zur Verfügung.

Der Verheiratete mit 2 Kindern verfügt für den Unterhalt für seine 3 Angehörigen über den gleichen Betrag, wie ihn der Ledige für sich zur Verfügung hat.

Erst beim Vorhandensein von 3 Kindern und nur unter der Voraussetzung, daß zumindest 20,— DM monatliche Miete zu zahlen sind, kann eine geringe wirtschaftliche Hilfe gewährt werden (ca. 15,— DM monatlich).

Im Verhältnis Invaliden-/Angestelltenversicherung ist der Sachverhalt ähnlich, nachdem seit der Neuabgrenzung, Stand 1. 7. 53, ledige Angestelltenversicherte während der stationären Behandlung Krankengeld erhalten.

Nichtversicherte ohne Ansprüche nach dem BVG sind unzureichend versorgt.

Während den Ledigen nicht auch noch die Sorgen um die Angehörigen drücken, weiß der Verheiratete seine Angehörigen in einer bitteren Notlage, wenn er ausschließlich auf den Empfang wirtschaftlicher Tuberkulosehilfe angewiesen ist. In diesen Fällen stehen zur Verfügung:

	Im Landkreis	Im Stadtkreis
Für die Ehefrau	61,— DM	69,— DM
für die Ehefrau mit 1 Kind	92,— DM	104,— DM
für die Ehefrau mit 2 Kindern	123,— DM	138,— DM.

Das sind die *monatlichen* Unterstützungsbeträge für die Angehörigen der stationärbehandelten Tuberkulosekranken.

Die Voraussetzungen für das rascheste Absinken des mit hohen Aufwendungen erreichten Kurerfolges für das Notwendigwerden erneuter kostspieliger stationärer Behandlung werden in dem Augenblick geschaffen, in dem der Kranke aus stationärer Behandlung entlassen wird und wegen noch andauernder Arbeitsunfähigkeit darauf angewiesen ist, seinen und seiner Angehörigen Lebensunterhalt ausschließlich von der Tuberkulosehilfe zu bestreiten.

Der Alleinstehende, gleichviel, welches Einkommen er vor seiner Erkrankung hatte, erhält

im Landkreis 94,— DM monatlich,
im Stadtkreis 99,— DM monatlich neben der Miete.

Der Familienvater mit Ehefrau und 2 Kindern unter 16 Jahren erhält neben den reinen Mietkosten

im Landkreis 163,— DM monatlich,
im Stadtkreis 183,— DM monatlich.

Da Renten und andere Einkommen auf die Tuberkulosehilfe angerechnet werden — nur bei den I- und AV-Renten sind geringe Freibeträge von 10,— DM bis 17,— DM vorgesehen — treffen die vorstehenden Berechnungen auf einen großen Prozentsatz der Tuberkulosekranken zu.

Das Absinken des Lebensstandardes der Familie, deren Ernährer an Tuberkulose erkrankte, veranschaulicht nachstehendes, in ähnlicher Weise für viele Fälle geltendes Beispiel: Verheiratet, 2 Kinder unter 16 Jahren,

Bruttoverdienst vor der Erkrankung		500,— DM monatlich
Krankengeld ab Eintritt der Arbeitsunfähigkeit	8,33 DM täglich =	250,— DM monatlich
Hausgeld bei stationärer Behandlung	9,70 DM täglich =	291,— DM monatlich
Wirtschaftliche Hilfe ab Entlassung aus stationärer Behandlung neben Mietersatz:		
a) im Landkreis	5,40 DM täglich =	163,— DM monatlich
b) im Stadtkreis	6,10 DM täglich =	183,— DM monatlich.

Besonders kraß ist in vielen Fällen der Unterschied zwischen Hausgeld und wirtschaftlicher Hilfe. Nach dem vorstehenden Beispiel beträgt das Hausgeld zur Bestreitung des Lebensunterhaltes von 3 Personen 9,70 DM täglich,

die wirtschaftliche Hilfe zur Bestreitung des Lebensunterhaltes für 4 Personen, also einschl. des Kranken mit seinem erhöhten Bedarf, 5,40 DM bzw. 6,10 DM täglich.

Die Notlage dieser Familien wird verschärft, wenn zum Zeitpunkt der Erkrankung noch Verpflichtungen aus Teilzahlungskäufen bestehen, und das ist den heutigen Verhältnissen entsprechend der Regelfall.

Auf der einen Seite verleitet dieses Absinken der Barleistungen zur vorzeitigen versteckten oder offenen, in beiden Fällen aber gleich nachteiligen, Arbeitsaufnahme oder Verlängerung der stationären Behandlung ohne zwingenden Grund.

Letzten Endes entstehen die hohen Aufwendungen für Kur- und Hausgeld nur deshalb, weil an der wirtschaftlichen Hilfe gespart wird.“

Es muß hierzu bemerkt werden, daß die Bestimmungen der bisherigen Verordnung über die Tuberkulosehilfe vom 8. 9. 42 und des Tuberkulose-Versorgungswerkes der Rentenversicherungsträger in der deutschen Bundesrepublik seit 1945 nicht mehr einheitlich in Kraft sind. Augenscheinlich versucht man — bis zum Erscheinen eines neuen Gesetzes über die Tuberkulosehilfe —, den Tuberkulösen nach Möglichkeit die bisherige Hilfe zuteil werden zu lassen; indessen hat sich, wie auch aus der oben mitgeteilten Zuschrift ersichtlich ist, eine ganze Reihe Härten ergeben, welche das neue Gesetz und die neuen Vereinbarungen der Versicherungsträger beseitigen oder wenigstens mildern müssen.

Inzwischen ist folgendes Rundschreiben des Bundesministeriums des Innern vom 10. 4. 54 — 5875 — 492/54 — „Durchführung der VO über Tuberkulosehilfe“ vom 8. 9. 42 (RGBl. I S 549) ergangen:

„Den Versicherten und ihren Angehörigen werden nicht mehr von allen Trägern der Rentenversicherungen sämtliche Leistungen der Tuberkulosebekämpfung gewährt. Die in Nr. 5 des Vierten Runderlasses des Reichsministers des Innern vom 22. 12. 43 — B I 1905/43 — 7805a (MBliV. S. 1973) — erwähnte Sicherstellung der erforderlichen Hilfe durch die Träger der gesetzlichen Rentenversicherung ist daher nicht mehr in vollem Umfange gegeben. Die Verhandlungen über die zukünftige Abgrenzung der Aufgaben zwischen den Trägern der gesetzlichen Rentenversicherungen einerseits und den Landesfürsorgeverbänden andererseits sind noch nicht abgeschlossen.

Bei der Prüfung, ob die erforderliche Hilfe durch Träger der Sozialversicherung gewährt wird oder anderweit sichergestellt ist (§ 3 VO über Tuberkulosehilfe), kann z. Z. nur davon ausgegangen werden, daß die erforderliche Hilfe für den in dem Zweiten Entwurf einer Vereinbarung vom 11. 3. 53 bezeichneten Personenkreis und in dem in diesem Entwurf festgelegten Umfang von den Trägern der gesetzlichen Rentenversicherungen gewährt wird. Leistungen der Krankenversicherung sind durch die Träger der gesetzlichen Krankenversicherung im Rahmen ihrer gesetzlichen Leistungspflicht sichergestellt. Eine Sicherstellung weiterer Leistungen der Tuberkulosebekämpfung kann nicht mehr angenommen werden. Insoweit ist der Landesfürsorgeverband von der Verpflichtung zur Gewährung der Tuberkulosehilfe nur dann befreit, wenn der zuständige Träger der Rentenversicherung die erforderliche Hilfe tatsächlich gewährt.

Diese Feststellung bezieht sich nicht auf die in Nr. 2, Abs. 3 des Dritten Runderlasses des Reichsministers des Innern vom 18. 3. 43 — IV W I 463/43 — 7805a (MBliV. S. 439) — erwähnten Leistungen der Deutschen Bundesbahn.“

11. Arbeitsausschuß für Chemotherapie.

Vorsitzender: Prof. Dr. Lydtin, München.

1. In bezug auf die Chemotherapie hatte der „Arbeitsausschuß für Chemotherapie“ im Jahre 1951 folgende Schriftsätze zusammengestellt:

a) „Verlautbarung des Arbeitsausschusses für Chemotherapie des DZK über die Anwendungsbreite von Conteben, PAS und Streptomycin vom 24. Juli 1951“ (s. Tbc.-Jb. 1950/51, S. 225),

b) „Vorläufiges Merkblatt über Resistenz von Tuberkelbakterien gegenüber Streptomycin, PAS und Conteben“ (s. Tbc.-Jb. 1950/51, S. 226).

Im Jahre 1952 kamen als Tuberkulostatika die Isonicotinsäurehydrazide (INH-Präparate) zur Anwendung. Eine vorläufige Stellungnahme über die Verwendung der INH zur Behandlung der Tuberkulose war vom Arbeitsausschuß für Chemotherapie am 23. 6. 52 herausgegeben worden. Auf Grund der inzwischen gesammelten Erfahrungen wurden im Berichtsjahr die „Verlautbarung“ und das „Vorläufige Merkblatt“ durch Einbeziehung der Isoniazide vervollständigt. Der Arbeitsausschuß war sich einig, daß kein „Merkblatt“ herausgegeben werden sollte, welches den Eindruck erwecken könnte, daß jeder Arzt die Tuberkulose mit den neuen Tuberkulostatika ambulant behandeln kann. Deshalb wurden nur „Allgemeine Gesichtspunkte betr. Verwendung der Tuberkulostatika“ aufgestellt und die Gelegenheit benutzt, vor einer *allgemeinen Anwendung der Tuberkulostatika zu warnen*, weil der Arbeitsausschuß der Meinung war, daß die Tuberkulostatika nur einen Wert haben, *wenn sie in einen überlegten Behandlungsplan eingebaut werden*. Unter diesen Gesichtspunkten ist die neue „Verlautbarung“ entstanden. In der „Verlautbarung“ ist ausdrücklich darauf hingewiesen worden, daß die Behandlung *lediglich* mit tuberkulostatischen Mitteln als *nicht ausreichend* anzusehen ist. — Es ist nach dem Tierexperiment und nach den Erfahrungen am Menschen nicht möglich, eine Tuberkulose nur mit den Tuberkulostatika zur Heilung zu bringen; die Behandlung mit den Tuberkulostatika soll deshalb nach Möglichkeit in der Heilstätte durchgeführt werden, oder es müßte zumindest die Möglichkeit gegeben sein, den Heilungsvorgang bei ambulanter Behandlung durch Liegekuren usw. zu unterstützen. Es war beobachtet worden, daß trotz des gleichen Bestandes an Tuberkulösen die Anträge der Frauen auf Heilstättenbehandlung zurückgingen. Bei Nachforschungen ist festgestellt worden, daß viele tuberkulöse Frauen eine Behandlung mit den modernen Mitteln *zu Hause* vorziehen, da sie sich ungern von ihren Familien trennen.

Es wurde für notwendig erachtet, in der neuen „Verlautbarung“ nochmals auf die *tuberkulöse Meningitis* hinzuweisen. Der Kranke mit Verdacht auf tuberkulöse Meningitis wird meist dem nächsten Krankenhaus überwiesen, wo 8 Tage für die endgültige Diagnose benötigt werden, da das Untersuchungsmaterial eingeschickt wird. Schließlich werden dann oft in der Spezialklinik verschleppte Fälle nachgewiesen. Es ist auch beobachtet worden, daß einige kleine Krankenhäuser nicht nur die Diagnose stellen, sondern auch schon mit der Therapie beginnen: seit es die Isoniazide gibt, werden diese gegeben, und manche Ärzte scheinen dies für ausreichend zu halten. *Bei tuberkulöser Meningitis ist die Behandlung in einer Spezialklinik notwendig.* Der neuen „Verlautbarung" ist deshalb nochmals das „Merkblatt für Ärzte zur Frühdiagnose der tuberkulösen Meningitis" vom 30. 4. 52 beigefügt.

Auf S. 211 dieses Jahrbuches ist die **2. Verlautbarung über die Anwendung tuberkulostatischer Mittel (Conteben, PAS, Streptomycin und Isoniazide) bei der Behandlung der Tuberkulose** vom 14. Mai 1953 abgedruckt.

Die inzwischen mit dem „Vorläufigen Merkblatt" gemachten Erfahrungen wurden bei der Neufassung des Merkblattes berücksichtigt. In der Sitzung vom 14. 5. 53 wurde nach vielen Vorberatungen das **Merkblatt über die Resistenz von Tuberkelbakterien gegenüber Conteben, PAS, Streptomycin und Isoniaziden** festgelegt, s. S. 214.

2. Im Jahre 1953 sind verschiedene *Kombinations-Präparate* auf dem Arzneimittelmarkt erschienen. Das Hygienische Institut der Stadt und Universität Frankfurt/Main (Prof. Dr. SCHLOSSBERGER) hat darauf aufmerksam gemacht, daß es schwierig ist, bei den sog. Kombinations-Präparaten die Resistenz der Tuberkelbakterien zu bestimmen; es ist notwendig, die Zusammensetzung solcher Präparate genau zu kennen, damit die Resistenz der TB gegen die einzelnen Komponenten der Präparate bestimmt werden kann. Die betreffende Veröffentlichung von Prof. SCHLOSSBERGER und Dr. LIEBERMEISTER ist in der Dtsch. med. Wschr. **1954,** 662 erschienen.

3. Über die *Resistenzentwicklung und den therapeutischen Effekt nach 3- und 6monatiger Behandlung mit Isonicotinsäurehydraziden* haben GUNNAR BERG, GÜNTHER HERHOLZ und GERTRUD MEISSNER folgende Zusammenstellung gebracht:

a) 119 Patienten, nur konservative Behandlung während *3 Monaten:* Nach 3 Monaten hatten noch 15% sensible Stämme, fast 50% waren negativ. Es besserten sich vornehmlich die Fälle, die am längsten sensibel blieben, meist neue exsudative Fälle.

b) 80 Patienten mit *6monatiger Beobachtungszeit:* Im 2. Quartal besserte sich die Hälfte der Fälle weiter, wenn auch langsamer als im 1. Quartal.

Zusammenfassung: Die bakteriologische Resistenz gegen Isoniazide tritt häufig auf, sie ist fast nie primär; sie *trat rasch und häufiger bei chronischen und großkavernisierten Prozessen* auf. Der *Haupterfolg mit INH fängt im 1. Quartal an; im 2. Quartal bessern sich meist nur noch die Fälle, bei denen die Besserung schon angebahnt war.*

4. Das DZK hat wiederholt darauf aufmerksam gemacht, daß die Zahl der Rückfälle von der Gruppe der geschlossenen in die Gruppe der offenen Lungentuberkulosen von Jahr zu Jahr zunimmt — s. Tbc.-Jb. 1950/51, S. 68, Tbc.-Jb. 1951/52, S. 71, Z. Tbk. **100,** 1/2 (1952), Memorandum des Deutschen Zentralkomitees über Heilstättenbetten vom 17. 7. 53, Landarzt **29,** 10, 225 (1953). Nach den neueren Erfahrungen ist die Zunahme dieser Rückfälle vorwiegend auf die Behandlung der Lungentuberkulose mit den modernen antibiotischen und chemotherapeutischen Präparaten zurückzuführen.

Auch auf der Arbeitstagung der *Internationalen Union gegen die Tuberkulose* im September 1953 in Paris wurden die sich mehrenden Rückfälle nach Verwendung der Tuberkulostatica zur Sprache gebracht; man betrachtet nicht nur in Deutschland die Zunahme der Rückfälle mit Sorge. Unter anderem hat Prof. HIRSCH, Basel, auf dem 5. Deutschen Therapie-Kongreß im September 1953 in Karlsruhe eine Tabelle von R. KNOX (Lancet **1953 II,** 155) zitiert, welche wir hier zum Abdruck bringen:

Das Schicksal von 11 Patienten mit schwerster Lungentuberkulose nach Behandlung mit Isoniazid + Streptomycin[1].

Zeit	Zahl der Kranken mit TB im Sputum (Mikroskop oder Kultur)	Mittlere Blutsenkung mm/1 Std.	Mittleres Gewicht kg
Vor der Therapie	11	45	61,4
Nach der Therapie	1	16	64,9
8 Wochen nach Therapie	2	17	65,1
10 Wochen nach Therapie	4	19	64,5
14 Wochen nach Therapie	6	26	62,8
18 Wochen nach Therapie	8	34	62,6
22 Wochen nach Therapie	10	33	62,8

[1] *Therapie:* Isoniazid 250 mg pro Tag und Streptomycin-sulfat 1 g 6 mal pro Woche. *Dauer der Therapie:* 18 Wochen.

Prof. Hirsch stellt in diesem Zusammenhang fest, daß die moderne Chemotherapie eben doch nur eine *Genesung auf Widerruf* erreiche. Die Tabelle zeigt, daß bei 10 Patienten 22 Wochen nach Beendigung der Chemotherapie wieder TB im Auswurf nachzuweisen waren; der anfangs mit Streptomycin und INH erzielte Erfolg ist bei diesen Patienten tatsächlich nur eine „Genesung auf Widerruf" gewesen.

Kurzfristige wiederholte Sputumuntersuchungen auf TB nach Beendigung einer Behandlung mit den neuen Chemotherapeutica sind deshalb unbedingt erforderlich.

12. Arbeitsausschuß für Tuberkulose im Rahmen der Unfallversicherung.

Vorsitzender: Reg.-Med.-Dir. Dr. med. habil. E. Lederer, München.

Der Arbeitsausschuß hat im Berichtsjahr keine Sitzungen abgehalten. Die schwebenden Fragen werden auf der nächsten Sitzung behandelt werden.

Eine der wichtigsten Fragen, welche den Arbeitsausschuß beschäftigen, ist die **Lungentuberkulose als Berufskrankheit.** Die „Arbeitsgemeinschaft der gemeindlichen Unfallversicherungsträger" hat 1000 solcher Fälle aus dem Bereich des Bayrischen Gemeinde-Unfallversicherungsverbandes, der Staatlichen Ausführungsbehörde für Unfallversicherung in Bayern, sowie anderer Mitglieder der „Arbeitsgemeinschaft der gemeindlichen Unfallversicherungsträger" auswerten lassen. Die Ergebnisse sind in 2 Aufsätzen im „Mitteilungsblatt der Arbeitsgemeinschaft der gemeindlichen Unfallversicherungsträger", 5. Jg., Dezember 1953, von Obermedizinalrat Privatdozent Dr. K. Link, München, und Baurat Dipl.-Ing. H. Meridies, Düsseldorf, zusammengestellt worden. Da sie von allgemeinem Interesse sind, geben wir aus beiden Aufsätzen folgendes wieder:

„Die Unfallstatistik der Gemeindeunfallversicherungsverbände für 1951 zeigt, daß die *Zahl der gemeldeten Berufserkrankungen* im Verhältnis zur *Zahl der gemeldeten Unfälle* an sich gering ist und durchschnittlich nur etwas *über 2%* beträgt. Dieses Bild ändert sich aber, wenn wir die Höhe der Aufwendungen *(Entschädigungen)* für Berufserkrankungen mit denen für Unfälle vergleichen; wir müssen hierbei feststellen, daß der *Anteil der Berufskrankheiten* dann nicht mehr 2% beträgt, sondern *etwa 20%*. Dies erklärt sich daraus, daß das Verhältnis der gemeldeten zu den entschädigten Unfällen 6,1%, bei den Berufskrankheiten hingegen 34,8% ausmacht. Innerhalb der Gesamtgruppe der Berufserkrankungen beträgt im Bereich der Gemeindeunfallversicherung die Tuberkulose allein rd. zwei Drittel der Meldungen. Die

1000 ausgewerteten Versicherungsfälle von Lungentuberkulosen als Berufskrankheit verteilen sich auf folgende Berufe:

Krankenschwestern und verwandte Berufe	519
Krankenhilfspersonal	202
Ärzte	190
Sonstige in Krankenhäusern usw. tätige Personen	89
Insgesamt	1000

622 Personen weiblichen Geschlechtes stehen 378 Patienten männlichen Geschlechtes gegenüber.

Die 1000 Versicherungsfälle standen im Lebensalter von

17—20	Jahren	44
21—30	„	506
31—40	„	313
41—50	„	121
51—60	„	8
61—70	„	7
über 70	„	1
Insgesamt		1000

Wir bemerken dazu, daß die altersmäßige Verteilung der Versicherungsfälle jener der Neuerkrankungen an aktiver Lungentuberkulose der Gesamtbevölkerung nicht nur des Bundesgebietes, sondern der ganzen Welt entspricht. Danach dürfte der Schluß erlaubt sein, daß die **Altersdisposition bei der Lungentuberkulose als Berufskrankheit eine nicht unwichtige Rolle spielt.**

In der Zusammenstellung von Link sind folgende „Infektionsorte" angegeben:

Allgemeine Krankenhäuser	507
Tuberkulose-Krankenhäuser und -Heilstätten	151
Universitätskliniken und -polikliniken	131
Gesundheitsämter, Verwaltungs- und Fürsorgestellen, Sanitätskolonnen	130
Heil- und Pflegeanstalten	65
Pathologische und bakteriologisch-hygienische Institute	16
Insgesamt	1000

Alleinige tuberkulöse Lungenerkrankung wurde bei 906 Personen beobachtet. Dabei fanden sich 19 Erst- und 887 Spättuberkulosen. Die isolierte exsudative Pleuritis wurde in 94 Fällen gefunden.

Über die exsudative Pleuritis in ihrer Beziehung zur Tuberkulose siehe die Entschließung des „Arbeitsausschusses für stationäre Behandlung der Tuberkulose", S. 46 des vorliegenden Jahrbuches.

Über *Umfang und Bedeutung der Berufskrankheiten* und insbesondere *der Infektionskrankheiten in der gesetzlichen Unfallversicherung* im Bundesgebiet *im Jahre 1952* geben nachstehende Zahlen Aufschluß. Hierbei kommt unter den „Infektionskrankheiten" der Tuberkulose als Berufskrankheit der wesentlichste Anteil zu.

Nach dem vom Bundesarbeitsministerium herausgegebenen statistischen und finanziellen Bericht über die gesetzliche Unfallversicherung im Jahre 1952 wurden den Trägern der gesetzlichen Unfallversicherung *insgesamt 42627 Berufskrankheiten* gemeldet; dies bedeutet gegenüber dem Jahre 1951 eine Erhöhung der Meldungen um 26,5%.

Von der Gesamtzahl der gemeldeten Berufskrankheiten betreffen *Infektionskrankheiten* (Ziffer 39 und 40 der Liste der 5. Berufskrankheiten-Verordnung) *3002* (= gegenüber 1951 vermindert um 5,2%). — Bei der *Berufsgenossenschaft für Gesundheitsdienst und Wohlfahrtspflege* wurden im Jahre 1952 insgesamt *1057* Anzeigen über Infektionskrankheiten erstattet, das sind 73,5% sämtlicher dort eingegangener Berufskrankheitsanzeigen.

Bei den *Gemeindeunfallversicherungsverbänden* belief sich die Zahl der Anzeigen über Infektionskrankheiten im gleichen Jahr auf *713*, das sind 88,5% aller dort eingegangenen Anzeigen über Berufskrankheiten.

Bei den *Ausführungsbehörden für Unfallversicherung* betrug die Zahl der im Jahre 1952 eingegangenen Anzeigen über Infektionskrankheiten *707*.

Die Zahl der *erstmals entschädigten Berufskrankheiten* im Jahre 1952 im Bundesgebiet beträgt 9769. Dies bedeutet eine Abnahme gegenüber dem Jahre 1951 um 5,8%.

Davon entfielen auf Infektionskrankheiten *1213* erstmals entschädigte Fälle. Dies ist eine *Zunahme* gegenüber dem Jahre 1951 um 7,7%.

Die *Ausgaben für Berufskrankheiten* im Bundesgebiet im Jahre 1952 beliefen sich insgesamt auf *163840500,— DM* (gegenüber 1951 Zunahme von 37,8%). Davon entfallen auf die *Gemeindeunfallversicherungsverbände: 2214300,—DM* (gegenüber 1951 Zunahme um 41,2%), auf die *Ausführungsbehörden: 3286500,— DM* (gegenüber 1951 Zunahme um 20,0%), der Restbetrag entfällt auf die Berufsgenossenschaften.

13. Arbeitsausschuß für Weihnachtsmarken.

Vorsitzende: Frau TILLY GRIMMINGER, Stuttgart.

Der Verkauf von **Weihnachtsmarken zugunsten der Bekämpfung der Tuberkulose** war im Jahre 1904 in Dänemark aufgekommen und ist seit vielen Jahren mit Erfolg in den meisten Ländern außerhalb Deutschlands durchgeführt worden. Auch für Deutschland liegen einige Versuche vor dem Zweiten Weltkriege vor. Nach Dr. PERKINS hatte der Verkauf von Weihnachtsmarken für die Tuberkulose-Bekämpfung in den USA im Jahre 1952 einen Reinertrag von über 22 Mill. Dollar erbracht.

In Deutschland hatte im Gebiet der Länder der ehemaligen amerikanischen Besatzungszone die Federation of German-American-Clubs zusammen mit dem DZK eine Sammlung mit Hilfe von „Weihnachtsmarken" durchzuführen begonnen; sie wurde Weihnachten 1953 fortgesetzt.

Dem DZK stehen gemäß Vereinbarung 5% des Reinertrages zu. Die durch diesen Verkauf gesammelten Gelder sollen *für solche zusätzlichen Hilfeleistungen verwandt werden, für die keine Mittel aus staatlichen, städtischen oder sonstigen öffentlichen Kassen zur Verfügung stehen*, z. B. zur Gewährung von Beihilfen zur Wohnungsbeschaffung für Tuberkulosekranke, zur Unterstützung von wissenschaftlichen Arbeiten auf dem Gebiete der Tuberkulose, zur Aushilfe in einzelnen Fällen, die besonders gelagert sind. *Keinesfalls dürfen durch diese Gelder staatlichen oder städtischen Stellen oder öffentlichen Kassen irgendwelche Verpflichtungen abgenommen* werden. Für diese Sammlungen ist in *jedem* einzelnen Lande des Bundesgebietes eine *ministerielle Genehmigung* erforderlich. Für die Sammlung Weihnachten 1953 wurde als einziger Zweck die *Wohnungsbeschaffung für Tuberkulosekranke angegeben*. Für Bayern wurde eigens zu diesem Zweck das „*Komitee zur Wohnraumbeschaffung für Tuberkulosekranke in Bayern*", München, gegründet.

Über das Ergebnis des Weihnachtsmarkenverkaufs Weihnachten 1952 und die Verteilung der Gelder liegt folgende Abrechnung vor:

Sammelergebnis in Bayern	8144,24 DM	=	32,3%
„ „ Baden-Württemberg	7685,60 DM	=	30,4%
„ „ Hessen	6569,46 DM	=	26,1%
„ „ Berlin	2091,25 DM	=	8,2%
„ „ Bremen	769,26 DM	=	3,0%
	25259,81 DM	=	100,0%
Anteil des Zentralkomitees zur Bekämpfung der Tuberkulose lt. Vereinbarung	1000,— DM		

Es haben erhalten	Bayern	32,2%	=	6246,80 DM
	Baden-Württemberg	30,4%	=	5897,60 DM
	Hessen	26 %	=	5044,— DM
	Berlin	8 %	=	1590,80 DM
	Bremen	3 %	=	582,— DM

Der vorläufige Reinertrag für die Sammlung Weihnachten 1953 beläuft sich auf rd. 52000,— DM.

14. Arbeitsausschuß für extrapulmonale Tuberkulose.

Vorsitzender: Prof. Dr. O. Wiese (†), Düsseldorf.

Der Bericht über die Tätigkeit dieses Arbeitsausschusses ist ausführlicher gestaltet worden, um die Probleme der extrapulmonalen Tuberkulose einem größeren Leserkreis zugänglich zu machen.

1. In der Gründungsversammlung des Arbeitsausschusses am 17. 4. 53 wurde darauf aufmerksam gemacht, daß vielfach in den Lehrbüchern die **extrapulmonale Tuberkulose** noch als „chirurgische" geführt wird. Im Laufe der Jahrzehnte hat gegenüber der früher vorwiegend chirurgischen Behandlung der Skelet-Tuberkulose auch die konservative Behandlung zum Erfolg geführt. — Die extrapulmonalen Tuberkulosen stellen zum allergrößten Teil Absiedlungsherde eines tuberkulösen Ursprungherdes dar. Die französische Sprache bezeichnet daher die extrapulmonale Tuberkulose auch als «tuberculose métastatique» oder auch als «tuberculose migratrice».

Für die internationale Statistik der Tuberkulose-Morbidität ist neuerdings die Einteilung **Tuberkulose der Respirations-Organe** und **Tuberkulose anderer Organe** getroffen worden.

Prof. Freeksen machte darauf aufmerksam, daß *lange Zeit chemotherapeutisch behandelte Tiere* auffallend oft zu *extrapulmonalen Tuberkulosen neigen*. Es macht beinahe den Eindruck, als ob die TB aus den Gebieten, wo sie dem Tuberkulostaticum gut zugänglich sind, in Gebiete abwandern, wo sie nicht zu erreichen sind. Im Knochenmark, das gut durchblutet ist, finden wir keinen Wirkstoff, dagegen Knochenmarkstuberkulose größeren Ausmaßes, wenn die Tiere lange chemotherapeutisch behandelt worden sind.

Weitere Aufklärung hierüber ist erforderlich.

2. In der Sitzung am 17.4.53 wurden folgende **Unterausschüsse** des Arbeitsausschusses bestimmt:

a) Unterausschuß für *Tuberkulose des Bewegungsapparates*,
b) Unterausschuß für *urologische Tuberkulose*,
c) Unterausschuß für *Genitaltuberkulose der Frau*,
d) Unterausschuß für *Augentuberkulose*,
e) Unterausschuß für *Drüsen- und Peritonaealtuberkulose*.

3. In der Sitzung des Arbeitsausschusses am 30. 8. 53 wurde auf den Bericht von Dr. Kaufmann in den „Blättern gegen die Tuberkulose" Bezug genommen. Auch in der Schweiz wurde ein „Ausschuß für extrapulmonale Tuberkulose" gegründet. Nach dem Bericht von Dr. Kaufmann steht bei den extrapulmonalen Tuberkulosen an erster Stelle die Wirbeltuberkulose mit 16,4%, an zweiter Stelle die Urogenitaltuberkulose mit 14%, an dritter Stelle die Halsdrüsentuberkulose mit 11,4%, die Bauchfelltuberkulose mit 9,6%, alle Knochentuberkulosen zusammen

mit 21%, mit der Wirbeltuberkulose 37,4%. Mehr als *ein Drittel aller extrapulmonalen Tuberkulosen* betrifft also den *Bewegungsapparat. Mit einer durchschnittlichen Kurdauer von 16 Monaten haben diese Tuberkulosen den längsten Kuraufenthalt.*

4. Bei der Diskussion über **Schwangerschaft bei extrapulmonaler Tuberkulose** zeigt sich, daß wir über die Häufigkeit des Zusammentreffens von Schwangerschaft und dieser Tuberkuloseform noch sehr wenig unterrichtet sind. Nach dem Bericht eines Gesundheitsamtes für einen Bezirk von 250000 Einwohnern sind in diesem Gesundheitsamt im Verlauf der letzten 4 Jahre 256 Anträge auf Schwangerschaftsunterbrechung eingelaufen, davon betraf jeder 5. Antrag eine Interruptio wegen Lungentuberkulose und lediglich nur 2 Anträge waren wegen extrapulmonaler Tuberkulose eingereicht worden, und zwar einmal wegen Nieren- und einmal wegen Bauchfelltuberkulose. Die Zahl der Anträge auf Unterbrechung der Schwangerschaft bei extrapulmonaler Tuberkulose ist also auffallend gering. Die Geschäftsstelle des DZK wurde aufgefordert, weiteres Material zu sammeln.

5. In der Sitzung am 30. 8. 53 wurde weiterhin der Wortlaut des **Merkblattes für den praktizierenden Arzt zur Erkennung der urologischen Tuberkulose** genehmigt (s. S. 216), ferner ein **Rundschreiben an die Rentenversicherungsträger betr. Allgemeinbehandlung von urologischen Tuberkulosen** usw. (s. S. 41).

Nachstehend wird über die Tätigkeit der Unterausschüsse berichtet.

a) Unterausschuß für Tuberkulose des Bewegungsapparates.

Sitzung am 19. 6. 1953:

1. Häufigkeit der Skelet-Tuberkulose in verschiedenen Altersklassen während der letzten Jahre.

Dr. ULLMANN, Sahlenburg, berichtet über 1500, Dr. MAY, Kreuth, über 3000, Prof. LINDEMANN, Hannover, über 1500 und Dr. KASTERT, Stetten, über 750 Fälle. Nach den Ausführungen der Berichterstatter ist eine *Zunahme* der Tuberkulosen des Bewegungsapparates *seit 1947* augenfällig, und zwar besonders in der *Altersklasse 20—30 Jahre.* Eine geringe Zunahme ist auch in den höheren Altersklassen zu verzeichnen.

Es ist aufgefallen, daß gerade bei der tuberkulösen *Spondylitis* eine Häufung in den Altersklassen von 20—30 Jahren zu verzeichnen ist (ULLMANN). Außerdem ist auffällig, daß Wirbeltuberkulosen bei *Rußlandheimkehrern* häufiger beobachtet wurden (WIESE). In der Klinik von Dr. MAY in Kreuth waren *1946—50* 200 Betten überwiegend mit *Männern mit Knochen- und Gelenktuberkulose* belegt, welche zum größten Teil vom Krieg oder von der Gefangenschaft herrührten. Das Krankengut hat sich dann verschoben; *seit 1950* befinden sich zahlreiche *Frauen von etwa 25—30 Jahren* in der Klinik. Zur Zeit beherbergt die Klinik weit mehr Frauen als Männer. Die frischen Fälle kommen offenbar z. Z. selten in die Klinik. Sie bleiben jetzt infolge der Möglichkeiten der Chemotherapie und der chirurgischen Behandlung in den Krankenhäusern und gelangen häufig nach 1—$1^1/_2$ Jahren anbehandelt in die Spezialklinik. Man hat den Eindruck, daß *die Urogenitaltuberkulose und die Augentuberkulose in den Vordergrund rücken.* Die Urogenitaltuberkulose hat im allgemeinen eine längere Latenzzeit als die Knochen- und Gelenktuberkulose.

Im allgemeinen hat man beobachtet, daß die *Senkungsabscesse* mit Fisteln bei der Spondylitis seit etwa 1949/50 seltener geworden sind. Wenn jetzt bei alten Fällen große Abscesse wieder aufflackern, findet man häufig keine TB mehr im Absceßeiter; nach Kastert ist anscheinend das Gewebe irgendwie geschädigt und für Entzündungen empfänglicher. Inwieweit durch feinere Untersuchungen — z. B. durch Tierversuche — TB noch nachgewiesen werden können, ist eine Frage der Zukunft. Betont wird, daß **Tierversuche mit nur 1 Tier zur Diagnose nicht ausreichen**; es müssen stets mehrere Tiere angesetzt werden.

Tabelle 1. *Zugänge an Knochen- und Gelenktuberkulosen in Kliniken und Heilstätten 1946—1952 nach 10jährigen Altersklassen* (absolute Zahlen und in Prozent aller Zugänge).

Altersklassen	1946		1948		1950		1952	
	absolut	%	absolut	%	absolut	%	absolut	%
0—10 Jahre	331	28,7	307	17,9	281	13,9	186	11,8
10—20 Jahre	312	27,0	334	19,5	414	20,4	317	20,1
20—30 Jahre	232	20,0	427	24,9	584	28,9	413	26,1
30—40 Jahre	125	10,8	280	16,3	331	16,4	277	17,5
40—50 Jahre	84	7,3	198	11,6	248	12,3	182	11,5
50—60 Jahre	38	3,3	115	6,7	105	5,2	131	8,3
60 Jahre und mehr	34	2,9	54	3,1	58	2,9	75	4,7
Summe	1156	100,0	1715	100,0	2021	100,0	1581	100,0

Es wurde die Aufstellung einer neuen **Statistik für die Tuberkulose des Bewegungsapparates** beschlossen. Ein Fragebogen für die Jahre 1946—52 wurde an die Kliniken, welche vorwiegend Knochen- und Gelenktuberkulose behandeln, versandt. Das Ergebnis dieser Umfrage ist in Tab. 1 zusammengestellt. Es handelt

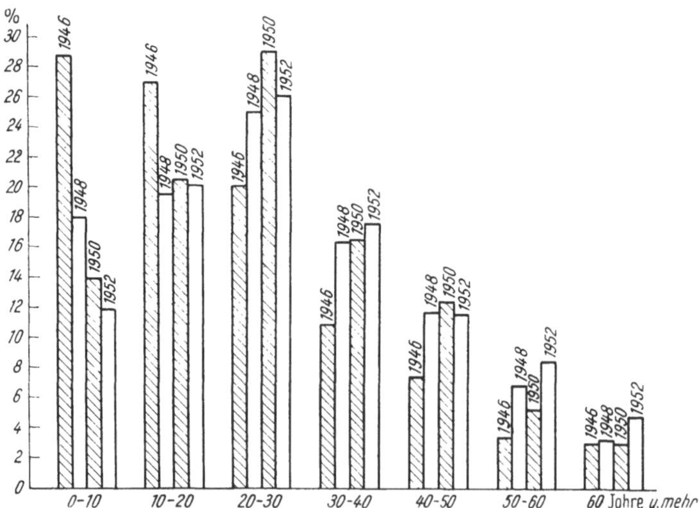

Abb. 1 Zugänge an Knochen- und Gelenktuberkulosen in westdeutschen Kliniken und Heilstätten 1946—1952 nach 10jährigen Altersklassen in Prozent. Gegenüber 1946 haben die Erkrankungen der Jugendlichen im Jahre 1952 abgenommen und besonders die der 20—40jährigen zugenommen.

sich um jährlich 1000 bis 1800 Fälle, zusammen *11051*. Das Krankengut, über welches berichtet wurde, ist ganz verschieden, je nachdem, ob überwiegend Kinder, Frauen oder Männer in den einzelnen Kliniken behandelt wurden. Die Zahlen konnten nicht auf 10000 Einwohner umgerechnet werden; die Prozentzahlen geben aber ein treffendes Bild über das Vorkommen der in Kliniken behandelten Tuberkulosen des Bewegungsapparates. Da die Bettenzahl in den Kliniken während dieser Jahre ungefähr gleich geblieben ist — worauf die Berichterstatter besonders hinweisen —, dürften die Zahlen für die Jahre *1948* und *1950* ein *Maximum* der behandelten Fälle darstellen.

In Abb. 1 haben wir die Ergebnisse unserer Umfrage graphisch dargestellt. Etwa von 1950 an fallen die Zahlen für alle Altersklassen von 0—50 Jahre ab. Besonders auffällig ist bereits ab 1948 der Abfall für die 0—10jährigen. Im übrigen ist aus der Abbildung weiter ersichtlich, daß die Altersklasse der 20- bis 30jährigen das Maximum der Erkrankungsfälle an Knochen- und Gelenktuberkulose stellt. Oberhalb der Altersklasse 50 Jahre ist durchweg auch über 1950 hinaus ein langsamer Anstieg der Zahlen zu beobachten.

Aus den Übersichten aus Niedersachsen geht hervor, daß die Neuzugänge von Knochen- und Gelenktuberkulosen seit 1947 erheblich abgenommen haben. Sie betrugen:

1947	1948	1949	1950	1951	1953
33,4%	31,5%	31,2%	32,0%	27,3%	26,4%

von allen gemeldeten Fällen an extrapulmonaler Tuberkulose. Aus den Neuzugängen in Niedersachsen ergibt sich mit dem Rückgang des Anteils der Knochen- und Gelenktuberkulosen an allen Neuerkrankungen an extrapulmonaler Tuberkulose ein stärkeres prozentuales Ansteigen der Erkrankungsfälle an „sonstiger Tuberkulose“. In erster Linie dürfte dies die Genitaltuberkulose und die Augentuberkulose betreffen.

2. Zur Röntgendiagnostik des Skeletherdes.

Dr. Kastert hat seine Erfahrungen mit *Summations- und Schichtaufnahmen* aus dem Beobachtungsgut seiner Kliniken zusammengestellt [der Originalaufsatz ist erschienen im Tuberkulosearzt 7, 12, 734 (1953)]:

1. Eine Atrophie gibt nie Auskunft über das Alter eines Knochenherdes, sondern lediglich über seine Aktivität. Als Ausnahme sei auf eine chronische Atrophie bei persistierendem, klinisch evtl. stummem Absceß hingewiesen.

2. Multiple Herde, besser gesagt Umgebungsherde, aus der Nachbarschaft größerer Knochenkavernen können sowohl durch Summations- als auch durch Schichtaufnahmen in der hochaktiven Entzündungsphase eines Wirbelprozesses nicht zur Darstellung kommen.

3. Knochengewebssklerose wurde beobachtet bei chronischen Prozessen, bei der Ausbildung von Knochenabscessen und bei der Mischinfektion. Bei frühzeitiger Sklerose ist bei ausgedehnten Herden an eine Osteomyelitis, bei kleineren Herden an eine Initialverkäsung nach der Auffassung von Huebschmann und der Beschreibung von Randerath zu denken. Die Sklerose kann dagegen nichts Exaktes über das Alter der Herde aussagen.

4. Die Ausdehnung einer Knochendestruktion kann nur mit dem Tomogramm bestimmt werden.

5. Gelenkspaltverengungen oder -verbreiterungen werden tomographisch sicherer dargestellt als bei der Summationsaufnahme, weil hier schon eine geringe Verkantung einen Breitenunterschied zur gesunden Seite vortäuschen kann.

6. Nur das Tomogramm ist in der Lage, über das Verhältnis eines gelenknahen Herdes zum Gelenk Auskunft zu geben. Es kann allerdings nur das Übergreifen durch Defektbildung zur Darstellung bringen und nicht ein Übergreifen lediglich der spezifischen Entzündung per continuitatem ohne Knochengewebszerstörung.

7. Ein Absceß kommt im Bereich der Brustwirbelsäule zur Darstellung einmal unter den gleichen Bedingungen wie eine Pleuritis zur Schattenbildung führt, d. h. daß eine unspezifische periossale Entzündung im Brustwirbelbereich einen paravertebralen Absceß vortäuschen kann. Im Tomogramm ist unter gewissen Voraussetzungen entweder lediglich die Absceßbegrenzung (bzw. Absceßkapsel) oder aber auch die gesamte Absceßausdehnung als gleichmäßige oder fleckförmige Verdichtung zur Darstellung gebracht.

8. Eine Bildung von Knochenspangen sagt nichts Sicheres über das Herdalter aus. Es bleibt zu untersuchen, inwieweit sie lediglich auf gesteigerter mesenchymaler Reaktion auf Grund konstitutioneller und dispositioneller Faktoren beruht.

9. Das Schichtverfahren gibt nur gelegentlich sichere Auskunft über die Art des Knochenherdinhaltes.

10. Über die Ausheilung bzw. knöcherne Vernarbung einer unter Gewebsdefektbildung abgelaufenen Knochengelenktuberkulose kann lediglich das Tomogramm eine sichere Auskunft geben. Es ist gegenüber der Summationsaufnahme in der Lage, die knöcherne Herdausfüllung bereits im Stadium eines Teilblockes oder einer Teilankylose anzuzeigen.

In der Diskussion wurde die Notwendigkeit des Schichtverfahrens betont. Leider haben die meisten Krankenhäuser noch keine entsprechenden Apparaturen für die Knochendiagnostik. Statistisch ist festgestellt worden, daß **etwa 80% der Kranken mit beginnender Tuberkulose des Bewegungsapparates bis zur Dauer von 2 Jahren auf „Rheuma“ zu Hause behandelt worden sind** (WIESE).

b) Unterausschuß für urologische Tuberkulose.

Vorbemerkungen:

Dieser Unterausschuß beschäftigt sich mit der *urologischen Tuberkulose beider Geschlechter* und mit der *Genitaltuberkulose des Mannes.*

1. In ihrer Dissertation (Bonn 1953) hat LORE ELBERT die Häufigkeit der Tuberkelbakterien-Ausscheidung durch die Niere an 928 Lungentuberkulösen der Heilstätte Rheinland/Honnef untersucht. Bei 766 dieser Kranken lag ein pathologischer Harnbefund vor. Unter diesen fanden sich u.a. *75* Fälle, bei denen die Harnsediment-*Kultur* ein *positives Ergebnis* hatte = 8,1% von 928 oder 9,8% von 766. In 10 Fällen zeigte sich, daß z. Z. dieser Beobachtung der Beginn einer *kavernösen Nierentuberkulose* vorlag = 1,1% von 928. Bei 7 weiteren Fällen bestand der Verdacht auf Nierentuberkulose. In 4 Fällen konnte die Tuberkelbakterien-Ausscheidung durch eine Miliartuberkulose der Niere bedingt sein. Bei 17 Kranken war es nicht ganz ausgeschlossen, daß der Harnbefund durch ein allein tuberkulös erkranktes Genitale hervorgerufen wurde. Bei den restlichen 37 Patienten blieb die Art der Nierenschädigung unklar. Es ist möglich, daß es sich um eine toxische Schädigung handelte. Von 691 Kranken litten u. a. *383* an schwerer *doppelseitiger offener Lungentuberkulose.* 23 davon hatten gleichzeitig auch noch eine andere Organtuberkulose. Bei 4 Patienten wurde eine Genitaltuberkulose festgestellt. 111 wiesen eine schwere *einseitige offene* Lungentuberkulose auf. Davon litt einer noch an einer anderweitigen Organtuberkulose. Ferner hatten 2 eine Genitaltuberkulose. 44 Patienten hatten eine schwere *doppelseitige geschlossene* Lungentuberkulose, 2 davon noch außerdem eine andere Organtuberkulose, einer eine Genitaltuberkulose. Bei 57 Fällen bestand eine schwere *einseitige geschlossene* Lungentuberkulose, bei 3 Patienten außerdem eine weitere Organtuberkulose. 47 Tuberkulosefälle waren leichterer Natur. 4 Patienten hatten eine Knochen- und Gelenktuberkulose, 9 eine Augentuberkulose.

Im Aufsatz „Die Urogenitaltuberkulose im Rahmen der allgemeinen Tuberkulose-Durchseuchung des Körpers“ [Tuberkulosearzt **5**, 572—575 (1952)] stellt TH. NAEGELI folgendes fest: „Die Nierentuberkulose als Organerkrankung entwickelt sich in einer Generalisationsphase. *In einem Viertel der Fälle geht ihr eine andere Organtuberkulose voraus.* Sie ist in 50—60% eine doppelseitige Erkrankung. Beim Manne zeigt die Nierenaffektion in 70 bis 80% eine Kombination mit Genitaltuberkulose (meist Prostata). Während die Verbindung mit spezifischer Lungenerkrankung seltener ist, wird immer wieder die Häufigkeit des gleichzeitigen Vorkommens einer Skelet*manifestation* betont.“

„Über das Zusammentreffen von Lungentuberkulose mit Tuberkulose des Harn- und Genitalsystems nach Sektionsbefunden“ (Probl. tbk. 1951, H. 6, 30—37) führt BERLJAND folgendes aus: „Bei 3726 Sektionen von Menschen, die an einer Tuberkulose gestorben waren, zeigte sich, daß die Lungentuberkulose bei einer großen Anzahl von Fällen (10,3%) von einer Tuberkulose des Harn- und Geschlechtsapparates begleitet war. Dabei fand sich eine isolierte Nierentuberkulose bei 5,4% und eine Genitaltuberkulose bei 4,9% der Fälle. Eine doppelseitige Erkrankung der Nieren wurde bei hämatogenen Formen ungefähr in einem Viertel.

bei fibrokavernösen Formen in einem Drittel und bei Primärtuberkulose fast bei der Hälfte aller Fälle gefunden. Das Material bestätigt ferner, daß das Zusammentreffen von Tuberkulose des Harn- und Geschlechtsapparates bedeutend häufiger bei Männern als bei Frauen ist (Nierentuberkulose Männer 6%, Frauen 4%). Die Erkrankung des Genitalapparates wurde bei 4,9% eruiert, und zwar bei Männern häufiger bei den hämatogen-disseminierten Formen (11,6%). Die Erkrankungen der Prostata sind häufiger primär, während der Hoden wesentlich seltener befallen ist. Bei Frauen wurde sehr häufig eine doppelseitige Salpingo-Oophoritis (66,6%) und verhältnismäßig selten eine isolierte Erkrankung der Tuben (9,5%) gefunden. Eine Übereinstimmung der klinischen und anatomischen Diagnose wurde bei Nierentuberkulose in 27,3% und bei Tuberkulose der Genitalorgane in 17,6% festgestellt. Bei 72,7% war die Diagnose Nierentuberkulose und bei 82,4% die Diagnose Genitaltuberkulose von den Klinikern nicht gestellt worden."

In bezug auf die moderne Therapie der Nierentuberkulose sei auf die große Arbeit von C. SEMB verwiesen: "The selective principle in the treatment of renal tuberculosis; partial resection of the tuberculous kidney" (Surgical Department III, Ulleval Hospital, and the Institute for Experimental Medical Research, University of Oslo — Journal of the Oslo City Hospitals **3**, 45—114 (1953)].

2. *In der Sitzung am 20. 6. 53* machte Prof. BOSHAMER auf das „*Europäische Symposion über Urogenitaltuberkulose*" aufmerksam, welches jährlich eine Sitzung abhält. Die Zusammenkunft im Jahre 1953 beschäftigte sich mit der Behandlung der Urogenitaltuberkulose mittels der Tuberkulostatica, insbesondere mit der kombinierten Behandlung.

3. Über die **Häufigkeit der Urogenitaltuberkulose** sind wir noch wenig orientiert. Außer den obengenannten Angaben werden folgende Zahlen genannt: Im Saargebiet mit etwa 900000 Einwohnern befinden sich 160 Urogenitaltuberkulosen in ständiger Überwachung = *1,7/10000 Bestand.* Ungefähr 80% davon sind mit Lungentuberkulose vergesellschaftet. Diese Zahlen betreffen nicht die Genitaltuberkulose der Frau. Neue Untersuchungen im Sinne der oben aufgeführten Arbeiten von L. ELBERT sind noch erforderlich. Außerdem soll durch eine Umfrage die Zahl der in Behandlung befindlichen Personen mit Urogenitaltuberkulose festgestellt werden. Prof. BOSHAMER hat diese Aufgabe übernommen.

4. **Zur Festlegung der Diagnose und zur bakteriologischen Kontrolle** soll an erster Stelle der Tierversuch verwandt werden; nach Gow. LJUNGGREN und Mitarbeitern ist er um etwa 30% zuverlässiger als die Kultur. Auch nach den Erfahrungen der nordischen Ärzte sind stets *mehrere* Tiere zum Tierversuch notwendig. Wir wissen aus anderen Untersuchungen, daß für einen erfolgreichen Tierversuch die Frage nach der natürlichen Resistenz des Tieres von Bedeutung ist.

5. Es erhebt sich die Frage, ob man schon von einer Urogenitaltuberkulose sprechen darf, wenn lediglich im Urin TB, aber sonst noch keine Krankheitszeichen gefunden werden.

Nach einer älteren Auffassung können TB die Niere passieren, ohne Krankheitsherde zu setzen. Nach Tierversuchen von Prof. MAASSEN (Hyg.-Institut, Kiel) fanden sich immer irgendwelche kleinen Läsionen, wenn im Urin der Versuchstiere TB nachgewiesen wurden. Wir müssen daraus schließen, daß in solchen Fällen in den Nieren doch ein Tuberkuloseherd besteht.

6. Man ist sich einig, daß sich das **Intervall zwischen Erstinfektion mit Tuberkulose und Beginn der Nierentuberkulose** im Durchschnitt über 3—5 Jahre erstrecken kann. Bösartige Nierentuberkulosen können sich schon nach 6—9 Monaten durch Krankheitszeichen äußern.

7. Es ist notwendig, daß die Urogenitaltuberkulose so *frühzeitig* wie möglich entdeckt wird. Es wurde **ein Merkblatt für den praktischen Arzt zur Erkennung der urologischen Tuberkulose** zusammengestellt, welches nach Annahme des Wortlautes in der Vollsitzung des „Arbeitsausschusses für extrapulmonale Tuberkulose" durch den Vorstand des DZK veröffentlicht worden ist. Wortlaut s. Anhang des vorliegenden Jb., S. 216.

8. **Ansteckungsfähigkeit bei Nieren- und Blasentuberkulose.** Bei Nieren- und Blasentuberkulose enthält der Urin manchmal wenig, bei der ulcerösen Form aber massenhaft TB.

Wildbolz hat sich 1943 folgendermaßen über die Ansteckungsfähigkeit von Nieren- und Blasentuberkulose geäußert:

„Mit dem Harn des an Urogenitaltuberkulose Erkrankten werden unzählige TB ausgeschieden und in die Umgebung des Kranken in nicht weniger gefahrdrohender Menge verstreut als durch den Auswurf des an offener Lungentuberkulose Leidenden. Während aber die Hustenden allgemein gemieden werden, ihr Auswurf sorgfältig aufgefangen und vernichtet wird, streut der an Urogenitaltuberkulose Leidende seine Bacillen wenig beachtet um sich und wird so zur Infektionsquelle für viele. Der Träger einer Harntuberkulose ist eine ständige Gefahr für seine Umgebung." (Nach Ljunggren in „Sv. Nationalföreningens mit tbc. kvartalsskrift" h. 3/1943, S. 98.)

E. Belt [Amer. J. Urol. **46**, 618 (1941), (disc.)] hat folgende Methode angegeben, um die Patienten von ihrer Ansteckungsgefahr zu überzeugen: 5 grains Methylenblau im Laufe einer Woche einnehmen; man teilt den Patienten mit, daß alles, was blau gefärbt wird, TB enthält. Wenn die Patienten danach wieder zur Konsultation kommen, berichten sie folgendes: „Herr Doktor, ich brauche ein eigenes Badezimmer. Wissen Sie, meine Badewanne ist blau, die Toilette ist blau, die Wandtäfelung ist blau und das ganze Badezimmer. Das Handtuch ist blau und die Türgriffe des Badezimmers sind ebenfalls blau."

Alken, Homburg-Saar hat den Versuch von Belt in seiner Klinik ebenfalls durchgeführt und einem Patienten mit einer schweren Blasentuberkulose, der halbstündlich urinieren mußte und auch Spontanabgang von Urin aufwies, mehrere Tage lang Methylenblau gegeben. Er berichtet über das Ergebnis:

„In der Folge haben wir festgestellt, daß die Leibwäsche, die Beinkleider und das Bettgestell, der Nachttisch, die Bettvorlage blaue Flecken aufweisen. Durch das ständige Harnträufeln und das häufige Wasserlassen werden auch die Hände beschmutzt. Unser Patient hat sich auf Grund der Blaufärbung nun jedesmal die Hände gewaschen. Es ist jedoch anzunehmen, daß in einem bestimmten sozialen Milieu bei engen Wohnverhältnissen die Infektionsmöglichkeit sehr groß ist, da bei diesen Formen der Blasentuberkulose jede Urinportion reichlich TB enthält. Durch die Blaufärbung wird der Patient natürlich darauf aufmerksam gemacht. Es ist jedoch anzunehmen, daß ohne diese Vorbereitung die Patienten den Verschmutzungsfaktor nicht beachten. Meiner Ansicht nach ist damit die Urogenitaltuberkulose in bestimmten Fällen seuchenhygienisch doch wohl der offenen Lungentuberkulose gleichzusetzen."

Nach diesen Äußerungen müssen wir auf die Ansteckungsfähigkeit des Urins von Kranken mit Nieren- und Blasentuberkulose und auf dessen Desinfektion wohl mehr als bisher unser Augenmerk richten.

9. **Die Behandlung der urologischen Tuberkulose.** Wie oben bereits erwähnt ist, hat sich die Sitzung des „Europäischen Symposion über Urogenitaltuberkulose" i. J. 1953 eingehend mit dieser Frage beschäftigt, s. auch die oben

zitierte Arbeit von C. SEMB. In Parallele zur Lungentuberkulose wird die Forderung aufgestellt, daß 1. die rein konservative Behandlung von Frühfällen, 2. die Vor- und Nachbehandlung von operativen Fällen prinzipiell *in besonders eingerichteten und geeigneten Heilstätten* erfolgen soll. Im Idealfall sollte auch die Durchführung operativer Maßnahmen ohne Umgebungswechsel im gleichen Milieu und unter den gleichen klimatischen Bedingungen erfolgen.

Wegen der Schwierigkeit der Diagnostik und der Behandlung und angesichts der Tatsache, daß auch die urologische Tuberkulose ein Teil der Allgemeinerkrankung Tuberkulose ist, wurde die Forderung aufgestellt, außerhalb der Abteilung für chirurgische Behandlung der urologischen Tuberkulose und der darauf folgenden Allgemeinbehandlung der Tuberkulose **die Kranken mit Urogenitaltuberkulose in wenigen Heilstätten zu 10—50 zusammenzufassen, wo sie von einem Facharzt für Urologie und von den Ärzten der betreffenden Lungenheilstätte** weiter behandelt werden können.

Der Unterausschuß für urologische Tuberkulose hat deshalb den Rentenversicherungsträgern den Vorschlag unterbreitet, den Heilstätten bzw. einer Gruppe von Heilstätten oder Tuberkulose-Krankenhäusern eine Abteilung für urologische Tuberkulose anzugliedern, und zwar mit folgender Begründung:

„Die urologische Tuberkulose mit ihrer massenhaften Ausscheidung von TB ist als eine offene Tuberkulose anzusprechen. Sie bedeutet eine Gefährdung für die Umgebung.

Die urologische Tuberkulose ist ebenso wie die Tuberkulose der Lungen und des Bewegungsapparates nur Teilerscheinung einer Allgemeinerkrankung. Die Verhältnisse hinsichtlich der Ausheilung liegen bei ihr nicht anders als bei anderen tuberkulösen Manifestationen.

Die Auswirkungen der urologischen Tuberkulose auch in sozialer Hinsicht sind sehr schwer.

Diagnostik und Therapie der urologischen Tuberkulose haben in den letzten Jahren derartige Fortschritte gemacht, daß eine *fachärztliche* Betreuung dieser Kranken dringend erforderlich erscheint.

Deswegen besteht die *Notwendigkeit zur Errichtung urologischer Abteilungen an Heilstätten und Tuberkulose-Krankenhäusern.* Nach dem Vorbild anderer europäischer Staaten empfiehlt es sich, einigen geeigneten Lungenheilstätten eine Abteilung für urologische Tuberkulose anzugliedern. Hierdurch soll ermöglicht werden, die Kranken vor und nach der Operation in den allgemeinen Behandlungsplan der Tuberkulose einzufügen. Die Operation kann so in einer besseren Abwehrphase erfolgen, die Ausheilung beschleunigt und gefestigt werden. In diesen Heilstätten ist der Heilbehandlungsplan vom Chefarzt der Heilstätte im Einvernehmen mit dem für die Heilstätte verpflichteten Urologen, welcher die urologischen Kranken in regelmäßigen Abständen betreut, aufzustellen.“

c) Unterausschuß für Genitaltuberkulose der Frau.

Sitzung am 31. 8. 53.

1. Über die Häufigkeit der Genitaltuberkulose der Frau.

Nach der Arbeit von THOM in „Geburtshilfe und Frauenheilkunde“ fand sich im *Obduktionsmaterial* des Marburger Pathologischen Institutes der Jahre 1921—1950 eine Genitaltuberkulose in 1,1% aller weiblichen Leichen und bei 9,8% der Frauen mit Tuberkulose. Die Tuben waren in 87,7% der Fälle beteiligt. Die Genitalorgane erkranken in der Regel doppelseitig (Tuben in 84%, Ovarien in 77%). 69,4% der an Genitaltuberkulose erkrankten Frauen starben an Tuberkulose anderer Organe. In 75% der Fälle wurde die Diagnose einer Genitaltuberkulose erst auf dem Obduktionstisch gestellt. Bei 44,9% aller Frauen mit Genitaltuberkulose fand sich eine Tuberkulose der Nieren. Eine Peritonealtuberkulose fand sich in 1,9% aller Fälle und bei 16,8% tuberkulöser Frauen. Siehe auch „Wissenschaftliches Rundschreiben Nr. 41 (1953)“.

Diese Befunde stehen nicht im Einklang mit denjenigen, welche zu *Lebzeiten der Frauen* erhoben werden. Manche Gynäkologen sind der Meinung, daß die Genitaltuberkulose der Frau wohl selten sei. Augenscheinlich hängt deren Feststellung jedoch von der diagnostischen Technik ab. Prof. KIRCHHOFF, Lübeck, hat in seiner Klinik in den letzten $2^1/_2$ Jahren bei allen Patientinnen mit Adnexerkrankungen usw., bei denen kein Verdacht auf Tuberkulose vorlag, systematisch das Menstrualblut untersucht (2500 Eingänge pro Jahr). Es liegen 643 fluorescenz-mikroskopische Untersuchungen von Menstrualblut vor, und zwar 208 mit positivem und 435 mit negativem Ergebnis. 482mal wurde dabei das Menstrualblut mittels Tierversuch untersucht. Eine geeignete Methodik und der Tierversuch führen ausschließlich zu brauchbaren Ergebnissen, während die Fluorescenzmikroskopie, wenn sie positiv ist, verlangt, daß noch histologisch nachuntersucht wird. Wir müssen allerdings irgendeine Gewähr haben, ob eine Patientin nach $^1/_4$ Jahr Behandlung TB-frei ist, damit sie aus der Klinik entlassen werden kann. Die Pathologen sind der Meinung, daß die betreffenden Frauen noch eine aktive Tuberkulose haben, wenn im Tierversuch TB nachgewiesen werden. Wenn aber eine Frau klinisch gesund ist, und der Tierversuch bleibt positiv, so entsteht die Frage, 1. ob diese Frau noch ansteckend ist, und das ist wohl zu bejahen, 2. ob sie noch als arbeitsunfähig krank anzusehen ist.

2. Die **Ansteckungsfähigkeit** solcher Frauen ist eine seuchenhygienisch wichtige Angelegenheit, welcher bisher noch nicht genügend Aufmerksamkeit gewidmet worden ist. Es ergab sich folgende Frage: Wenn bei einem jungen Mädchen eine Genitaltuberkulose festgestellt wird, ist dann der Arzt verpflichtet, dies dem Mädchen mitzuteilen und die Tuberkulose dem Gesundheitsamt anzuzeigen? Es wird betont, daß eine solche Diagnose u. U. für das junge Mädchen einen Schock bedeutet. Jedenfalls sind die *aktiven Genitaltuberkulosen* wie alle übrigen aktiven Tuberkulosen *anzeigepflichtig*. Durch den eingetrockneten Staub usw. auf Waschlappen u. dgl. kann entschieden Infektionsgefahr entstehen; das ist die sozialhygienische Bedeutung der Angelegenheit. Einer der Diskussionsredner hat als Kompromißlösung betr. Anzeigepflicht der Genitaltuberkulose mit seinem Amtsarzt eine Vereinbarung getroffen, wonach in dem betreffenden Gesundheitsamt diese Fälle individuell und vertraulich behandelt werden. Freilich sind anscheinend noch keine Infektionen von gesunden Personen durch die Genitaltuberkulose einer Frau mit Sicherheit beobachtet worden. Es ist notwendig, diese Angelegenheit mit dem „Arbeitsausschuß für Tuberkulosefürsorge" erneut zu behandeln.

3. Es bleibt die *Diskrepanz* zwischen den pathologisch-anatomischen Befunden und den seltenen Feststellungen der Genitaltuberkulose der Frau zu Lebzeiten. Es ist eine Reihe von *Spontanheilungen* bekannt. Bemerkenswert ist aber folgender Fall:

Vor 7 Jahren wurde eine Frau mit einer Adnextuberkulose als gesund entlassen. Nach dieser Zeit schwoll ihr Leib an. Die Frau wurde operiert, die eine Seite des Beckens war verschwartet und enthielt virulente TB.

Mit den neuen Tuberkulostatica wird den Kranken viel geholfen; aber eine Reihe von Frauen, welche ausgiebig behandelt und TB-negativ geworden war, wurde *nach 1 Jahr wieder TB-positiv*.

4. Der *Typus bovinus* des TB ist nach dem Bericht von Prof. KIRCHHOFF bei der Genitaltuberkulose im Vergleich zum humanen Typus im Verhältnis *1:70* vorhanden.

5. Es sind schon verschiedene Methoden beschrieben worden, um das *Menstrualblut* in geeigneter Weise zu gewinnen. Welche Methode als beste für den Praktiker empfohlen werden kann, steht noch nicht fest. Ebenso bedarf es noch weiterer Erörterungen, in welcher Weise am billigsten TB im Menstrualblut nachgewiesen werden können, denn auch die *Untersuchungskosten* spielen eine Rolle. Prof. KIRCHHOFF hat mit der LVA Schleswig-Holstein eine entsprechende Abmachung getroffen.

6. Die dem Gesundheitsamt gemeldeten Frauen mit Genitaltuberkulose werden zur Nachuntersuchung dorthin bestellt. Gewöhnlich werden sie geröntgt; man darf aber dabei die **Nachuntersuchung durch den Gynäkologen** nicht vergessen. Deshalb müßten die Nachuntersuchungen irgendwie zentralisiert werden.

7. Die Frage nach den **Altersgruppen**, in denen die Genitaltuberkulose der Frau gehäuft vorkommt, ist noch wenig erörtert worden. Dr. FINKE hat in einer Statistik 25 Fälle verzeichnet, bei denen Streuungen in die Lunge bzw. ins Rippenfell stattgefunden haben. Auffallend war, daß immer *im Abstand von wenigen Jahren* nach der Lungentuberkulose die Genitaltuberkulose manifest geworden war. Scheinbar kommt die Genitaltuberkulose etwa nach 2 Jahren zum Ausbruch. Die meisten Fälle finden sich in den *frühen Jahren des Erwachsenenalters*; jenseits der 45 Jahre handelt es sich um Zufallsbefunde.

8. Es wird auf folgenden Aufsatz aufmerksam gemacht: JOHN K. LATTIMER, HENRY P. COLMORE, GRANT SANGER, DOUGLAS H. ROBERTSON and FRED C. McLELLAN "Transmission of genital tuberculosis from husband to wife via the semen" [Amer. Rev. Tbc. **69**, 4, 618 (1954)].

d) Unterausschuß für Augentuberkulose.

Sitzung am 30. 6. 1953.

1. **Häufigkeit der Augentuberkulose.** Es gibt noch keine Statistik über die Häufigkeit der Augentuberkulose. Augenscheinlich ist diese nicht sehr häufig. Trotzdem darf man ihre sozialhygienische Bedeutung nicht verkennen. An der Augentuberkulose allein stirbt man zwar selten; sie führt aber häufig zur Erblindung.

Eine Augentuberkulose, die sich an die *Skrofulose* anschließt, ist jetzt viel seltener als nach dem 1. Weltkrieg. Man meinte damals, daß die Skrofulose mit dem Pauperismus und mit Unterernährung zusammenhänge. Dementsprechend hatte man erwartet, daß nach dem 2. Weltkriege die Skrofulose wieder häufiger würde, das war aber nicht der Fall; erst *nach der Währungsreform* hat man wieder Fälle von Skrofulose beobachtet, wahrscheinlich infolge von *Überernährung*.

Nach dem Krankengut der Heilstätte Höchenschwand hat Prof. WEGNER *vor 15 Jahren* den Gipfel der behandelten Fälle von Augentuberkulose *um das 20. Lebensjahr* gefunden; *jetzt* liegt das Maximum *10 Jahre später*. Vor 20 Jahren überwog das weibliche Geschlecht das männliche eindeutig im Verhältnis 2:1; jetzt verhalten sich beide Geschlechter wie 1:1, nach neueren Angaben sollen jedoch auch heute die Frauen überwiegen.

2. **Die Früherfassung der Augentuberkulose.** Es wurde angeregt, ein Merkblatt über Augentuberkulose herauszugeben. Schließlich wurde aber beschlossen, davon abzusehen; man solle vielleicht die Vertrauensärzte der Landesversicherungsanstalten und Krankenkassen auf die Wichtigkeit der Früherfassung und Frühbehandlung der Augentuberkulose aufmerksam machen. Je früher bekanntlich die Augentuberkulose der Klinik- bzw. Heilstättenbehandlung zugeführt wird, um so besser sind die Aussichten auf Heilung. Leider läßt sich die Diagnose nicht immer frühzeitig mit Sicherheit stellen; bei den Anträgen auf Einweisung von Kranken in eine Klinik oder in eine Heilstätte für Augentuberkulose bzw. bei der Kostenübernahme des betreffenden Heilverfahrens durch die LVAs muß jedoch die *Diagnose „Tuberkulose" gesichert* sein; sonst können nach den geltenden Richtlinien der Rentenversicherungsträger die Kosten für das Heilverfahren nicht übernommen werden. So kommt es, daß viele Fälle zu spät in klinische bzw. Heilstättenbehandlung gelangen. Schon für die Suche nach einem anderweitigen tuberkulösen Herd bei dem betreffenden Patienten ist die Kostenfrage nicht geregelt; es müssen u. a. Röntgenaufnahmen, Schichtaufnahmen usw. gemacht werden, und die Rentenversicherungsträger übernehmen die Kosten nur für die Heilbehandlung, aber nicht für die Diagnostik. Wenn nach den geltenden Bestimmungen für die Diagnose-Stellung bei der Tuberkulose auch in erster Linie die Gesundheitsämter in Frage kommen, so ist die Regelung der Kostenfrage schwierig, weil nicht alle Gesundheitsämter Röntgenschichtapparate usw. zur Verfügung haben. Hinzu kommt, daß bei einem ganzen Teil der Patienten nach der Erfahrung der Ausgangsherd der Augentuberkulose in den Mesenterialdrüsen zu suchen ist, und tuberkulöse Mesenterialdrüsen können in der Regel röntgenologisch erst festgestellt werden, wenn sie verkalkt sind, und dazu gehört auch eine Einrichtung (Bucky-Tisch usw.), über welche die Gesundheitsämter nur selten verfügen.

Nach Prof. REISER besteht in Bonn eine gewisse Zusammenarbeit betr. Erkennung und Behandlung der Augentuberkulose zwischen der LVA, den Krankenkassen, den Ärzten und der Augenklinik. Wenn der Augenarzt bei einem Patienten zur Diagnose „Verdacht auf Augentuberkulose" gelangt, so können sofort die entsprechenden Schritte zur Klärung der Angelegenheit eingeleitet werden. — Von dem neuen Gesetz über die Tuberkulosehilfe wird in dieser Beziehung ein Fortschritt erwartet. — Von den Ophthalmologen wird allgemein betont, daß die Patienten zu spät in die Heilstätte bzw. klinische Behandlung gelangen.

3. **Zur Differentialdiagnose der Augentuberkulose.** Die Differentialdiagnose der Augentuberkulose ist z. Z. durch die Mitteilungen über die *Toxoplasmose*, insbesondere derjenigen des Auges, kompliziert worden. Dr. SCHOLTYSSEK machte dazu folgende Ausführungen.

Zur Differentialdiagnose der Augentuberkulose, insbesondere mit der Toxoplasmose, teilte er folgende Zahlen mit:

	Zahl der Patienten	Keine Kausalit.	Tbc.	Focus	Lues	Tbc. kombiniert mit anderen Ursachen
	223	1,3%	44,1	3,1	0,4	50,5
Davon + ToxoR. über 1:100	59					26,4
		keine Tbc.	4,8%			

Man könnte danach meinen, daß es auch bei den Erwachsenen gelegentlich, wenn vielleicht auch selten, zu einer toxoplasmotischen Retinopathie kommen kann, und zwar

1. durch Reinfekt oder Aufflackern einer angeborenen Toxoplasmose mit Chorioretinopathie oder
2. durch Späterstinfekt mit Toxoplasmen.

Da es sich bei der Toxoplasmose um ein chronisches oder latentes Leiden handelt, das unter bestimmten, noch nicht endgültig bekannten Umständen auch von selbst ausheilen kann, andererseits aber ein erregertötendes Mittel noch nicht gefunden ist, kann nach dem Verlauf einer derartigen Erkrankung (ähnlich der Tuberkulose) nicht abgelehnt werden, daß

a) ein Reinfekt stattfinden kann (Infektionsquelle: fast alle Haustiere),
b) im Laufe des Lebens beim Erwachsenen vielleicht durch eine zweite interkurrente Erkrankung (z. B. die Tuberkulose) oder Änderung des physiologischen Spieles (z. B. die Schwangerschaft) eine Aktivierung des bestehenden ruhenden Toxoplasmoseinfektes mit neuer Streuung hervorgerufen werden kann.

Genau so wenig kann ein Späterstinfekt mit Toxoplasmose abgelehnt werden. Über den Verlauf und das Verhalten der Erreger im menschlichen Körper ist bis jetzt viel zu wenig bekannt, als daß ein Vorkommen von Augenbeteiligung bei der Toxoplasmose Erwachsener unmöglich erscheinen könnte. Sicher bekannt sind bei Erwachsenen Laborinfekte, von denen sogar einige Todesfälle von Pathologen als spezifisch bestätigt wurden.

Für die Diagnose der Toxoplasmose stehen uns vorläufig folgende Möglichkeiten zur Verfügung:

1. eine an sich typische Vorgeschichte,
2. der Ausschluß anderer, endogene Augenkrankheiten bedingender Leiden,
3. a) die Seroreaktionen,
   b) der Erregernachweis.

Die Tuberkulose scheint einen direkten Einfluß auf die Höhe der Titerwerte zu haben. Nicht nur, daß die Reihenuntersuchungen Lungentuberkulöser höhere positive Prozentzahlen ergeben, auch der Ablauf der Lungentuberkulose spiegelt sich in der Höhe der Seroreaktion wieder. Einige Beispiele:

R.	38 J.	Streuungs-Tbc. bds.	SFR 1:16 SFR 1:256	bei Zunahme der Streuung nach Abklingen wieder 1:16
P.	44 J.	Infiltrat re. Spitze	SFR 1:256 SFR 1:64	nach Stabilisierung nach Reaktivierung 1:256
B.	41 J.	Kaverne re. Spitze	SFR 1:256 SFR 1:64	nach Rückbildung nach erneutem Aufflackern 1:256
P.	40 J.	Plastik re. Nachschub- Kaverne li.	SFR 1:64 SFR 1:256 SFR 1:16	unter Pneum. starkes Asthma, nach Pneuauflassung
K.	45 J.	Prod. bds. OF. + BWS.-Tbc. Asthma bronch.	SFR 1:16 SFR 1:256	in Asthma-Anfallzeiten (unabhängig von rückbildendem Prozeß).

Die KBR verhielten sich ähnlich. In der Hauptsache scheint diese Empfindlichkeit in der Antikörperreaktion bei Frauen zu bestehen. Es sind auch Untersuchungen geführt worden, ob im Menstruationscyclus eine entsprechende Änderung der Werte erfolgt. Die Ergebnisse sind praktisch gleich Null (bisher höchstens 10%). Demnach muß angenommen werden, daß nicht das hormonale Geschehen die Antikörperbildung beeinflußt, sondern das infektiöse, da es bei Placentauntersuchungen bei nur an Toxoplasmose erkrankten Frauen gelungen ist, Toxoplasmen nachzuweisen.

Demgegenüber ist die Sicherstellung der Diagnose Augentuberkulose heute bereits insofern einfacher, als

1. die Lungen- und Drüsentuberkulose physikalisch, klinisch oder histo-pathologisch sichergestellt werden kann,
2. evtl. im Sputum, Fistelausfluß oder Punktat Bacillen gefunden werden können und
3. zusätzlich die positive Tuberkulinreaktion zumindest das spezifisch-allergische Geschehen aufweist und somit das diagnostische Bild abrunden kann.

Wenn es sich bestätigen sollte, daß eine Chorioretinopathie durch Toxoplasmose im Erwachsenenalter vorkommt, so wären nach den Beschreibungen bei Säuglingen und Kleinkindern dieselben Krankheitsbilder am Augenhintergrund zu erwarten wie bei der Tuberkulose. Die Differentialdiagnose wäre dann also zwischen beiden Krankheiten wichtig. Trotz der noch bestehenden diagnostischen Schwierigkeiten glaubt Herr SCHOLTYSSEK weiter an eine Möglichkeit der toxoplasmotischen Augenerkrankung, doch nicht an ein sehr großes Vorkommen.

Todesfälle an Toxoplasmose gibt es kaum. Z. B. hatte sich ein Laborant im Laboratorium infiziert und ist an Toxoplasmose gestorben; Sektionsbefund wie bei Meningitis. Dr. SCHOLTYSSEK berichtet von einem anderen Labor-Infektionsfall: An der Infektionsstelle gab es eine kleine Quaddel, 3 Tage später einen Fieberschub. Plötzlich war der Titer der Seroreaktion 1:450, dann 1:1000; es gab einige Zeit Fieberschübe; dann klang das Krankheitsbild ab. Die übliche Lymphangitis war vorhanden. — 2 Hunden wurde eine Toxoplasmose beigebracht und der Titer in der Folgezeit beobachtet; dann wurden die Hunde mit Tuberkulose infiziert; der weitere Titerablauf verhielt sich genau wie beim Menschen: Mit dem Anstieg des akuten Tuberkuloseprozesses stieg der Titer an.

Auch Prof. WEGNER hat 280 seiner Patienten eine Zeitlang auf Toxoplasmose getestet. Unter diesen befanden sich 20% mit einem sehr hohen und etwa weitere 30—40% mit einem geringen Titer. Nach der Ansicht mancher Institute hat praktisch jeder Mensch eine Toxoplasmose-Infektion durchgemacht. Nach Prof. WEGNER dürfte **allein der Toxoplasmen-Nachweis beim Erwachsenen** maßgebend sein, und dieser ist wohl bisher in Deutschland erst 2mal beim Erwachsenen gelungen. Klinisch dürfte lediglich eine schwere Maculanarbe für Toxoplasmose beweisend sein, und zwar für die frühe kindliche Form. Beim Erwachsenen ist man über das Stadium der Vermutung noch nicht hinausgekommen. Schließlich gilt das auch für Tuberkuloseherde im Organismus bei einer Augentuberkulose; es sind Fälle bekannt, wo klinisch und röntgenologisch im Organismus bei Lebzeiten keine Tuberkulose gefunden wurde, während die Sektion u. U. faustgroße Herde von Mesenterialdrüsen-Tuberkulose aufgedeckt hat.

Für die Differentialdiagnose ist zwar der Tuberkulintiter maßgebend, wenn die Tuberkulinprobe negativ ist. Vielleicht ergibt die Tuberkulose-Reaktion von MIDDLEBROOK und DUBOS bessere Resultate als die bisherigen Untersuchungsmethoden hinsichtlich Aktivität von Tuberkuloseherden im Organismus. Die Reaktion ist in Deutschland verschiedentlich nachgeprüft und u. a. im Medizinal-Untersuchungsamt von Braunschweig verbessert worden. Eine Unterkommission soll nachprüfen, ob diese Reaktion bei der Frühdiagnose der Augentuberkulose verwertbare Ergebnisse zeigt.

Uns ist berichtet worden, daß neben der Urogenitaltuberkulose auch die Augentuberkulose zunimmt, und zwar wiederum besonders bei den Frauen.

15. Arbeitsausschuß für stationäre Behandlung der Tuberkulose.

Vorsitzender: Prof. Dr. SCHMITZ, Düsseldorf.

Die 1. Sitzung dieses Arbeitsausschusses fand am 27. 1. 54 statt. Folgende Gegenstände wurden behandelt:

1. Exsudative Pleuritis als Indikation zur Heilstättenbehandlung.

Der Arbeitsausschuß formulierte eine Stellungnahme, deren Veröffentlichung noch der Genehmigung des Vorstandes des DZK bedarf.

2. Wann eignen sich Lungentuberkulöse nicht mehr zur Heilstättenbehandlung?

Landesrat Dr. SCHELLMANN, Lübeck führte aus, daß man noch keine genaue Definition für die **Bewahrungsfälle** aufstellen kann, also für die Fälle, welche sich nicht mehr für eine Heilstättenbehandlung eignen. Als „Bewahrungsfall" soll jeder Kranke angesehen werden, der nach menschlichem Ermessen durch die Therapie nicht entseucht oder gebessert werden kann.

In Schleswig-Holstein werden als **heimfähig**, also als nicht mehr *heilstättenfähig*, folgende Fälle betrachtet:

1. Patienten mit *ein- oder doppelseitiger kavernöser Lungentuberkulose*, die durch Alter, chronische nichttuberkulöse Erkrankungen, angeborene oder erworbene Fehler oder Deformierungen an Herz, Lunge und Thorax *kardiovasculär und atemfunktionell* so schwer geschädigt sind, daß aus diesen Gründen aktive Maßnahmen nach erfolgloser tuberkulostatischer Therapie nicht mehr in Frage kommen.

2. Patienten mit *ausgedehnten doppelseitigen multikavernösen* durch vorangegangene tuberkulostatische Therapie *nicht oder ungenügend beeinflußten Lungentuberkulosen*, bei denen wegen der Ausdehnung und Doppelseitigkeit des Prozesses, ungünstiger Kavernentopographie Kollapsmaßnahmen keinen Erfolg versprechen, pulmonale Resektionen in der erforderlichen Ausdehnung wegen der zu erwartenden Ateminsuffizienz kontraindiziert sind.

3. Patienten mit *einseitiger aktiver kavernöser Tuberkulose der Lunge*, gegen tuberkulostatische Therapie *resistent*, die wegen vorausgegangener kontralateraler Erkrankung aktiv behandelt und durch die Art und Schwere des Eingriffes, Komplikationen, Irreversibilität des Kollapses atemfunktionsmäßig derart geschädigt sind, daß weitere aktive Maßnahmen nicht mehr zu verantworten sind.

4. Patienten mit *kavernösen Lungentuberkulosen und gleichzeitigen therapieresistenten extrapulmonalen Tuberkulosen*, die durch Sitz und Art des Prozesses (Niere, Myelomeninx) das Schicksal des Kranken entscheidend beeinflussen.

5. Patienten mit kavernöser Lungentuberkulose, unabhängig von Ausdehnung, Charakter, kardiovasculärer und atemfunktioneller Potenz, die *nach unbefriedigendem Ergebnis vorangegangener Behandlung oder wegen akuter Gefahr aktiven Maßnahmen unterzogen werden müßten und diese ablehnen.*

Zu den kavernösen Lungentuberkulosen sind auch die *bacillenausscheidenden Bronchustuberkulosen* zu zählen.

Die große Schwierigkeit besteht in der gemeinsamen Festsetzung des Zeitpunktes, wann die tuberkulostatische Therapie als aussichtslos abzusetzen ist. Bei der isolierten Behandlung ist das Schicksal in den meisten Fällen nach spätestens *4 Monaten* bestimmt, bei der kombinierten muß man diesen Termin wohl etwas herausschieben (1 Jahr).

Ein besonderes Problem bilden die *über 60 Jahre alten Offentuberkulösen.* Im allgemeinen ist bei einem über 60jährigen Patienten mit einer schweren offenen kavernösen Tuberkulose die Herstellung der Erwerbsfähigkeit oder die Entseuchung unwahrscheinlich.

Bei der Besprechung dieser Frage wird auch darauf hingewiesen, daß *jetzt mehr als früher frische Kinder-Tuberkulosen festgestellt werden.* Das Problem der Offentuberkulösen wird durch die Chemotherapie verdeckt; kommt der Patient nach Hause, wird er wieder offen und steckt die anderen an.

3. Über die Notwendigkeit, Liegehallen bzw. Liegebalkone zu bauen.

Auf Veranlassung der „Internationalen Union gegen die Tuberkulose" hatten wir eine Reihe von Heilstättenärzten um ihre Ansicht über die Notwendigkeit des Baues von Liegehallen und Liegebalkonen in Heilstätten gebeten.

Dr. POIX und Dr. JOUSSAUME haben die Ergebnisse der Umfrage in den Mitgliedsländern der Union in ihrem Aufsatz «L'Evolution de la Cura Sanatoriale» in Presse Méd. **61,** 68, 69, 357, 369 (1953) zusammengestellt. Der Bericht lautet im Auszug folgendermaßen:

„Um die Ansichten der ausländischen Tuberkuloseärzte kennenzulernen, haben wir an die Vertreter der Länder, die der Internationalen Union angeschlossen sind, eine Umfrage gerichtet. Die Antwort können wir wie folgt zusammenfassen:

Die *Schweiz* und *Deutschland* sehen in den Liegehallen einen Hauptbestandteil der Sanatorien. In *Belgien* sind die Meinungen darüber geteilt. *Kanada*, *Norwegen*, *England*, *Portugal*, *Jugoslawien* und *Amerika* betrachten die *Bettruhe* als Hauptfaktor der Behandlung; die Liegehalle habe an Bedeutung verloren. Die Hauptgründe zugunsten der Beibehaltung der Liegehalle als Bestandteil eines Sanatoriums sind die Dauerfreiluftbehandlung und die Aufrechterhaltung der Disziplin. Ein Grundfaktor bei der Heilung der Tuberkulose, so sagen die Anhänger der Liegehallen, ist der Daueraufenthalt in reiner Luft, der einen günstigen Einfluß auf die Körperfunktionen ausübt und die Widerstandskraft erhöht.

Mehrere Phthisiologen bestehen auf Liegehallen im Hinblick auf die leichter durchzuführende Kurkontrolle, während diese Kontrolle bei dem Aufenthalt der Kranken in ihren Zimmern auf Schwierigkeiten stößt. Dieses Argument trifft besonders für Frankreich zu, wo die Patienten leider nicht immer die Notwendigkeit einer genau zu befolgenden Kurordnung einsehen.

Die deutschen Heilstättenärzte erörtern die Zweckmäßigkeit 1. der an jedes Stockwerk angebauten Liegehallen und weiterhin 2. der Liegebalkone vor den einzelnen Zimmern, welche den Zimmern Licht und Luft wegnehmen können.

Auch auf die Kostenfrage wird in den verschiedenen Antworten, besonders von Kanada und Belgien, eingegangen. Diese beiden Länder sind der Meinung, daß die zum Bau von Liegehallen erforderlichen Summen besser zur Schaffung neuer Tuberkulosebetten verwandt werden sollten.

Endlich betrachten einige Ärzte die Kur in der Liegehalle nicht mehr als Hauptbestandteil der Behandlung, sondern nur noch als ein für die Wiederherstellung günstiges Mittel; sie reihe sich ein zwischen die strenge Bettruhe im Sanatorium und die Erholung im normalen Leben oder in die Nachkur. Es wird in diesem Falle vorgeschlagen, in der Nähe von Sanatorien Gebäude von leichter Bauart mit ungefähr $^1/_3$ der Bettenzahl des Sanatoriums zu errichten. Mit diesem Kompromißvorschlag könnten die Wünsche der Anhänger der Liegehallen und deren Gegner in Einklang gebracht werden."

Die vorstehende Angelegenheit ist noch einmal genau im Arbeitsausschuß besprochen worden. Wie wir aus zahlreichen Zuschriften von seiten der Chefärzte von Heilstätten ersehen haben, besteht für diese Verhandlungen im Arbeitsausschuß ein sehr großes Interesse, weshalb wir diese Verhandlungen im Wortlaut bringen.

Herr Deist hat zu dem Problem folgendermaßen Stellung genommen:

„Für die teilweise im Ausland diskutierte Frage, ob es heute noch unerläßlich ist, in Krankenanstalten für Tuberkulöse Liegehallen zur Durchführung der Liegekur zu bauen, ist die Einstellung zur Allgemeinbehandlung der Tuberkulose entscheidend. Von der Allgemeinbehandlung kann bei Tuberkulose nur dann abgegangen werden, wenn ein Mittel zur Verfügung stünde, das von sich aus ohne Zusatz anderer Behandlungsmethoden die Tuberkulose heilt oder wesentlich bessert. Ein solches Mittel steht bis heute nicht zur Verfügung. Auch heute ist die Allgemeinbehandlung der Tuberkulose die absolute Grundlage jeder Therapie. So erklärt sich auch, daß in Ländern, in denen die Indikation zur Lungenresektion weitgehender als in Deutschland gestellt wird, monatelang vor und nach der Operation die Liegekur in strengster Form, allerdings im Bett, durchgeführt wird.

Die Allgemeinbehandlung im Bett im Krankenzimmer ersetzt jedoch, so wichtig sie ist, nicht die *Freiluftliegekur.*

Die Freiluftliegekur dient nicht nur der Entspannung, sie bezweckt auch eine fortschreitende Abhärtung. In Verbindung mit der oft in ihrer Bedeutung nicht genügend erkannten Hydrotherapie schränkt sie die Häufigkeit banaler Infektionen mit ihrem ungünstigen Einfluß auf die Tuberkulose ein. Bei operierten Lungentuberkulösen, die sofort nach der Operation wieder auf die Liegehalle kommen, gibt es weniger postoperative Komplikationen. Die Freiluftliegekur ist zu differenzieren: sie führt von der Bettkur über den Zimmerbalkon zur allgemeinen Liegehalle. Zur Durchführung der Freiluftliegekur kommen Liegebalkone, d. h. unmittelbar vom Krankenzimmer zu begehende oder mit Betten zu befahrende wettergeschützte Balkone bzw. Terrassen, oder an eine Ecke des Krankenhauses angebaute Liegehallen, die möglichst von den Kranken trockenen Fußes erreicht werden können, in Betracht. Unmittelbar vom Krankenzimmer zu begehende Balkone sind für Schwerkranke, z. B. für extrapulmonale Tuberkulöse, die grundsätzlich mit dem Bett auf den Balkon geschoben werden müssen, zu fordern. Wünschenswert ist in jeder Tuberkuloseanstalt das Vorhandensein von beiden Arten, sowohl Zimmerbalkonen wie Liegehallen, um auch in dieser Richtung modifizieren zu können. Bei einer vom Zentralkomitee veranlaßten Rundfrage hat sich die weit überwiegende Zahl der befragten Chefärzte auf den Standpunkt gestellt, daß die Allgemeinbehandlung nach wie vor die Grundlage jeder Tuberkulosebehandlung darstellt und einer gewissen Tendenz vereinzelter jüngerer Fachärzte, auf die Freiluftliegekur und damit auf die Liegehallen zu verzichten, mit aller Schärfe entgegenzutreten ist. Als indirekter Beweis für die Berechtigung dieser Auffassung mag eine Bemerkung von DIEHL auf der Tagung der Deutschen Tuberkulose-Gesellschaft in Wiesbaden 1953 gelten, nach der die Rezidive bei Lungentuberkulose bei Verwendung der Chemotherapie häufiger auftreten als bei Allgemeinbehandlung ohne Chemotherapie."

Herr SCHMITZ hat bisher geglaubt, daß bei uns die gründliche Freiluftliegekur so selbstverständlich sei, daß wir gar nicht mehr darüber zu diskutieren brauchten. Er hat aber bei der Planung einer neuen Lungenheilstätte für die LVA Rheinprovinz noch nie so differente Ansichten gehört als gerade bei der Frage der Liegehallen. Während viele der Ärzte auf dem Standpunkt stehen, daß wohl der *Liegebalkon* vor dem Zimmer die Ideallösung ist, waren einige Chefärzte der Ansicht, daß diese Liegebalkone zuviel Licht und Luft wegnehmen, so daß also die *Liegehalle* die Ideallösung wäre. Herr SCHMITZ steht auf dem Standpunkt, daß man *Liegebalkone* bauen soll, weil die Tendenz besteht, die Leute mehr ins Bett zu legen. Wir befinden uns wohl etwas auf falschem Wege, wenn wir die Patienten allzu früh auf den Liegestuhl legen. Wenn in Holland tatsächlich solch hohe Erfolge mit der Bettliegekur erreicht werden, müssen wir doch auch bei uns mehr dazu kommen, die Patienten im Bett an die frische Luft zu bringen, und dann, glaubt er, kommen wir allerdings um den Liegebalkon nicht herum. Die LVA Rheinprovinz hat sich bei ihrem Neubau auf einen Kompromiß geeinigt: Es werden Liegehallen gebaut, aber außerdem vor die Zimmer Liegebalkone; diese sollen aber nicht so breit werden, daß sie den darunter liegenden Zimmern Licht wegnehmen. Die Wand wird in Glas aufgelöst, so daß man die Patienten im Bett auf den Balkon schieben kann.

Herr HEILMEYER ist ein ausgesprochener Vertreter der Chemotherapie, aber er ist der gleichen Meinung, nur mit dem Unterschied, daß er die Hauptwirkung der Behandlung der Chemotherapie, das übrige der Liegehalle zuschreibt. In Freiburg steht man vor dem Neubau der Tuberkuloseklinik; es wird nicht darauf verzichtet, auf das Dach der neuen Klinik eine Liegehalle zu setzen, für die Schwerkranken außerdem Liegebalkone anzubauen. Wenn man allein schon an den Blick vom 6. Stockwerk des Neubaues über die Schwarzwaldberge denkt, dann wird auch jeder Arzt dies als einen wichtigen Faktor in der Behandlung der Tuberkulose betrachten.

Herr BRÜGGER hat sowohl in der Schweiz als auch in Frankreich Heilstätten gesehen, die gar keine Möglichkeit zur Freiluftliegekur haben und von vornherein auf diese verzichteten; man hält sie nicht für notwendig. Nach Herrn BRÜGGER braucht man einerseits Terrassen, auf welche die Betten hinausgestellt werden können, andererseits Liegehallen, welche vollkommen geöffnet werden können. Außerdem hält Herr BRÜGGER es für angezeigt, absolut *sonnensichere* Liegehallen zu haben.

Herr RICKMANN erklärt, daß wir uns in erster Linie von dem Liege*stuhl* freimachen müssen. Der Patient muß sich erst zur Liegehalle begeben, muß sich dort auf dem Liegestuhl einpacken usw. und liegt dann in einer gewissen verkrampften Haltung mehrere Stunden. Das Ideal ist die *Liegekur im Bett* und das Bett im Freien Tag und Nacht, Sommer und Winter. Herr RICKMANN ist fest überzeugt, daß wir im Laufe der nächsten 20 Jahre dazu kommen, daß der *Patient im Bett draußen auf dem Balkon liegt*. Die dauernde Freiluftliegekur muß angestrebt werden. Wir sind in Deutschland mit der Durchführung der Liegekur viel zu zurückhaltend. Beim Bau eines Sanatoriums sollten wir mit dem Raum anfangen, der am meisten vom Kranken beansprucht wird, dem Liegebalkon, und daran dann ein kleines Zimmerchen. Auf Veranlassung von Herrn RICKMANN hat die Technische Hochschule Karlsruhe den Plan eines solchen Sanatoriums als Semester-Preisaufgabe aufgegeben.

Herr SCHMITZ ergänzt die Ausführungen von Herrn RICKMANN folgendermaßen: Die Holländer sind in dieser Hinsicht viel strenger als wir. Dort kennt man überhaupt nur die Liegehalle. Der holländische Patient kommt ins Bett in der Liegehalle; die Liegehalle ist sein Zimmer. Hinter ihr liegt ein Gang mit den Toiletten, Ankleideräumen, Teeküchen usw. 3 Monate muß der Patient liegen, erst dann wird über die weitere Therapie entschieden. Unsere Bauweise, indem wir um den Patienten herum soundso viel Quadratmeter bauen, ist außerordentlich teuer gegenüber der holländischen. Die Kosten des niederländischen Heilverfahrens sind 30% niedriger als die des unsrigen. Man kann allerdings diese Dinge nicht ohne weiteres auf uns anwenden, wir müssen uns wohl weiterhin mehr nach der Schweiz orientieren.

Herr LEWICKI fragt, wie groß nach den Empfehlungen maximal ein Krankenraum sein soll? Bekommen wir eine 2-Bett-Tiefe oder 3-Bett-Tiefe? Bei 2-Bett-Tiefe können wir ohne weiteres den Balkon in Kauf nehmen. All diese Dinge sind in den Abhängigkeiten doch etwas kompliziert. Wir können nur Relationen zeigen und müssen die Grenzen noch festlegen. Unter anderem kommt hinzu, ob der voll geöffnete Krankenraum klimatisch ausreicht, weiter die Frage, was kostet das Personal, dann die Überwachung usw. Medizinische, pflegerische, wirtschaftliche und bautechnische Belange, psychologische Fragen und Probleme der Patienten-Disziplin sind dabei derart eng verflochten, daß durchgehend lineare Abhängigkeiten nicht entstehen und eine Zusammenfassung aller Einzelheiten etwa in Art einer Tabelle ausscheiden muß.

Herr LEWICKI gibt schlagwortartig eine Reihe von Hinweisen, die — kombiniert und gegeneinander abgewogen — helfen können, die jeweils günstigste Lösung zu ermitteln:

Krankheitsgruppen.

Ärztliche Forderungen an Art und Dauer der Liegekuren.

Durchführung der Liegekuren im Bett, — im Liegestuhl?

Zahlenverhältnis der streng liegenden Kranken zu den Auf-Patienten.

Bettenzahl in den Krankenzimmern.

Raumtiefe der Krankenzimmer (Möglichkeit der Verschattung durch Balkone).

Optischer Kontakt der Patienten zur Umgebung des Krankenhauses vom Bett aus (tiefliegende Fensterbrüstungen, Fenstertüren).

Arbeitsaufwand zum Verlagern von hilfsbedürftigen Kranken — Wegelängen.

Zusätzlicher Aufwand zur Versorgung und Beköstigung während der Liegekuren.

Möglichkeit zur Überwachung der Liegekuren (Zentralisierung — Dezentralisierung).

Liege-Disziplin.

In baulicher Hinsicht lassen sich folgende 5 Hauptgruppen von Liegemöglichkeiten bilden; sie gelten in der Mehrzahl für Flach- *und* Geschoßbauten (auf die sehr teure Terrassenbauweise soll an dieser Stelle nicht näher eingegangen werden):

Art und Weise der Durchführung von Liegekuren	Bauliche Voraussetzungen und Abhängigkeiten
1. Krankenzimmer als Liegeraum (ob und unter welchen Bedingungen solche Dauerliegeräume in medizinischer Hinsicht ausreichen, wäre von ärztlicher Seite noch zu klären).	Weitgehende Verglasung ist zu fordern. Tiefe Fensterbrüstungen mit Schutzgitter schaffen Kontakt zur Umwelt.
2. Balkon bzw. Terrasse vor dem Krankenzimmer.	Bei freier Aufstellung von Betten werden Liegebalkone mindestens 2,50 m tief. — Es besteht die Möglichkeit zu starker Verschattung der hinter den Balkonen liegenden Zimmer. Krankenzimmer sollten auf eine Zweibett-Tiefe beschränkt bleiben.
3. Liegebalkone seitlich der Bettentrakte bzw. zwischen 2 Stationen. Seitlich angebaute Liegehallen.	Eine derartige Anordnung vermeidet vertikale Wege. Sie ist besonders von Bedeutung, wenn Patienten mit dem Bett zur Liegekur gebracht werden müssen.
4. Liegemöglichkeiten auf Dachterrassen.	Es werden Vertikalwege erforderlich. An ausreichenden baulichen Windschutz ist zu denken.
5. Liegehallen unabhängig vom Bettenhaus	Gedeckte Verbindungswege sind erwünscht.

In bautechnischer Hinsicht ergeben sich bei keiner der genannten Lösungen erwähnenswerte Schwierigkeiten. Neue Tür- und Fensterkonstruktionen gestatten darüber hinaus heute eine wesentlich verbesserte Raumhygiene.

Herr Ickert berichtet, daß in Frankreich nach dem jetzt bestehenden Gesetz die Heilstätten Liegehallen oder Liegebalkone haben müssen. Nach neueren Veröffentlichungen strebt man bei einer Rationalisierung des Heilstättenwesens danach, die Sanatorien einzuteilen in solche mit großer Lungenchirurgie, in solche mit kleiner Lungenchirurgie und konservativer Behandlung und in Rekonvaleszentenheime. Da in den Sanatorien mit großer Lungenchirurgie die Patienten nur solange liegen sollen, wie der Zustand nach der Operation es unbedingt erforderlich macht (u. U. nur 2—4 Wochen), hält man für diese Sanatorien Liegehallen oder Liegebalkone nicht unbedingt für erforderlich. — Über das Ergebnis der Umfrage der Internationalen Union betr. Notwendigkeit des Baues von Liegehallen hat das DZK in seinem Schreiben vom 1. 3. 54 eine Mitteilung an die deutschen Heilstättenärzte gegeben.

III. Übersichten über die Tuberkulosebekämpfung im Bundesgebiet und in West-Berlin.

A. Gliederung des Bundesgebietes — Bevölkerungsverhältnisse.

1. Gliederung des Bundesgebietes nach Ländern und Regierungsbezirken.

Im Jahre 1952 ist das neue Land *Baden-Württemberg* gebildet worden. Die Bundesrepublik Deutschland gliedert sich demnach jetzt in 9 Länder; außerdem wurde West-Berlin in die Statistik einbezogen. Die Zahl der Kreise und Gesundheitsämter hat sich gegenüber den Angaben im Tbc.-Jb. 1950/51 auf S. 40 nicht geändert.

2. Wohnbevölkerung der Länder und von West-Berlin, Gliederung nach Alter und Geschlecht.

Angaben über die Wohnbevölkerung der *einzelnen Länder* des Bundesgebietes und von *West-Berlin* sind aus Tab. I (im Anhang) und Tab. 2 ersichtlich; desgleichen die Zahl der *Heimatvertriebenen*. Im Jahre 1952 hat die Einwohnerzahl des Bundesgebietes um 213200 männliche und 189600 weibliche Personen, insgesamt also um 402800 Personen zugenommen.

Die Gliederung der Wohnbevölkerung des Bundesgebietes nach *Alter* und *Geschlecht* ist aus Tab. 3 ersichtlich. Der Anteil der Vertriebenen ist in Tab. 4 dargestellt; eine wesentliche altersmäßige Verschiebung der Bevölkerung von 1951 auf 1952 ist nicht zu verzeichnen. Nach Tab. 5 ist im Durchschnitt das *Verhältnis der Zahl der männlichen zur Zahl der weiblichen Personen* seit 1950 dasselbe: *auf 100 weibliche kommen seit 1950 88 männliche Personen.*

Tabelle 2. *Die Wohnbevölkerung und Anteil der Heimatvertriebenen an der Gesamtbevölkerung (in Prozent) im Bundesgebiet und in Westberlin am 31. 12. 1952.*

Angaben des Statistischen Bundesamtes.

Land	Wohnbevölkerung			darunter Heimatvertriebene			Anteil der Heimatvertriebenen (in %)		
	insgesamt	männlich	weiblich	insgesamt	männlich	weiblich	insges.	männl.	weiblich
Schleswig-Holstein	2425,0	1126,3	1298,6	729,1	326,6	402,4	30,07	29,00	30,97
Hamburg	1687,2	784,6	902,6	150,1	71,0	79,1	8,89	9,06	8,76
Niedersachsen	6650,7	3123,5	3527,3	1746,2	804,2	942,0	26,26	25,72	26,71
Bremen	594,0	280,6	313,3	63,0	29,8	33,2	10,61	10,62	10,59
Nordrhein-Westfalen	13877,9	6610,8	7267,1	1664,7	828,1	836,6	11,99	12,52	11,51
Hessen	4431,3	2077,8	2353,6	767,1	362,2	405,0	17,30	17,45	17,21
Rheinl.-Pfalz	3170,2	1490,2	1680,0	237,8	117,0	120,8	7,50	7,85	7,19
Baden-Württemberg	6696,8	3118,7	3578,0	1009,9	481,1	528,8	15,90	15,43	14,79
Bayern	9175,7	4258,9	4916,8	1890,6	878,3	1012,3	20,61	20,62	20,60
Bundesgebiet	48708,7	22871,3	25837,4	8258,3	3898,3	4360,0	16,93	17,05	16,88
West-Berlin	2187,2	930,0	1257,2	—	—	—	—	—	—

(Abweichungen in der Summe durch Abrunden der Zahlen.)

Tabelle 3. *Gliederung der Wohnbevölkerung der Bundesrepublik Deutschland nach Alter und Geschlecht in den Jahren 1951 und 1952.* Angaben des Statistischen Bundesamtes.

Altersgruppen	31. Dezember 1952						31. Dezember 1951					
	insgesamt		davon männlich		davon weiblich		insgesamt		davon männlich		davon weiblich	
	1000	%	1000	%	1000	%	1000	%	1000	%	1000	%
0—1	731,8	1,5	376,4	1,6	355,4	1,5	724,2	1,5	371,8	1,6	352,4	1,4
1—5	2873,4	5,9	1474,8	6,4	1398,6	5,5	2813,0	5,8	1443,4	6,4	1369,6	5,3
5—10	3192,0	6,6	1629,0	7,1	1563,0	6,0	3223,0	6,8	1644,3	7,3	1578,7	6,2
10—15	4292,2	8,8	2188,9	9,7	2103,3	8,1	4407,1	9,1	2247,2	9,9	2159,9	8,4
15—20	3854,8	7,9	1966,6	8,6	1888,2	7,3	3668,5	7,5	1868,9	8,2	1799,6	7,0
20—25	3537,6	7,3	1810,6	7,9	1727,0	6,6	3577,3	7,4	1816,4	8,0	1760,9	6,9
25—30	3481,8	7,1	1576,5	6,9	1905,3	7,4	3495,3	7,2	1535,3	6,8	1960,0	7,6
30—35	3227,8	6,6	1369,0	6,0	1858,9	7,2	2888,5	6,0	1223,2	5,4	1665,3	6,5
35—40	2840,6	5,8	1213,0	5,3	1627,5	6,3	3218,7	6,7	1381,8	6,1	1836,9	7,1
40—45	3823,2	7,8	1688,7	7,5	2134,5	8,3	3828,9	8,0	1706,6	7,6	2122,3	8,3
45—50	3773,6	7,8	1766,0	7,7	2007,5	7,9	3748,6	7,8	1770,6	7,8	1978,0	7,7
50—55	3422,7	7,0	1607,0	7,0	1815,7	7,0	3292,6	6,8	1527,9	6,7	1764,7	6,9
55—60	2728,1	5,6	1168,7	5,1	1559,3	6,0	2640,9	5,4	1125,3	5,0	1515,6	5,9
60—65	2238,7	4,6	956,7	4,1	1282,0	5,0	2203,4	4,6	951,9	4,2	1251,5	4,9
65—70	1835,9	3,8	805,2	3,5	1030,7	3,9	1803,9	3,8	798,8	3,5	1005,1	3,9
70—75	1410,7	2,9	630,5	2,8	780,1	3,0	1394,0	2,9	629,4	2,8	764,6	3,0
75—80	913,4	1,9	414,0	1,8	499,4	1,9	880,4	1,8	400,3	1,8	480,1	1,8
80—85	390,8	0,8	172,9	0,8	217,9	0,8	365,3	0,7	161,7	0,7	203,6	0,8
85 u. mehr	139,7	0,3	56,7	0,2	83,2	0,3	132,3	0,2	53,3	0,2	79,0	0,3
zusammen	48708,7	100	22871,3	100	25837,4	100	48305,9	100	22658,1	100	25647,8	100

Abweichungen in den Summen durch Abrunden der Zahlen.

Tabelle 4. *Anzahl der Vertriebenen im Bundesgebiet nach Alter und Geschlecht am 31. 11. 52 in 1000.*
Angaben des Statistischen Bundesamtes.

Alter	männlich	weiblich	zusammen	Prozentualer Anteil der Vertriebenen an der Gesamtbevölkerung		
				männlich	weiblich	zusammen
0— 1	74,3	69,9	144,2	19,7	19,7	19,7
1— 5	276,2	260,9	537,1	18,7	18,7	18,7
5—10	274,3	263,6	537,9	17,2	17,0	17,1
10—15	400,4	384,4	784,8	18,3	18,2	18,3
15—20	336,5	323,7	660,2	17,1	17,3	17,2
20—25	333,3	312,7	646,0	18,4	18,1	18,3
25—30	322,4	361,8	684,2	20,4	19,1	19,6
30—35	273,1	340,0	613,1	19,9	18,3	19,0
35—40	224,8	271,4	496,1	18,5	16,7	17,5
40—45	291,9	346,5	638,4	17,3	16,2	16,7
45—50	278,5	312,6	591,1	17,7	15,5	15,6
50—55	241,7	288,1	529,8	15,1	15,9	15,4
55—60	177,1	243,0	420,1	15,3	15,6	15,4
60—65	135,5	197,4	333,0	14,2	15,4	14,9
65—70	105,0	156,5	261,4	13,0	15,1	14,2
70—75	76,6	112,8	189,4	12,2	14,4	13,4
75—80	49,5	71,9	121,4	12,0	14,4	13,3
80—85	20,7	31,1	51,8	12,0	14,4	13,3
85 u. m.	6,6	11,6	18,2	11,6	14,0	13,0
Zusammen	3898,3	4360,0	8258,3	17,0%	17,0%	17,0%

Abweichungen in den Summen durch Abrunden der Zahlen.

Tabelle 5. *Auf 100 weibliche Personen kommen .... männliche 1950, 1951 und 1952.*
(Errechnet nach der mittleren Bevölkerungszahl.)
Für 1950 entnommen aus: Statistik der Bundesrepublik Deutschland. **61,** S. 16, für 1951 errechnet aus Angaben des Statistischen Bundesamtes Wiesbaden und für 1952 errechnet aus Angaben der Statistischen Landesämter.

Altersklassen	1950	1951	1952	Altersklassen	1950	1951	1952
0— 1	105	105	106	40—45	83	80	79
1— 5	105	105	105	45—50	91	89	88
5—10	104	104	104	50—55	82	87	89
10—15	104	104	104	55—60	75	74	75
15—20	104	104	104	60—65	78	76	75
20—25	98	103	105	65—70	82	76	78
25—30	75	78	83	70—75	84	82	81
30—35	74	73	74	75—80	84	83	83
35—40	76	75	75	80 u.m.	75	76	77
				im Mittel	88	88	88

3. Die Arbeitslosen im Bundesgebiet.

Die Arbeitslosigkeit ist ein wichtiger Faktor für die Beurteilung der wirtschaftlichen Situation eines Landes. Über die Zahl der Arbeitslosen in den einzelnen Ländern des Bundesgebietes gibt die Tab. 6 Auskunft. Die Zahl der Arbeitslosen hat sowohl nach dem Stichtag 31. 7. als auch nach dem Stichtag 31. 12. im Laufe des Jahres 1953 abgenommen; die Abnahme bei den Heimatvertriebenen ist geringer.

Tabelle 6. *Die Arbeitslosen in der Bundesrepublik nach Ländern, und der Anteil der Vertriebenen an der Arbeitslosigkeit.* Entnommen aus Arbeits- u. Sozialstat. Mitt. **1952,** H. 8, S. 6; **1953,** H. 1, S. 12; **1953,** H. 8, S. 14; **1954,** H. 1, S. 13.

Land	Geschlecht	Stichtag 31. Juli 1952		Stichtag: 31. Juli 1953		Stichtag: 31. Dezember 1952		Stichtag: 31. Dezember 1953	
		Arbeitslose 31. 7. 1952	Vertriebene v. H. aller Arbeitslosen	Arbeitslose 31. 7. 1953	Vertriebene v. H. aller Arbeitslosen	Arbeitslose 31. 12. 1952	Vertriebene v. H. aller Arbeitslosen	Arbeitslose 31. 12. 1953	Vertriebene v. H. aller Arbeitslosen
Schleswig-Holstein	m	92288	*51,7*	66392	*45,5*	120871	*45,5*	91461	*42,2*
	w	42688	*49,0*	32408	*42,5*	44367	*46,0*	38732	*42,1*
Hamburg	m	50745	*4,4*	41848	*6,3*	62824	*7,2*	51579	*5,6*
	w	45955	*4,7*	40116	*7,5*	46237	*7,9*	40825	*7,8*
Niedersachsen	m	170646	*40,6*	141121	*40,9*	258716	*39,3*	201877	*37,4*
	w	76019	*39,2*	64333	*38,9*	90017	*40,7*	88608	*39,0*
Bremen	m	13734	*10,9*	13360	*11,3*	19101	*12,7*	18022	*11,2*
	w	10597	*9,8*	9890	*10,2*	10063	*10,9*	10206	*9,7*
Nordrhein-Westfalen . . .	m	104894	*13,4*	92559	*13,7*	179459	*16,4*	151605	*15,2*
	w	78777	*10,4*	61939	*12,7*	72294	*11,9*	66700	*13,1*
Hessen	m	58440	*29,4*	62400	*29,3*	106015	*28,0*	99642	*27,0*
	w	33629	*21,7*	31127	*22,8*	38236	*24,5*	37274	*24,1*
Rheinland-Pfalz	m	30833	*17,1*	31464	*14,8*	72285	*13,1*	79035	*13,0*
	w	12538	*12,0*	10254	*10,2*	14938	*11,3*	14954	*10,0*
Baden-Württemberg . . .	m	30986	*35,2*	36715	*35,8*	82329	*38,2*	80257	*37,1*
	w	27830	*26,4*	26257	*26,1*	31201	*28,6*	29936	*29,9*
Bayern	m	162392	*37,1*	158979	*35,6*	313302	*33,9*	303863	*31,2*
	w	112465	*30,6*	91354	*29,2*	125464	*30,7*	120182	*28,3*
Bundesgebiet	m	714958	*31,9*	644838	*30,6*	1214902	*30,4*	1077341	*28,2*
	w	440498	*25,6*	367678	*25,1*	472817	*27,3*	447417	*26,2*

Tabelle 7. *Eheschließungen, Geborene und Gestorbene im Bundesgebiet 1952 und 1953.*
Entnommen aus: Wirtschaft und Statistik **6**, 5, 226 (1954).

Jahr	Eheschließungen		Lebendgeborene				Tot-geborene	Gestorbene[1]				Mehr geboren als gestorben	
					darunter unehelich					darunter im 1. Lebensjahr			
	Anzahl	auf 10000 Einwohner	Anzahl	auf 1000 Einwohner	Anzahl	auf 100 Lebend-geborene		Anzahl	auf 1000 Einwohner	Anzahl	auf 100[2] Lebend-geborene	Anzahl	auf 1000 Einwohner
							Gesamtbevölkerung						
1938	367863	*9,5*	769306	*19,8*	49641	*6,5*	17637	443166	*11,4*	45580	*5,9*	326140	*8,4*
1946	380575	*8,8*	708659	*16,4*	116310	*16,4*	16613	533974	*12,3*	63917	*9,5*	147685	*4,1*
1947	454398	*10,0*	748975	*16,5*	88897	*11,9*	16195	525482	*11,6*	62781	*8,5*	223493	*4,9*
1948	493606	*10,6*	769111	*16,6*	78806	*10,2*	17074	476738	*10,3*	52191	*6,8*	292373	*6,3*
1949	476806	*10,1*	793095	*16,8*	73571	*9,3*	17781	479931	*10,2*	46343	*5,9*	313164	*6,6*
1950	506101	*10,6*	772850	*16,2*	74506	*9,6*	17227	493416	*10,3*	42877	*5,5*	279434	*5,9*
1951	493563	*10,3*	758472	*15,8*	72249	*9,5*	16950	507587	*10,5*	40492	*5,3*	250885	*5,3*
1952	455410	*9,4*	762469	*15,7*	68152	*8,9*	16315	508053	*10,4*	36767	*4,8*	254416	*5,3*
1953[3]	435161	*8,9*	759724	*15,5*	65037	*8,6*	15724	538908	*11,0*	35149	*4,6*	220816	*4,5*
							Heimatvertriebene						
1950	—	—	132793	*17,1*	16618	*12,5*	2687	57406	*7,4*	4963	*3,7*	75387	*9,7*
1951	—	—	145767	*18,1*	17091	*11,7*	3013	62728	*7,8*	5663	*3,9*	83039	*10,3*
1952	—	—	148319	*18,1*	15794	*10,6*	2811	63549	*7,7*	5285	*3,6*	84770	*10,4*
1953[3]	—	—	148553	*17,8*	14751	*9,9*	2810	68294	*8,2*	5276	*3,6*	80259	*9,6*

[1] Ohne Totgeborene, nachträglich beurkundete Kriegssterbefälle und gerichtliche Todeserklärungen.
[2] Unter Berücksichtigung der Geburtenentwicklung.
[3] Vorläufige Ergebnisse.

4. Eheschließungen, Geburten, allgemeine Sterblichkeit.

Die Zahl der **Eheschließungen** im Bundesgebiet hatte im Jahre 1950 ihren höchsten absoluten Wert; sie ist seitdem wieder etwas zurückgegangen.

Die **Geburtenziffer** ist mit 15,7 für 1952 ungefähr ebenso hoch wie mit 15,8 für 1951. Bei den Heimatvertriebenen ist sie weiterhin höher als bei der Gesamtbevölkerung des Bundesgebietes; unter den Heimatvertriebenen befinden sich *weniger Personen in höherem Lebensalter* als in der Durchschnittsbevölkerung, wodurch ihre etwas höhere Geburtenziffer erklärt werden kann. Das Verhältnis der *unehelichen Geburten* zur Gesamtzahl der Geburten hat sich sowohl bei der Durchschnittsbevölkerung als auch bei den Heimatvertriebenen etwas gebessert. Über die Geburtenziffern in außerdeutschen Ländern s. Tbc.-Jb. 1951/52, S. 43.

Tabelle 8.

Säuglingssterblichkeit — allgemeine Mortalität in verschiedenen Ländern der Welt 1950.

Aus: „Rapport Epidemiologique et demographique" — „Epidemiological and Vital Statistics Report", Vol. VI, Nr. 12 (1953).

Land	Geschlecht	Säuglings-Mortalität auf 100 Lebendgeborene	Allgemeine Mortalität auf 1000 Einwohner
Canada	m	4,6	10,0
	w	3,6	7,5
Trinidad	m	9,4	12,4
	w	8,4	11,7
Ceylon	m	8,6	11,5
	w	7,1	12,5
Cypern	m	5,8	8,2
	w	5,9	7,2
Israel	m	4,1	7,1
	w	3,6	6,2
Bundesrepublik Deutschland	m	5,4	11,4
	w	4,2	9,6
West-Berlin	m	5,3	14,4
	w	4,4	12,1
Österreich	m	5,8	13,1
	w	4,5	11,0
Dänemark	m	3,3	9,4
	w	2,5	8,7
Finnland	m	3,4	10,1
	w	2,9	9,0
Frankreich	m	4,5	12,9
	w	6,3	11,6
Niederlande	m	2,5	7,6
	w	2,0	7,1
England und Wales . . .	m	3,1	12,2
	w	2,4	10,5
Schottland	m	3,9	12,9
	w	3,1	11,3
Nordirland	m	4,5	11,5
	w	3,2	10,1
Triest	m	4,7	12,5
	w	3,6	10,5

Die **Sterbeziffer** (s. Tab. 7) hält sich im Bundesgebiet *seit 1948* auf etwas *über 10,0/1000 Einwohner*; sie ist bei den Heimatvertriebenen wesentlich niedriger, weil, wie bereits erwähnt, sich unter diesen weniger alte Leute befinden als in der Durchschnittsbevölkerung. (Siehe darüber weiter unter III A 5.)

Die **Säuglingssterblichkeit** ist von 1951 auf 1952 von 5,3 auf 4,8 abgesunken, bei den Heimatvertriebenen von 3,9 auf 3,6. Die Säuglingssterblichkeit im Bundesgebiet (Tab. 8) liegt noch ziemlich hoch — höher als z. B. in Frankreich, Finnland, England, Niederlande usw. Warum dies der Fall ist, haben wir noch nicht klären können.

Die *Säuglingssterblichkeit* scheint dort niedrigere Werte aufzuweisen, wo mehr Säuglinge geboren werden, weil die Säuglingssterblichkeit auf 100 Lebendgeborene berechnet wird. Eine alte These besagt zwar, daß die Säuglingssterblichkeit in den zivilisierten Ländern aus dem Grunde absinke, weil weniger Kinder geboren würden, aber die Angaben über die Säuglingssterblichkeit in einigen außerdeutschen Ländern auf Tab. 8, S. 57 sprechen nicht für diese Ansicht. Die *niedrigste* Säuglingssterblichkeit weisen danach die *Niederlande* mit 2,5/2,0 auf. Es ist bekannt, daß die Zahl der Neugeborenen in diesem Land recht hoch ist (s. dazu Tab. 5 auf S. 43 des Tbc.-Jb. 1951/52).

5. Änderungen der Bevölkerungszusammensetzung.

Im Tbc.-Jb. 1951/52, S. 45 und in dem Aufsatz „Das Tuberkulose- und das Krebs-Problem im Lichte der Statistik“ [Beitr. Klin. Tbk. **109**, 241 (1953)] haben wir dargestellt, daß die heutige Bevölkerung des Bundesgebietes wesentlich von derjenigen vor einigen Jahrzehnten abweicht. In Tab. 9 haben wir die unterschiedliche Zusammensetzung der Bevölkerung in Deutschland *1910* und

Tabelle 9. *Gliederung der Bevölkerung.*
Prozentuale Verteilung.

Alter	Deutsches Reich 1910		Bundesrepublik Deutschland 1951		Groß-Berlin 1951	
	männlich	weiblich	männlich	weiblich	männlich	weiblich
0—15	35,8	34,6	25,6	21,7	21,8	15,5
15—50	50,4	49,5	50,0	51,4	44,3	46,5
über 50	13.8	15,9	24,4	26,9	33,9	38,0
	100,0	100,0	100,0	100,0	100,0	100,0
	USA 1950		Japan 1950		Portugal 1950	
	männlich	weiblich	männlich	weiblich	männlich	weiblich
0—15	28,6	26,4	36,7	34,2	30,6	27,3
15—50	50,2	51,2	48,7	50,3	53,3	51,9
über 50	21,2	22,4	14,6	15,5	16,1	20,8
	100,0	100,0	100,0	100,0	100,0	100,0

der Bundesrepublik *1951* sowie Groß-Berlin *1951* neben den entsprechenden Ziffern aus den USA *(1950)*, Japan *(1950)* und Portugal *(1950)* zusammengestellt. Die Bevölkerungszusammensetzung von Japan 1950 und Portugal 1950 entspricht heute noch ungefähr derjenigen von Deutschland 1910, während aus den Ziffern von Groß-Berlin 1951 hervorgeht, daß in Berlin z. Z. viel mehr Personen in den höheren und hohen Altersklassen vorhanden sind als in der Bundesrepublik.

Abb. 2 zeigt, um wieviel die Altersklassen der Männer in der Bundesrepublik Deutschland 1950 schwächer bzw. stärker besetzt sind als in Preußen 1910.

Schon in Abschnitt III A 4 haben wir bei der Besprechung der *hohen Geburtenziffer* und der *niedrigen Sterbeziffer* der *Heimatvertriebenen* darauf hingewiesen, daß unter den Heimatvertriebenen mehr Personen in den fortpflanzungsfähigen Altersklassen bzw. weniger in den höheren Altersklassen vorhanden sind als in der Durchschnittsbevölkerung.

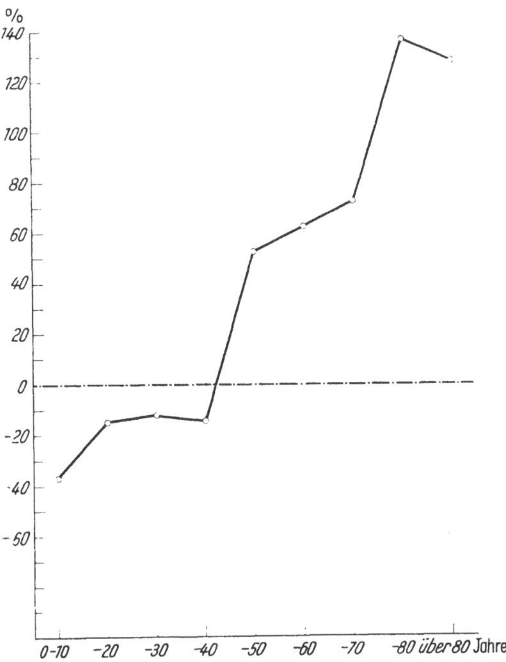

Abb. 2. Prozentuale Änderung der männlichen Bevölkerung von 1910 (Preußen) auf 1950 (Bundesrepublik Deutschland). Es wurde die Zahl der Männer 1950 gleichgesetzt derjenigen von 1910 und der Unterschied in der Besetzung der einzelnen Altersklassen in Prozenten errechnet. Danach hat der Anteil der 0—45jährigen um 40—20% abgenommen, während der der über 45jährigen erheblich angestiegen ist: 50jährige etwa 50%, 70jährige etwa 70%, 80jährige rd. 140%. Die Tatsache der Zunahme der Todesursachen der höheren Altersklassen (Krebs, Herzkrankheiten) ist nach dieser Darstellung ohne weiteres erklärlich.

Die *allgemeine Mortalität* schwankt nach Tab. XXXII zwischen 7,1/7,6 (Niederlande) und 14,4/12,1 (West-Berlin). Sie beträgt bei uns seit 1948 etwas über 10,0 auf 1000 Einwohner, also immer *rd. 1% der Bevölkerung.* Wie schon erwähnt, ist sie bei den Heimatvertriebenen wesentlich kleiner (7,4/7,8). West-Berlin mit vielen alten Leuten hat die höchsten Werte.

In Tab. 10 haben wir die *allgemeine Sterblichkeit* der Männer für 1933 und 1951 zusammengestellt, und zwar nach den *Altersklassen*, wie sie 1933 der Statistik des Statistischen Reichsamtes zugrunde gelegt worden sind; die Ziffern sind berechnet auf 10000 Lebende der betreffenden Altersklassen. Wir ersehen aus dieser Tabelle für alle Altersklassen eine *Abnahme* der Sterbeziffern. Diese Abnahme bewegt sich zwischen 11,8 und 54,6%. Man sollte daraus nun als selbstverständlich folgern können, daß dann auch die Gesamtsterblichkeit der Männer im Jahre 1951 entsprechend niedriger liege als die für das Jahr 1933. Dieser Schluß ist irrig. Wir stellen fest, daß die Gesamtsterblichkeit im Jahre *1951* mit *115,0 auf 10000 Männer* noch um rd. *0,1% höher* liegt als die für *1933* mit *114,9/10000 Männer* errechnete. Während also die Sterblichkeit der Männer in den einzelnen Altersklassen durchweg — z. T. beträchtlich — gesunken ist, ist die *Gesamtsterblichkeit* der Männer praktisch unverändert geblieben. Die Ursache für dieses Phänomen liegt begründet in der andersartigen Altersschichtung der Männer im Jahre 1951. Von 100 Männern sämtlicher Altersklassen entfielen 1933 auf die Altersklassen von 1—45 Jahre 65,4, 1951 dagegen 59,3;

der Anteil der Altersgruppen, die im allgemeinen eine geringe Sterblichkeit aufweisen, ist also geringer geworden; in den Altersklassen oberhalb 45 Jahre entfielen 1933 26,7 auf 100 Männer, 1951 dagegen 32,7; der Anteil der Männer der höheren Altersklassen, die durchweg eine relativ hohe Sterblichkeit haben, ist größer geworden. Diesem höheren Anteil der *lebenden* älteren Männer entspricht auch ein höherer Anteil *der Verstorbenen* der höheren Altersklassen. Von 100 *verstorbenen* Männern waren 1933 69 über 45 Jahre alt, 1951 dagegen 80. Da nun die jüngeren *lebenden* Jahrgänge in ihrer zahlenmäßigen Besetzung abgenommen, die älteren zugenommen haben, muß zwangsläufig bei den *verstorbenen* Männern ein geringerer Anteil der jüngeren Altersklassen und ein höherer der höheren Altersklassen festzustellen sein; und wenn auch die Sterblichkeit effektiv in den einzelnen Altersklassen abgenommen hat, so ergibt sich doch wegen der Änderung der Besetzung der einzelnen Altersklassen der Männer eine so hohe Gesamtzahl von Verstorbenen, daß die Gesamtsterbeziffer *keine* Änderung aufweist. Ja, wenn die Besetzung der höheren Altersklassen noch stärker ist als 1951, so kann die Gesamtsterbeziffer sogar höher liegen.

Tabelle 10. *Sterblichkeit der Männer 1933 und 1951 an allen Ursachen auf 10000 dieser Altersklassen.*

Alter	1933	1951	Differenz 1933/1951 in Prozenten
0— 1	849,5	594,5	—30,1
1— 5	49,3	22,4	—54,6
5—15	15,5	7,3	—52,9
15—30	27,5	17,7	—35,6
30—45	43,4	31,1	—28,3
45—60	119,5	98,4	—17,7
60—70	330,4	291,5	—11,8
über 70	1034,4	913,8	—11,8
Gesamt	114,9	115,0	+ 0,1

Die Angaben sind entnommen:

Der „Statistik der Bundesrepublik Deutschland", Bd. 74, S. 17 (W. Kohlhammer-Verlag, Stuttgart) und

der „Statistischen Sonderbeilage zum Reichsgesundheitsblatt" Nr. 35, S. 118 (1936):

1933 männliche Einwohner: 31699000, verstorbene Männer = 364269 = 114,9/10000,

1951 männliche Einwohner: 22658100, verstorbene Männer = 259670 = 114,5/10000[1].

Aus diesen Feststellungen ist ersichtlich, daß sowohl die Angabe der Relativwerte für die einzelnen Altersklassen allein als auch die Angabe nur der Relativzahl für irgendeine Gesamtheit keineswegs zu eindeutigen Ergebnissen führt, und daß Bevölkerungsstatistiken einschließlich Statistiken über Krankheiten und Tod nicht ohne weiteres miteinander vergleichbar sind. Die Bevölkerungsstatistiker vieler Länder fordern deshalb, daß neben der üblichen Berechnung der Morbiditäts- bzw. Mortalitätsziffern eine Berechnung der betr. Werte für eine **Standardbevölkerung** erfolgt. Wir schlagen vor, für die Bundesrepublik

[1] Abweichungen gegenüber dem obigen Wert von 115,0, weil bei unserer Rechnung die Gesamtbevölkerung, beim Statistischen Bundesamt für die 0—1 jährigen nur die Zahl der Lebendgeborenen zugrunde gelegt wurde.

Deutschland die Bevölkerungsverteilung des Deutschen Reiches von *1910 als Standardbevölkerung* zugrunde zu legen, weil dies etwa das letzte Jahr vor dem damals einsetzenden Geburtenrückgang war.

B. Die Tuberkulose-Fürsorgestellen, ihr ärztliches und fürsorgerisches Personal, Betrieb der Fürsorgestellen.

1. Zahl der Tuberkulose-Fürsorgestellen und ihr Personal.

Tab. 11 gibt die Zahl der Fürsorgestellen, und zwar der Haupt- und Nebenstellen, und des Personals der Fürsorgestellen in den einzelnen Ländern des Bundesgebietes und in West-Berlin wieder. Im Bundesgebiet befinden sich z. Z. 486 Haupt-Fürsorgestellen und 395 Nebenstellen; augenscheinlich ist im Jahre 1952 eine Reihe von Neben-Fürsorgestellen zu Haupt-Fürsorgestellen umgewandelt worden. An und für sich soll nach den bisherigen Bestimmungen jedes Gesundheitsamt nur 1 Haupt-Fürsorgestelle haben, während die anderen Fürsorgestellen als Neben-Fürsorgestellen gezählt werden sollen. Da das Bundesgebiet 475 Gesundheitsämter hat, so ist wohl in einer Reihe von Fällen von dem üblichen Brauch abgewichen worden.

Die Zahl der Ärzte in den Tuberkulose-Fürsorgestellen hat sich seit 1950/51 nach Tab. 11 nur wenig geändert. 1 Fürsorgearzt kam 1951 im Bundesgebiet auf 65190, 1952 auf 65911 Einwohner. Die im Jahre 1952 in den Fürsorgestellen tätig gewesenen Ärzte sind in Tab. 12 in *Lungenfachärzte* und *Nichtlungenfachärzte* aufgegliedert. Die Zahl der Nichtlungenfachärzte ist immer noch höher als die Zahl der Fachärzte. Entsprechend dem Fortschritt der Diagnostik der Lungentuberkulose ist es wünschenswert, daß vorwiegend Lungenfachärzte mit der Betreuung der Lungentuberkulösen in den Fürsorgestellen beauftragt werden. Nichtlungenfachärzte müssen ihre ärztliche Tätigkeit im Gesundheitsamt häufig vielen anderen Teilgebieten widmen, auf welchen sie über ebenso viele diagnostische Kenntnisse verfügen müssen wie die betreffenden Fachärzte; häufig dürfte ihnen daher die Zeit fehlen, die Tuberkulose-Fachzeitschriften und neu erscheinenden Bücher in der erforderlichen Weise durchzuarbeiten und ihre Kenntnisse fortlaufend zu ergänzen. Selbstverständlich eignet sich nicht jeder Lungenfacharzt für die Tätigkeit als Fürsorgearzt, weil für die Tuberkulose-Fürsorge neben der röntgenologischen und klinischen Diagnostik auch die seuchenhygienische Beurteilung des Einzelfalles maßgebend ist. Deshalb lautete eine frühere Entschließung des DZK, daß für Tuberkulose-Fürsorgeärzte Kenntnisse in Diagnostik und Therapie und außerdem in demselben Maße sozialhygienische Kenntnisse Voraussetzung sind; eine Anerkennung als Lungenfacharzt wurde in dieser Entschließung nicht unbedingt gefordert.

Die Zahl der **Fürsorgerinnen** hat sich im Berichtsjahr von 3263 auf 3467 erhöht. 1951 kam 1 Fürsorgerin auf 14804, 1952 auf 14049 Einwohner. Die Zahl der *Fachfürsorgerinnen*, d. h. speziell für die Tuberkulosefürsorge, hat von 348 auf 287 abgenommen.

Im großen und ganzen kann man sagen, daß sich in bezug auf das Personal der Tuberkulose-Fürsorgestellen im Berichtsjahr wenig geändert hat. Allerdings sind auch *keine Verbesserungen* zu verzeichnen.

Tabelle 11. *Personal der Fürsorgestellen 1952.* Entnommen aus den Länderstatistiken 1952.

Länder	Fürsorgestellen 1952		Fürsorgeärzte		1 Tbc.-Fürsorgearzt auf .... Einwohner		Zahl der Fürsorgerinnen 1952			1 Fürsorgerin auf .... Einwohner 1951 und 1952	
	Haupt-stellen	Neben-stellen	1951	1952	1951	1952	Allgemeine	Tbc.-Fürsorgerinnen	zusammen	1951	1952
Schleswig-Holstein	20	33	55	42	45838	57737	121	20	141	17034	17198
Hamburg	14	—	16	14	102473	120513	15	58	73	21600	23112
Niedersachsen	74	63	146	166	46557	40064	442	37	479	14493	13884
Bremen	3	—	11	10	52108	59398	71	12	83	6906	7156
Nordrhein-Westfalen	93	218	256	263	51899	52767	1293	35	1328	10356	10450
Hessen	45	18	72	61	60684	72644	179	30	209	20905	21202
Rheinland-Pfalz	39	10	52	55	59191	57640	158	17	175	20118	18115
Baden-Württemberg	65	43	68	63 (50	94562	106297	294	46	340 (263)	—	19696
Bayern	133	10	65	65	140400	141164	607	32	639	15338	14359
Bundesgebiet	486	395	741	739	65190	65911	3180	287	3467	14804	14049
West-Berlin	12	—	—	32	63100	68347	6	103	109	18750	20065

( ) ohne Südbaden.

Tabelle 12. *In der Fürsorgestelle tätige Ärzte 1952.* Entnommen aus den Länderstatistiken 1952.

Länder	Gesamtzahl der in den Fürsorgestellen tätigen Ärzte	davon Lungenfachärzte							Nichtlungenfachärzte						
		Ärzte des Öffentlichen Gesundheitsdienstes	hauptamtlich und ausschließlich als Tbc.-Fürsorgeärzte	hauptamtlich u. nicht ausschließlich als Tbc.-Fürsorgeärzte	nebenamtlich als Tbc.-Fürsorgeärzte	hauptberuflich in freier Praxis	hauptberuflich in Heilstätten u. Krankenhäusern	insgesamt	Ärzte des Öffentlichen Gesundheitsdienstes	hauptamtlich und ausschließlich als Tbc.-Fürsorgeärzte	hauptamtlich u. nicht ausschließlich als Tbc.-Fürsorgeärzte	nebenamtlich als Tbc.-Fürsorgeärzte	hauptberuflich in freier Praxis	hauptberuflich in Heilstätten u. Krankenhäusern	insgesamt
	1[4]	2[5]	3	4	5[6]	6	7	8[7]	9[8]	10	11	12[9]	13	14	15
Schleswig-Holstein	42	5	5	—	5	3	2	10	7	7	—	25	24	1	32
Hamburg	14	11	11	—	—	—	—	11	3	3	—	—	—	—	3
Niedersachsen	166	14	10	4	44	22	22	58	87	5	82	21	8	13	108
Bremen	10	7	6	1	—	—	—	7	3	1	2	—	—	—	3
Nordrhein-Westfalen	263	26	16	10	18	6	12	44	204	41	163	15	10	5	219
Hessen	61	12	—[1]	—	28	16	12	40	18	—[1]	—	3	—	3	21
Rheinland-Pfalz	55	16	15	1	14	3[2]	8	30	14	6	8	11	7	4	25
Baden-Württemberg	63	52	43	9	6	2[3]	3	58	5	2	3	—	—	—	5
Bayern	65	40	40	—	19	8	11	59	3	3	—	3	2	1	6
West-Berlin	32	10	10	—	3	3	—	13	17	15	2	2	2		19

[1] nicht aufgegliedert. [2] und 2 LVA.-Ärzte und 1 unbekannter Arzt. [3] und ein unbekannter Arzt. [4] Summe von Sp. 8. u. 15. [5] Summe von Sp. 3 u. 4. [6] Summe von Sp. 6 u. 7. [7] Summe von Sp. 2 u. 5 [8] Summe von Sp. 10 u. 11. [9] Summe von Sp. 13 u. 14

Tabelle 13. *Personal der Gesundheitsämter im Bundesgebiet und in West-Berlin am 31. Dezember 1952 und 1951.* Entnommen aus: Wirtschaft und Statistik, 5, 12:645 (1953).

Länder	Jahr	Gesundheitsämter	Vollbeschäftigte Ärzte		Nicht vollbeschäftigte Ärzte einschließlich ehrenamtliche		Gesundheitspfleger(-innen)		med.-techn. Assist. einschl. Röntgenassistenten		Gesundheitsaufseher und staatlich geprüfte Desinfektoren		Desinfektoren (ausschließlich) Gesundheitsaufseher		Büropersonal	
			insgesamt	auf 10000 der Bevölkerung	insgesamt	auf 10000 der Bevölkerung	insgesamt	auf 10000 der Bevölkerung	insgesamt	auf 10000 der Bevölkerung	insgesamt	auf 10000 der Bevölkerung	insgesamt	auf 10000 der Bevölkerung	insgesamt	auf 10000 der Bevölkerung
Schleswig-Holstein	1951	20	77	*0,31*	84	*0,34*	152	*0,61*	34	*0,14*	21	*0,08*	—	—	166	*0,67*
	1952	20	80	*0,33*	52	*0,21*	149	*0,61*	35[1]	*0,14*[1]	23	*0,09*	22	*0,09*	168	*0,69*
Hamburg	1951	5	68	*0,41*	89	*0,54*	142	*0,86*	30	*0,18*	22	*0,13*	—	—	137	*0,83*
	1952	6	68	*0,40*	79	*0,47*	150	*0,89*	38[1]	*0,23*[1]	24	*0,14*	—	—	138	*0,82*
Niedersachsen	1951	70	178	*0,27*	607	*0,90*	514	*0,77*	74	*0,11*	92	*0,14*	—	—	301	*0,45*
	1952	69	187	*0,28*	633	*0,95*	455	*0,68*	93[1]	*0,14*[1]	94	*0,14*	35	*0,05*	411	*0,62*
Bremen	1951	2	22	*0,38*	7	*0,12*	98	*1,69*	13	*0,22*	30	*0,52*	—	—	97	*1,67*
	1952	5	27	*0,45*	4	*0,07*	97	*1,63*	13[1]	*0,22*[1]	6	*0,10*	38	*0,64*	89	*1,50*
Nordrhein-Westfalen	1951	93	404	*0,30*	299	*0,22*	1203	*0,88*	144	*0,11*	429	*0,32*	—	—	996	*0,73*
	1952	93	450	*0,32*	352	*0,25*	952	*0,69*	160[1]	*0,12*[1]	107	*0,08*	180	*0,13*	1020	*0,73*
Hessen	1951	44	113	*0,26*	123	*0,28*	234	*0,53*	42	*0,10*	37	*0,08*	—	—	239	*0,54*
	1952	45	117	*0,26*	97	*0,22*	239	*0,54*	43[1]	*0,10*[1]	36	*0,08*	—	—	238	*0,54*
Rheinland-Pfalz	1951	40	75	*0,24*	71	*0,23*	158	*0,51*	35	*0,11*	26	*0,08*	—	—	179	*0,57*
	1952	39	77	*0,24*	96	*0,30*	171	*0,54*	39[1]	*0,12*[1]	31	*0,10*	20	*0,06*	149	*0,47*
Baden-Württemberg	1951	65	240	*0,36*	92	*0,14*	357	*0,54*	84	*0,13*	59	*0,09*	—	—	414	*0,63*
	1952	65	240	*0,36*	331	*0,49*	353	*0,53*	94[1]	*0,14*[1]	41	*0,06*	21	*0,03*	446	*0,67*
Bayern	1951	127	303	*0,33*	146	*0,16*	573	*0,62*	61	*0,07*	126	*0,14*	—	—	539	*0,59*
	1952	133[2]	304	*0,33*	175	*0,19*	630[3]	*0,69*	70[1]	*0,08*[1]	121	*0,13*	31	*0,03*	514	*0,56*
Bundesgebiet	1951	466	1480	*0,31*	1518	*0,31*	3431	*0,71*	517	*0,11*	842	*0,17*	—	—	3068	*0,63*
	1952	475	1550	*0,32*	1819	*0,37*	3196	*0,66*	585[1]	*0,12*[1]	483	*0.10*	347	*0,07*	3173	*0,65*
West-Berlin	1951	12	111	*0,51*	115	*0,53*	482	*2,22*	39	*0,18*	136	*0,63*	—	—	372	*1,71*
	1952	13	149[4]	*0,68*	113[5]	*0,52*	376	*1,72*	30[1]	*0,14*[1]	114	*0,52*	—	—	309	*1,41*

[1] Einschließlich Laboranten(-innen). [2] Außerdem 10 Nebenstellen. [3] Einschließlich 96 Familienfürsorgerinnen. [4] Einschließlich 31 Zahnärzte. [5] Einschließlich 11 Zahnärzte.

Die *Maßzahlen für das Personal* in den Tuberkulose-Fürsorgestellen lauteten (gemäß Erlaß des ehemaligen Reichsministers des Innern):

in der Stadt 1 Fürsorgerin auf 6000 Einwohner,
auf dem Land 1 Fürsorgerin auf 10000 Einwohner,
1 techn. Assistentin auf 60000—75000 Einwohner,
1 weitere techn. Assistentin auf 75000—150000 Einwohner,
1 dritte techn. Assistentin für Orte mit mehr als 150000 Einwohnern.

GRIESBACH rechnet in seinem Buch „Die Tuberkulosebekämpfung" 2. Aufl., S. 99 (1948) 1 Fachfürsorgerin auf 60000 Einwohner.

Einige Großstädte rechnen
1 Fachfürsorgerin auf 20000 Einwohner, andere auf 30000.

In anderen Großstädten sind die Fachfürsorgerinnen nur im Innendienst beschäftigt und machen nur den ersten Besuch bei der betreffenden Familie; die weiteren Besuche werden von der Familienfürsorgerin erledigt.

Tab. 13 aus „Wirtschaft und Statistik" (Dez. 1953) gibt die Zahl der in den Gesundheitsämtern beschäftigten *med.-techn. Assistentinnen,* der Gesundheitsaufseher und Desinfektoren an; die Zahlen dieser Tabelle für die vollbeschäftigten und nicht vollbeschäftigten Ärzte betreffen das gesamte ärztliche Personal der Gesundheitsämter und nicht wie in Tab. 11 und 12 lediglich dasjenige der Tuberkulose-Fürsorgestellen. Die in „Wirtschaft und Statistik" veröffentlichten Zahlen differieren im übrigen etwas gegenüber denjenigen, welche in den Jahresgesundheitsberichten der Gesundheitsämter niedergelegt sind.

2. Gesamtzahl der Erstuntersuchungen im Verhältnis zum Personal der Fürsorgestellen.

Die **Erstuntersuchungen** betreffen die Gesamtzahl aller Besucher der Tuberkulose-Fürsorgestellen, welche 1952 zum ersten Male in einer Tuberkulose-Fürsorgestelle untersucht wurden, und zwar tuberkulosekranke, tuberkuloseverdächtige, nichttuberkulöse und gesunde Personen. Die Zahlen in Tab. 14 geben einen Überblick über die Beanspruchung der Fürsorgestellen der Länder der Bundesrepublik Deutschland und von West-Berlin durch diese Erstuntersuchungen.

Tabelle 14. *Erstuntersuchungen aller Art (Gruppen Ia—Id, IIa—IId), III und IV absolut und auf 10000 Einwohner und im Vergleich zum Personal der Fürsorgestellen 1951 und 1952.* Entnommen aus den Länderstatistiken.

Länder	Erstuntersuchungen 1952	.... Erstuntersuchungen auf 10000 Einwohner		.... Erstuntersuchungen auf 1 Arzt		.... Erstuntersuchungen auf 1 Fürsorgerin	
		1951	1952	1951	1952	1951	1952
Schleswig-Holstein	86588	340	357	1560	2062	579	614
Hamburg	57690	312	342	3192	4121	672	790
Niedersachsen	187043	309	281	1440	1127	448	390
Bremen	12517	240	211	1250	1252	166	151
Nordrhein-Westfalen	239373	168	172	870	910	174	180
Hessen	99352	223	224	1355	1629	466	475
Rheinland-Pfalz	58247	188	184	1112	1059	378	333
Baden-Württemberg[1]	142590	—	270	—	2852	—	534
Bayern	183035	198	199	2775	2816	303	286
Bundesgebiet	1066435	227	219	1462	1443	333	307

[1] Ohne Südbaden

1951 wurden in den Fürsorgestellen des Bundesgebietes 1088225, 1952 1066435 Erstuntersuchungen vorgenommen.

3. Röntgenleistungen in den Tuberkulose-Fürsorgestellen.

Nach Tab. 15 sind auch im Jahre 1952 die Röntgenleistungen — gemessen an der Zahl der Durchleuchtungen auf 10000 Einwohner — in den einzelnen Ländern des Bundesgebietes noch sehr unterschiedlich; indessen hat im Jahre 1952 sowohl die Gesamtzahl der Durchleuchtungen als auch die der Großaufnahmen abgenommen. Zur Beurteilung der Röntgenleistungen einer Tuberkulose-Fürsorgestelle kommt es auf das *Verhältnis der angefertigten Aufnahmen zur Zahl der Durchleuchtungen* an. Als wünschenswert nehmen wir **1 Großaufnahme auf 4 Durchleuchtungen** an. Aus Tab. 15 geht hervor, daß sich dieses Verhältnis im Berichtsjahr noch nicht wesentlich gebessert hat.

Die Bestrebungen des „Arbeitsausschusses für Tuberkulose-Fürsorge" und des „Arbeitsausschusses für Röntgenschirmbilduntersuchungen und für Röntgentechnik" gehen dahin, die **Großaufnahmen soweit als möglich durch das Schirmbild 70 × 70 mm zu ersetzen.** Kontrolldurchleuchtungen können weitgehend durch solche Schirmbilder im Mittelformat ersetzt werden, wodurch für den Tuberkulose-Fürsorgearzt Zeit zur körperlichen Untersuchung des Kranken und zu näherem Kontakt gewonnen wird. S. darüber S. 11 und S. 25.

Zu begrüßen ist die Zunahme der Zahl der *Schichtaufnahmen* gegen 1951. Die Röntgendiagnostik hat im Laufe der Jahre erhebliche Fortschritte gemacht, und die Fürsorgestellen müssen sich diesen Fortschritten anpassen.

Tabelle 15. *Röntgenleistungen der Tuberkulose-Fürsorgestellen 1951 und 1952.* Entnommen aus den Länderstatistiken.

Länder	Sprechstundendurchleuchtungen (Erst- und Kontrolluntersuchungen)		Durchleuchtungen auf 10000 Einwohner		Großaufnahmen		Durchleuchtungen pro Großaufnahme		Reihendurchleuchtungen außerhalb der Sprechtage		Schichtaufnahmen	
	1951	*1952*	1951	*1952*	1951	*1952*	1951	*1952*	1951	*1952*	1951	*1952*
Schleswig-Holstein	223551	234397	885	966	26652	24253	8,1	9,7	68794	45782	655	518
Hamburg	138169[1]	134044	845	797	27884	26846	4,9	5,0	—	4545	988	4919
Niedersachsen	437163	439629	644	661	49240	51911	8,9	8,5	60178	66377	901	2151
Bremen	57102	57998	996	976	6682	8757	8,6	6,6	13021	12419	2488	3213
Nordrhein-Westfalen	657251	703075	488	507	123394	112417	5,3	6,3	204381	209034	2164	3296
Hessen	208179	220858	477	498	16740	—	12,5	—	29907	35975	—	—
Rheinland-Pfalz	131378	142948	427	451	—	23203	—	6,2	61483	48309	—	258
Baden-Württemberg	—	355353	—	672	75767	64378	—	5,5	44405[2]	64887	—	19673
Bayern	476869	492159	521	536	31975	32427	15,0	15,0	121726	82245	—	6030
West-Berlin	148618	127453	687	583	16039	16603	9,2	7,7	19893	24646	—	658

[1] Sprechstundendurchleuchtungen und Reihendurchleuchtungen. [2] Ohne Südbaden.

Tabelle 16. *Laboratoriumsuntersuchungen in den Tuberkulose-Fürsorgestellen 1952.* Entnommen aus den Länderstatistiken.

Länder	Sputum-untersuchungen	auf 10000 Einwohner	Kehlkopf-abstriche	Magensaft-untersuchungen	Tier- und Kulturversuche	Sputumuntersuchungen bezogen auf:[1]		Sputumuntersuchungen bezogen auf Neuerkrankung	Blut-senkungen	Blutbilder	Tuberkulinproben (in der Fürsorgestelle)
						Ia+Ib-Bestand	Ia—Ic-Bestand	Ia—Ic			
	1	2	3	4	5	6	7	8	9	10	11
Schleswig-Holstein	22313	*92,0*	554	—	129	*2,63*	*0,74*	*3,71*	47006	4149	28231
Hamburg	9784	*58,0*	2715	—	—	*1,33*	*0,38*	*1,53*	25862	275	8972
Niedersachsen	57447	*86,4*	341	152	667	*2,62*	*1,00*	*3,54*	78695	8791	39545
Bremen	3557	*59,9*	208	67	56	*1,42*	*0,44*	*9,46*	6820	5963	4557
Nordrhein-Westfalen	86764	*62,5*	4680	305	5339	*2,04*	*0,70*	*3,22*	163412	15405	330482
Hessen	18157	*41,0*	—	—	—	*1,84*	*0,66*	*2,75*	26782	1427	50161
Rheinland-Pfalz	16618	*52,4*	362	4	126	*1,92*	*0,74*	*3,14*	43614	3175	18673
Baden-Württemberg[2]	30457	*57,6*	4627	529	639			*3,00*	46992	4967	92242
Bayern	56162	*61,2*	954	267	2967	*2,43*	*0,99*	*3,90*	51398	2340	81495
Bundesgebiet	301259	*63,7*	14441		9923	*2,13*	*0,74*	*3,16*	490581	46492	654358
West-Berlin	42313	*193,0*	2903	522	1749	*3,43*	*1,32*	*6,00*	25147	3202	5636
Bundesgebiet (1951)	268013	56,0				1,90	0,93		501609	42962	652162

[1] auf 1 Kranken kamen 1952 .... Sputumuntersuchungen. [2] ohne Südbaden.

4. Laboratoriumsuntersuchungen in den Tuberkulose-Fürsorgestellen.

Nach Tab. 16 hat sich die Zahl der Sputumuntersuchungen im Berichtsjahr von rd. 268000 auf rd. 301000 erhöht; auf 10000 Einwohner entfielen 1951 56,0, im Jahre 1952 63,7 Sputumuntersuchungen. Von der Diagnostik mittels *Kehlkopfabstrich* und *Magensaftuntersuchungen* ist 1952 von den Fürsorgestellen öfter Gebrauch gemacht worden, ebenso wurden mehr *Tier-* und *Kulturversuche* angestellt. In bezug auf den *Bestand an Personen mit ansteckender Lungentuberkulose* (Ia+Ib-Fälle) wurden 1951 pro Person 1,93, 1952 2,13 Sputumuntersuchungen angestellt. Die übrigen Zahlen der Tabelle halten sich im Rahmen der entsprechenden Tabelle von 1951 (Tbc.-Jb. 1951/52, S. 54).

Tab. 17 betrifft die Sputumuntersuchungen in den *Medizinal-Untersuchungsämtern* und Tab. 18 die bakteriologischen Sputumuntersuchungen auf Tuberkulose im Jahre 1952 in *Nordrhein-Westfalen.*

Die Zahl der sog. „*Rückfälle*“ nach Behandlung mit den modernen Tuberkulostatica (wobei viel häufiger als

Tabelle 17. *Sputumuntersuchungen in den Medizinal-Untersuchungsämtern 1952 und 1953.*

Länder	Jahr	Einsendungen	Anreicherungen	positiv	negativ	zweifelhaft	Kulturversuche	positiv	Tierversuch	positiv	Magensaft	positiv
Hamburg	1952	4667	3331	457	—	—	1636	347	165	26	—	—
	1953	4197	—	381	—	—	1536	153	250	12	—	—
Bremen	1953	3825	—	457	—	—	36	4	20	5	67	5
Niedersachsen . .	1952	114644	—	16178	—	—	—	—	—	—	—	—
	1953	—	—	—	—	—	—	—	—	—	—	—
West-Berlin . . .	1952	78741	—	—	—	—	—	—	—	—	—	—
	1953	105646	109489[1]	18547	96863	79	—	—	—	—	—	—
Nordrhein-Westf. . (ohne Anreicherung.)	1952	76445	—	11250	65195	—	862	70	78	6	—	—
Nordrhein-Westf. . (mit Anreicherung.)	1952	—	79493	12930	66563	—	10332	1708	172	20	—	—
Schleswig-Holstein	1952	32940	—	4028	—	—	7439	758	3944	490	—	—
	1953	30342	—	4167	—	—	7139	530	4187	436	—	—
Bayern	1953	57711	—	6429	—	—	2570	170	451	50	—	—
Rheinl.-Pfalz . .	1952	24688	—	2626	—	—	1210	22	28	8	—	—
(Teilergebnisse) .	1953	22733	—	2603	—	—	1736	108	30	20	—	—

[1] einschließlich Anreicherungsverfahren, Kultur und Tierversuch.

früher aus einer „geschlossen gewordenen" wieder eine „offene Lungentuberkulose" wird) gibt Veranlassung, viel häufiger als früher das Sputum solcher Patienten auf TB zu untersuchen. Im allgemeinen wird das Sputum dem zuständigen Medizinal-Untersuchungsamt zur Untersuchung zugesandt. Diese Ämter sind nicht in dem erforderlichen Umfange der ansteigenden Zahl von Sputumuntersuchungen gewachsen, da das Personal nicht ausreicht und die Einrichtungen nicht den Anforderungen entsprechen.

Der „Arbeitsausschuß für Tuberkulose-Fürsorge" hatte deshalb vorgeschlagen, daß die Sputumuntersuchungen auf TB *im Ausstrich* bei allen Tuberkulose-Fürsorgestellen selbst durchgeführt werden unter Bereitstellung der erforderlichen Mittel durch die Träger der Gesundheitsämter, während Sputumuntersuchungen auf TB *bei negativem Ausfall der Ausstrichuntersuchung* im *Kulturverfahren* in allen Medizinal-Untersuchungsämtern in gleicher Weise wie bei den anderen Infektionskrankheiten *kostenlos* durchgeführt und die erforderlichen Mittel im Haushalt der Länder zur Verfügung gestellt werden sollten (s. S. 10). Es bleibt abzuwarten, inwieweit diese Anträge in die Tat umgesetzt werden können. Es gibt Fürsorgestellen, in welchen der Kehlkopfabstrich routinemäßig abgenommen und untersucht wird, und wo auch routinemäßig der Auswurf auf TB mittels Ausstrichverfahren untersucht werden kann. Besprechungen mit einer Reihe von Fürsorgeärzten und Direktoren von Medizinal-Untersuchungsämtern lassen aber erkennen, daß in den Fürsorgestellen die bei solchen Untersuchungen erforderlichen Desinfektionsmaßnahmen nicht ohne weiteres durchgeführt werden können, und daß auf der anderen Seite die Untersuchungstechnik von den techn. Assistentinnen der Medizinal-Untersuchungsämter im allgemeinen besser beherrscht wird als von den meisten der Röntgenassistentinnen in den Tuberkulose-Fürsorgestellen. Die Forderung lautet trotzdem, daß **sehr viel mehr als bisher Sputumuntersuchungen durchgeführt werden müssen.**

5*

Tabelle 18. *Bakteriologische Sputumuntersuchungen auf Tuberkulose im Jahre 1952 in Nordrhein-Westfalen.*

	Sputumuntersuchungen *ohne* Anreicherung									Sputum-Untersuchungen *mit* Anreicherung								
	Mikroskopische Untersuchungen			Kultur			Tierversuch			Mikroskopische Untersuchungen			Kultur			Tierversuch		
	positiv	negativ	zu-sammen	positiv	negativ	zu-sammen	positiv	nega-tiv	zusam-men	positiv	negativ	zu-sammen	positiv	negativ	zu-sammen	positiv	nega-tiv	zusam-men
Hygien.-bakteriol. Landes-Untersuchungs-Ämter																		
Düsseldorf	2684	10943	13627	7	237	244	—	3	3	9	123	132	10	296	306	—	3	3
Münster	1688	9479	11167	11	189	200	—	14	14	—	—	—	—	—	—	—	—	—
Hochschul-Institute																		
Universität Bonn .	1139	3939	5078	—	—	—	—	—	—	271	132	403	208	380	588	1	24	25
Med. Akad. Düsseldorf . . .	—	—	—	—	—	—	—	—	—	1770	4596	6366	40	97	137	—	9	9
Universität Köln .	—	—	—	—	—	—	—	—	—	1219	5172	6391	71	154	225	—	2	2
Universität Münster	137	1866	2003	5	113	118	2	17	19	1	18	19	—	—	—	—	—	—
Kommunale Hygien. Institute																		
Aachen	—	—	—	—	—	—	—	—	—	157	1164	1321	—	1	1	1	—	1
Bochum	33	—	33	21	14	35	—	1	1	370	3315	3685	—	—	—	—	—	—
Dortmund	—	—	—	—	—	—	—	—	—	635	5965	6600	21	114	135	—	1	1
Eschweiler (Aachen-Land)	—	—	—	—	—	—	—	—	—	1427	7151	8578	10	102	112	1	14	15
Essen	—	—	—	—	—	—	—	—	—	2375	11991	14366	788	4537	5325	—	—	—
Krefeld	10	201	211	17	104	121	1	15	16	1149	2553	3702	—	—	—	—	—	—
Moers	—	—	—	—	—	—	—	—	—	639	5572	6211	1	16	17	—	3	3
Wuppertal	7	239	246	—	—	—	—	—	—	315	831	1146	245	256	501	1	4	5
Staatl. beauftragte Institute																		
Gelsenkirchen . .	5030	35057	40087	—	—	—	—	—	—	2091	7502	9593	312	2615	2927	16	92	108
Bad Oeynhausen .	493	3215	3708	—	—	—	—	—	—	62	386	448	2	56	58	—	—	—
Bielefeld	29	256	285	9	135	144	2	13	15	440	10092	10532	—	—	—	—	—	—
Insgesamt	11250	65195	76445	70	792	862	5	63	68	12930	66563	79493	1708	8624	10332	20	152	172

C. Die Tuberkulose-Morbidität 1952 im Bundesgebiet und West-Berlin.

1. Die Anzeige- bzw. Meldepflicht betr. Krankheitsfälle von Tuberkulose; Gliederung der Tuberkulose-Morbiditäts-Statistik nach fürsorgerischen Gesichtspunkten.

In Deutschland war die **Anzeigepflicht** betr. Tuberkulose durch die Verordnung zur Bekämpfung übertragbarer Krankheiten vom 1. 12. 1938 für das Gebiet des Deutschen Reiches neu geordnet worden. Anzeigepflichtig war danach jede Erkrankung, jeder Verdacht einer Erkrankung und jeder Sterbefall an

a) ansteckender Lungen- und Kehlkopftuberkulose,

b) Hauttuberkulose,

c) Tuberkulose anderer Organe.

Im Jahre 1946 ist in der Bundesrepublik Deutschland die Anzeigepflicht auf Verlangen der alliierten Militärregierungen auf *alle Formen aktiver Tuberkulose* ausgedehnt worden (mit Ausnahme von Württemberg-Hohenzollern) — siehe darüber Tbc.-Jb. 1950/51, S. 51.

Nicht zu verwechseln mit den „anzeigepflichtigen" Tuberkulosefällen sind die von den Gesundheitsämtern an die vorgesetzten Behörden und Statistischen Landesämter weiterzugebenden **Meldungen** von Tuberkulosefällen; ein „angezeigter" Tuberkulosefall ist nur als *aktiv* weiterzumelden, nachdem das Gesundheitsamt die Diagnose bestätigt oder selbst gestellt hat. Seit etwa 25 Jahren wird in Deutschland die Krankheitsstatistik für die Tuberkulose nach folgenden Gruppen geführt:

a) Fürsorgefälle

Gruppe Fa oder Ia = ansteckende Lungentuberkulose mit Bacillennachweis,
Gruppe Fb oder Ib = ansteckende Lungentuberkulose ohne Bacillennachweis,
Gruppe Fc oder Ic = aktive, nicht ansteckende Lungentuberkulose,
Gruppe Fd oder Id = aktive Tuberkulose anderer Organe.

b) Überwachungsfälle

Gruppe Üa oder IIa = klinisch geheilte Lungentuberkulose,
Gruppe Üb oder IIb = klinisch geheilte Tuberkulose anderer Organe,
Gruppe Üc oder IIc = exponierte und exponiert gewesene Gesunde,
Gruppe Üd oder IId = unentschiedene Diagnosen.
Gruppe III = nichttuberkulöse Erkrankung der Atmungsorgane.
Gruppe IV = Gesunde.

Die **Erläuterungen zur Führung der Tuberkulosestatistik in den Gesundheitsämtern Teil I** (aktive Tuberkulosen bzw. Tuberkulose-Fürsorgefälle) sind im Tbc.-Jb. 1950/51, S. 223 abgedruckt.

Die **Erläuterungen Teil II**, betreffend die obigen Gruppen II, III und IV, sind im Berichtsjahr vom „Arbeitsausschuß für Tuberkulose-Fürsorge" neu redigiert und vom Vorstand des Deutschen Zentralkomitees angenommen worden; sie sind auf S. 194 im Wortlaut wiedergegeben.

Der „Arbeitsausschuß für Epidemiologie" der Internationalen Union gegen die Tuberkulose hatte Sept. 1953 Richtlinien für eine **Internationale Statistik der Tuberkulose-Morbidität** aufgestellt, welche von der Internationalen Union angenommen worden sind. Die Subkommission hatte sich dabei an die Statistiken von Schweden, England und den USA angelehnt.

Wie der auf S. 193 verzeichnete Wortlaut ergibt, weichen die Vorschläge für die Führung einer internationalen Tuberkulose-Morbiditätsstatistik von den deutschen Grundsätzen nicht ab. Insbesondere hat sich der „Arbeitsausschuß für Tuberkulosefürsorge“ in seiner Sitzung am 23. 10. 53 die internationale Definition für die **Aktivität bei Tuberkulose** zu eigen gemacht (s. Rundschreiben vom 8. 12. 53); s. S. 10 und S. 194.

Die *National Tuberculosis Association in den USA* verwendet seit über 10 Jahren eine *Klassifizierung der Lungentuberkulose,* welche sich international durchzusetzen scheint; sie lehnt sich an die bekannten Einteilungen der Lungentuberkulose von TURBAN und BRAEUNING an und betrifft nur die Röntgendiagnostik der Lungentuberkulose. Diese Klassifizierung ist im Tbc.-Jb. 1951/52 auf S. 182 abgedruckt.

Zu den sog. **Ib-Fällen** = „ansteckende Lungentuberkulose ohne Bacillennachweis“ noch folgende Bemerkungen: Es besteht in Deutschland die Tendenz, die Ib-Fälle allmählich fallen zu lassen, weil ihre Diagnostik nicht ganz eindeutig ist; sie stellen eine mehr oder minder unsichere diagnostische Gruppe dar. Es handelt sich schließlich im Einzelfall darum, u. U. mit den feinsten bakteriologischen Methoden TB nachzuweisen. Im Ausland wird fast ausnahmslos bisher eine derartige Gruppe bei der Morbiditäts-Statistik der Tuberkulose nicht geführt. Dänemark z. B. gründet seine Diagnostik und Statistik der Lungentuberkulosen in erster Linie auf den Bacillennachweis im Sputum, Kehlkopfabstrich oder Magensaft, im Direkt-Kulturverfahren und durch den Tierversuch. Die Weltgesundheitsorganisation neigt dazu, bei der Einführung der Tuberkulose-Fürsorge in den „zurückgebliebenen Ländern“ die Diagnose „Lungentuberkulose“ nicht vorwiegend auf dem Nachweis röntgenologischer Veränderungen, sondern ausschließlich auf dem Nachweis von TB aufzubauen. Bei der Besprechung dieser Angelegenheit in der «Sous-Commission de l'Epidémiologie» der Internationalen Union wurde freilich zugegeben, daß die Hilfsmittel zu einer routinemäßigen bakteriologischen Diagnostik, wie diese in Dänemark durchgeführt wird, bisher selten vorhanden sind, und mit dem Beginn der Behandlung eines Falles von Lungentuberkulose darf man nicht so lange warten, bis durch den feinsten bakteriologischen Nachweis die Diagnose Tuberkulose bestätigt ist. Dies gilt auch für uns in Deutschland. Die Medizinal-Untersuchungsämter sind für die verfeinerten routinemäßigen bakteriologischen Untersuchungen weder personell noch in bezug auf ihre Einrichtungen genügend ausgestattet, außerdem ist die Kostenfrage nicht ausreichend geregelt. Die Internationale Union hat daher in ihren Vorschlägen für eine internationale Statistik der Tuberkulose-Morbidität betr. *Ansteckungsfähigkeit* 2 Gruppen von Fällen unterschieden:

Als „ansteckend“ gelten die Tuberkulosen

1. bei welchen TB im Direktverfahren im Sputum nachgewiesen worden sind,
2. bei welchen Kavernen tuberkulösen Ursprungs vorhanden sind, auch wenn TB nicht gefunden worden sind.

Die Gruppe 2 ist unsere Ib-Gruppe, welche damit auch international geführt werden soll. Es gilt aber für uns die Forderung von SCHRÖDER, daß die Zahl der *Ib-Fälle höchstens* 10% der Summe der Ia- und der Ib-Fälle betragen soll.

2. Bestätigte Neuerkrankungen an aktiver Tuberkulose und Bestand der an aktiver Tuberkulose Erkrankten im Jahre 1952.

Als **bestätigte Neuerkrankungen** (auch als „bestätigte Neumeldungen“ oder „Neuzugänge“ bezeichnet) an aktiver Tuberkulose werden nur die Fälle in die

Listen der Gesundheitsämter eingetragen, bei denen die Tuberkulose-Fürsorgestelle die Diagnose „aktive Tuberkulose“ zu irgendeinem Zeitpunkt gestellt oder bestätigt hat.

Wenn ein Krankheitsfall während der Beobachtung in der Tuberkulose-Fürsorgestelle wegen Änderung des Befundes *in eine andere Krankheitsgruppe* überwiesen werden muß, so wird er nicht mehr als „Neuzugang“ usw. bezeichnet, sondern als **Übergangsfall**; er erscheint in der neuen Krankheitsgruppe als **Zugang aus anderen Krankheitgruppen** (s. S. 88).

Der **Bestand** der an aktiver Tuberkulose Erkrankten stellt sozusagen die *Bilanz* der Fürsorgestelle am Ende des Berichtsjahres dar; er bezieht sich grundsätzlich auf den 31. 12. jeden Jahres.

Tabelle 19. *Bestätigte Neuerkrankungen an aktiver Tuberkulose in den Ländern der Bundesrepublik, im Bundesgebiet und in West-Berlin 1952.*

Angaben des Statistischen Bundesamtes.

Länder	Tuberkulose						
	der Atmungsorgane					anderer Organe	insgesamt
	Ia-Fälle	Ib-Fälle	Ia + Ib-Fälle	Ic-Fälle	Ia—Ic-Fälle	Id-Fälle	Ia—Id-Fälle
Schleswig-Holstein	1288	654	1942	6289	8231	1000	9231
Hamburg	926	522	1448	4891	6339	524	6863
Niedersachsen . .	3454	1659	5113	11107	16220	2201	18421
Bremen	211	105	316	1163	1479	376	1855
Nordrhein-Westf. .	7327	1893	9220	17762	26982	4417	31399
Hessen.	1763	574	2337	4262	6599	1480	8079
Rheinland-Pfalz. .	1464	726	2190	3037	5227	1265	6492
Baden-Württembg.	2051	550	2601	7414	10015	1733	11748
Bayern	3791	1323	5114	9270	14384	2325	16709
Bundesgebiet 1952	22275	8006	30281	65195	95476	15321	110797
dagegen 1951	23294	9182	32476	68824	101300	16246	117546
1950	23227	10105	33332	73204	106536	16392	122928
West-Berlin 1952	1569	1385	2954	4090	7044	589	7633
dagegen 1951	1643	1615	3258	4623	7881	625	8506
1950	1644	1725	3369	5667	9036	675	9711
	Verhältniszahlen auf 10000 der Bevölkerung 1952 und 1951[1].						
Schleswig-Holstein	5,24 *5,7*	2,66 *3,2*	7,90 *8,9*	25,59 *26,1*	33,49 *35,0*	4,07 *4,6*	37,55 *39,6*
Hamburg	5,54 *5,6*	3,12 *2,7*	8,67 *8,3*	29,28 *28,1*	37,95 *36,4*	3,14 *3,1*	41,08 *39,5*
Niedersachsen . .	5,17 *5,9*	2,48 *3,0*	7,66 *8,9*	16,63 *19,1*	24,29 *28,0*	3,30 *3,7*	27,58 *31,7*
Bremen	3,60 *4,3*	1,79 *2,7*	5,38 *7,0*	19,82 *22,6*	25,20 *29,6*	6,41 *5,7*	31,61 *35,3*
Nordrhein-Westf. .	5,34 *5,6*	1,38 *1,5*	6,72 *7,1*	12,94 *13,4*	19,65 *20,5*	3,22 *3,4*	22,87 *23,9*
Hessen.	4,00 *4,0*	1,30 *1,2*	5,30 *5,2*	9,66 *9,3*	14,96 *14,5*	3,36 *3,8*	18,32 *18,3*
Rheinland-Pfalz. .	4,66 *4,9*	2,31 *2,5*	6,97 *7,4*	9,67 *11,6*	16,64 *19,0*	4,03 *4,4*	20,67 *23,4*
Baden-Württembg.	3,79 *3,2*	1,02 *1,2*	4,80 *4,4*	13,69 *12,1*	18,49 *16,5*	3,20 *3,0*	21,69 *19,5*
Bayern	4,13 *4,2*	1,44 *1,7*	5,57 *5,9*	10,10 *10,8*	15,68 *16,7*	2,53 *2,4*	18,21 *19,1*
Bundesgebiet 1952	4,71	1,69	6,41	13,79	20,20	3,24	23,44
dagegen 1951	4,97	1,96	6,93	14,69	21,62	3,47	25,09
1950	5,00	2,18	7,18	15,76	22,94	3,53	26,47
West-Berlin 1952	7,23	6,38	13,62	18,85	32,47	2,71	35,18
dagegen 1951	7,60	7,47	15,06	21,38	36,44	2,89	39,33
1950	7,69	8,07	15,75	26,50	42,25	3,16	45,40

[1] 1951 *kursiv.*

Der *Bestand* errechnet sich aus folgenden Gruppen:

Bestand des Vorjahres

abzüglich: Abgang durch Tod,
Abgang durch Wegzug,
Übergang in andere Krankheitsgruppen,
aus der Beobachtung entwichen;

zuzüglich: bestätigte Neuerkrankungen,
Übergangsfälle aus anderen statistischen Gruppen,
Überweisungsfälle aus anderen Gesundheitsämtern.

Tab. 19 enthält die absoluten und relativen Zahlen der **bestätigten Neuerkrankungen** an aktiver Tuberkulose und die Tab. 20 den **Bestand** an Personen mit

Tabelle 20. *Bestand der an aktiver Tuberkulose Erkrankten in den Ländern der Bundesrepublik, im Bundesgebiet und in West-Berlin 1952.*

Angaben des Statistischen Bundesamtes.

Länder	Tuberkulose						
	der Atmungsorgane					anderer Organe	insgesamt
	Ia-Fälle	Ib-Fälle	Ia + Ib-Fälle	Ic-Fälle	Ia—Ic-Fälle	Id-Fälle	Ia—Id-Fälle
Schleswig-Holstein	5106	3366	8472	21880	30352	4105	34457
Hamburg	4686	2664	7350	18084	25434	2350	27784
Niedersachsen . .	16462	5485	21947	35352	57299	8957	66256
Bremen	1509	996	2505	5634	8139	1280	9419
Nordrhein-Westf. .	29458	13057	42515	82176	124691	23776	148467
Hessen.	8046	1814	9860	17533	27393	5922	33315
Rheinland-Pfalz. .	5384	3285	8669	13921	22590	5536	28126
Baden-Württembg.	12257	4556	16813	36678	53491	8587	62078
Bayern	16153	6934	23087	33824	56911	7892	64803
Bundesgebiet 1952	99061	42157	141218	265082	406300	68405	474705
dagegen 1951	94555	46490	141045	273345	414390	73157	487547
1950	89575	47683	137258	286397	423655	74518	498173
West-Berlin 1952	9222	3120	12342	19614	31956	3221	35177
dagegen 1951	8785	4246	13031	20306	33337	3693	37030
1950	8382	4996	13378	21296	34674	4512	39186

Verhältniszahlen auf 10000 der Bevölkerung 1952 und 1951[1].

Länder	Ia-Fälle	Ib-Fälle	Ia + Ib-Fälle	Ic-Fälle	Ia—Ic-Fälle	Id-Fälle	Ia—Id-Fälle
Schleswig-Holstein	21,06 *20,5*	13,88 *13,4*	34,94 *33,9*	90,23 *92,8*	125,16 *126,7*	16,93 *16,5*	142,09 *143,2*
Hamburg	27,77 *25,8*	15,79 *15,9*	43,56 *41,7*	107,18 *115,6*	150,75 *157,3*	13,93 *16,9*	164,68 *174,2*
Niedersachsen . .	24,75 *23,6*	8,25 *9,8*	33,00 *33,5*	53,16 *58,1*	86,15 *91,5*	13,47 *15,2*	99,62 *106,7*
Bremen	25,40 *25,3*	16,77 *17,0*	42,17 *42,3*	94,85 *99,8*	137,02 *142,1*	21,55 *19,3*	158,57 *161,4*
Nordrhein-Westf. .	21,23 *20,9*	9,41 *9,9*	30,64 *30,8*	59,21 *61,6*	89,85 *92,4*	17,13 *18,1*	106,98 *110,5*
Hessen.	18,16 *17,7*	4,09 *4,5*	22,25 *22,2*	39,57 *40,4*	61,82 *62,6*	13,36 *13,9*	75,18 *76,5*
Rheinland-Pfalz. .	16,98 *15,9*	10,36 *10,4*	27,35 *26,3*	43,91 *48,8*	71,26 *75,1*	17,46 *18,3*	88,72 *93,4*
Baden-Württembg.	18,30 *16,9*	6,80 *9,0*	25,11 *25,9*	54,77 *52,5*	79,88 *78,4*	12,82 *15,1*	92,70 *93,5*
Bayern	17,60 *16,9*	7,56 *9,1*	25,16 *25,9*	36,86 *37,3*	62,03 *63,2*	8,60 *8,9*	70,63 *72,1*
Bundesgebiet 1952	20,34	8,65	28,99	54,42	83,41	14,04	97,46
dagegen 1951	19,57	9,62	29,19	56,56	85,75	15,14	100,88
1950	18,69	9,95	28,65	59,77	88,42	15,55	103,97
West-Berlin 1952	42,17	14,27	56,43	89,68	146,11	14,73	160,84
1951	40,44	19,55	59,99	93,48	153,46	17,00	170,46
1950	38,90	23,19	62,09	98,84	160,93	20,94	181,87

[1] 1951 *kursiv.*

aktiver Tuberkulose im Bundesgebiet und West-Berlin für das Jahr 1952. Kursiv gedruckt sind die entsprechenden Zahlen von 1950 und 1951. Seit 1950 hat die Zahl der bestätigten Neuerkrankungen im Bundesgebiet um *rd. 10% abgenommen.* Der Gesamtbestand an Personen mit aktiver Tuberkulose im deutschen Bundesgebiet ist seit 1950 von 498173 (103,97/10000) auf *474705* Personen (97,46/10000) abgesunken. Dagegen ist die Zahl der Personen mit *offener Lungentuberkulose* (Ia-Fälle) von 89575 (18,69/10000) auf *99061* (20,34/10000) angestiegen. *Die Gesamtzahl der ansteckenden Lungentuberkulosen* im Bundesgebiet und in West-Berlin betrug Ende 1952 *153560* gegen *154076* im Vorjahr.

Tabelle 21. *Tuberkulose-Morbidität im Deutschen Reich und in der Bundesrepublik Deutschland auf 10000 Einwohner 1937/38, 1950, 1951, 1952.*
Für 1950—52 Angaben des Statistischen Bundesamtes.

Jahr	Neuerkrankungen				Bestand			
	Ia + Ib	Ic	Id	Ia—Id	Ia + Ib	Ic	Id	Ia—Id
1937/38	7,09	4,62	1,75	13,46	21,50	19,94	6,09	47,53
1950[1]	7,18	15,76	3,53	26,47	28,65	59.77	15,55	103,97
1951[1]	6,93	14,69	3,47	25,09	29.19	56,56	15,14	100,88
1952	6,41	13,79	3,24	23,44	28,99	54,42	14,04	97,46

[1] Die Neuerkrankungen sind ohne Reg.-Bez. Südwürttemberg-Hohenzollern und Lindau angegeben worden.

In der kleinen Tab. 21 sind die Neuerkrankungs- und Bestandszahlen mit denen von 1937/38 verglichen. Es ergibt sich, daß sich die Ziffern für die „ansteckenden Lungentuberkulosen" (Ia + Ib-Fälle) *seit 1938* bei den *Neuerkrankungen* nur ganz wenig geändert haben, während sie beim Bestand erheblich angestiegen sind. Die Ic-Fälle können nicht zum Vergleich herangezogen werden, da 1938 „geschlossene Lungentuberkulosen" noch nicht anzeigepflichtig waren; hingegen waren seinerzeit auch die extrapulmonalen Tuberkulosen anzeigepflichtig. Sowohl Neuerkrankungen als auch Bestand an *extrapulmonalen Tuberkulosen* sind erheblich angestiegen, und zwar in erster Linie bei den Frauen.

Gliederung des Bestandes und der Neuerkrankungen an aktiver Tuberkulose in der Bundesrepublik Deutschland 1952.

	Ia	Ib	Ic	Id	Ia—Id
			Bestand		
Männer . .	26,1	8,2	54,7	11,0	100,0%
Frauen . .	17,7	7,2	57,8	17,3	100,0%
			Neuerkrankungen		
Männer . .	20,5	9,3	59,9	10,4	100,0%
Frauen . .	13,9	7,9	62,1	16,1	100,0%

Die kleine Tabelle läßt erkennen, daß der Anteil der ansteckendenTuberkulose bei den Frauen wesentlich niedriger ist als bei den Männern, daß aber dafür die Frauen zu einem erheblich höheren Teil an der extrapulmonalen Tuberkulose beteiligt sind.

Weitere zahlenmäßige Angaben über die Morbidität in den Ländern der Bundesrepublik Deutschland befinden sich im Tabellenanhang.

Auf Tab. III (Tabellenanhang) sind die Neuerkrankungen und der Bestand der Jahre 1952 und 1953 **vierteljahresweise** aufgezeichnet. Wie bei der Tuberkulose-Mortalität sieht man auch bei den *Neuerkrankungen* an Tuberkulose einen *Gipfel* im Frühjahr und einen Abfall im Winter. Dagegen sind die Bestandszahlen in den einzelnen Quartalen von 1952 und 1953 ziemlich unverändert; dies gilt insbesondere für die Ia- und Ib-Fälle. Im übrigen sind die *Neuerkrankungen im Jahr 1953 weiter gefallen.* Dies gilt auch für die einzelnen Länder und Regierungsbezirke, wie aus den Tab. IV—VIII hervorgeht. Auffällig ist der überall ziemlich *gleichbleibende Bestand der Ia- und Ib-Fälle*, also der ansteckenden Lungentuberkulosen, während die Ziffern für die Ic- und Id-Fälle eine geringe Abnahme zeigen.

Nach Tab. VIIa hat in Nordrhein-Westfalen der Bestand an **tuberkulöser Meningitis** seit 1948 von 0,07 auf 0,33/10000 wesentlich zugenommen; die Neuerkrankungen liegen zwischen 0,29, 0,38 und 0,26/10000, und die Mortalität an tuberkulöser Meningitis ist seit 1948 von 0,29 auf 0,16/10000 abgesunken. Für 1952 ergibt sich also bei 0,26/10000 Neuerkrankungen und einer Sterblichkeit von 0,16/10000 eine Letalität von rd. 60%. Für Niedersachsen ergeben sich für 1953 für die *tuberkulöse Meningitis* folgende Verhältnisse (absolute Zahlen):

	Neuerkrankungen an Meningitis tbc.		Sterbefälle an Meningitis tbc.		Letalität	
	m	w	m	w	m	w
0—5 Jahre	34	29	17	13	50,0%	44,8%
5 bis über 80 Jahre	43	54	17	14	39,5%	25,9%
Gesamt	77	83	34	27	44,2%	32,5%

Nach Tab. VIIb ist die Häufigkeit der tuberkulösen Meningitis *in allen Regierungsbezirken* von Nordrhein-Westfalen mit 0,2—0,3/10000 *ziemlich gleichmäßig*.

In Abb. 3 haben wir wiederum in Säulen für die Länder der Bundesrepublik die Relativwerte der bestätigten Neuerkrankungen und des Bestandes (alle Tuberkulose-Formen) der Jahre 1950, 1951 und 1952 zusammengestellt (s. Tbc.-Jb. 1950/51, S. 54/56, Tbc.-Jb. 1951/52, S. 61). *Auch für das Jahr 1952 ist* **ein deutliches Gefälle** sowohl der Ziffern des Bestandes als auch derjenigen der Neuerkrankungen **von Norden nach Süden** wahrnehmbar, und entsprechend werden wohl die erforderlichen Mittel für die Tuberkulosebekämpfung bemessen sein müssen.

Wiederum weichen sowohl die Zahlen der Neuerkrankungen als auch des Bestandes (Tab. 19 und 20) in **West-Berlin** erheblich von denjenigen der anderen Länder ab. Wir sind der Auffassung, daß einer der Gründe für diese Abweichung die andersgeartete Bevölkerungszusammensetzung von West-Berlin ist; Berlin hat nur relativ wenige Personen jüngeren Alters (die seltener an „ansteckender Lungentuberkulose" erkranken) und viele alte Personen (bei denen „ansteckende Lungentuberkulose" häufiger auftritt). In Berlin liegen auch die allgemeine Mortalität und das mittlere Sterbealter höher als im Bundesgebiet.

Nach einer Mitteilung des Bundesministeriums für Arbeit finden sich unter den von diesem Ministerium betreuten Kriegsbeschädigten rd. 70000 Personen mit Tuberkulose = 4,6% aller Kriegsbeschädigten und rd. 15% aller Personen mit aktiver Tuberkulose. Das sind über 4mal so viel als der Bundesdurchschnitt von 1,0%. 1953 befanden sich 7,77% der versorgungsberechtigten tuberkulösen Kriegsbeschädigten in stationärer Behandlung.

Über die Häufigkeit der Lungentuberkulose unter den Studenten s. S. 13.

Aus den verfügbaren Unterlagen haben wir für einzelne außerdeutsche Länder folgende Angaben über den *Bestand* an Tuberkulosekranken entnommen:

USA ca. 400000 *aktive* (im Sinne von „offen") Tuberkulosefälle unter der erwachsenen Bevölkerung = rd. 36,7/10000, ca. 800000 *inaktive* (im Sinne von „geschlossen") Tuberkulöse, insgesamt also ca. 1,2 Mill. Nordamerikaner mit Lungentuberkulose = 110/10000; (nach M. DEMPSEY „Die gegenwärtige Situation des Tuberkulose-Problems", 1951).

Schweden 85542 Tuberkulosen aller Formen, darunter 7905 offene Lungentuberkulosen = 121,5/10000 und 11,2/10000 Ia-Fälle.

Österreich 1951: 69033 Fälle von Lungentuberkulose und rd. 12000 Fälle von extrapulmonaler Tuberkulose = 81000 Fälle = 117,0/10000.

In den aufgeführten Ländern hat **mehr als 1% der Bevölkerung** eine **aktive Tuberkulose.**

Zum Vergleich, wie in Dänemark die Tuberkulosestatistik gehandhabt wird, bringen wir nachstehende Aufstellung:

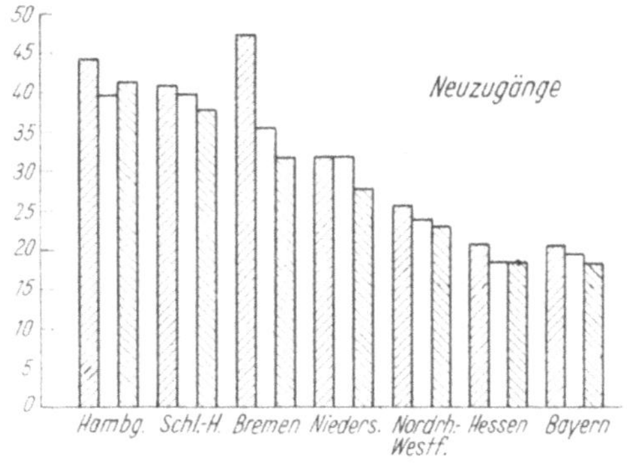

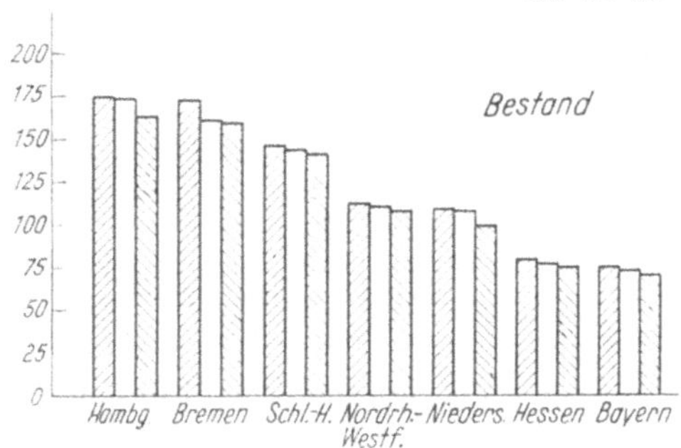

Abb. 3. Neuzugänge und Bestand an Personen mit aktiver Tuberkulose (a. 10000 E.) in einigen Ländern der Bundesrepublik. Auch im Jahre 1952 tritt das Nord-Süd-Gefälle deutlich in Erscheinung.

Im ganzen erfaßt: 7272	In der Zentraltuberkulosestation untersucht	Nicht in der Zentralstation untersucht	Zusammen
Pulm. Tub. mit TB im Sputum durch direkte Mikroskopie . .	1617	87	1704
Pulm. Tub. mit TB im Sputum durch Kultur	648	33	681
Pulm. Tub. mit TB im Magenspülwasser durch Kultur	2045	53	2098
Aktive pulm. Tub., wo früher im Sputum durch direkte Mikroskopie TB nachgewiesen worden sind, aber nicht in den letzten 3 Jahren	347	31	378
Aktive pulm. Tub., wo früher im Sputum durch Kultur TB nachgewiesen worden sind, aber nicht in den letzten 3 Jahren	253	9	262
Aktive pulm. Tub., wo früher im Magenspülwasser durch Kultur TB nachgewiesen worden sind, aber nicht in den letzten 3 Jahren	1172	29	1201
Aktive pulm. Tub., wo TB nicht nachgewiesen worden sind . .	297	17	314
Pleuritis exsudativa	387	31	418
Erythema nodosum.	207	8	215
Mening. tub.		1	1
Zusammen:	6973	299	7272

Von diesen 7272 sind 1949 (insgesamt) 817 in die Zentralkartothek eingetragen worden.

Neue Fälle 1949: 817	In der Zentraltuberkulosestation untersucht	Nicht in der Zentralstation untersucht	Zusammen
Pulm. Tub. mit TB im Sputum durch direkte Mikroskopie	222	31	253
Pulm. Tub. mit TB im Sputum durch Kultur	92	11	103
Pulm. Tub. mit TB im Magenspülwasser durch Kultur	322	22	344
Aktive pulm. Tub., wo TB nicht nachgewiesen worden sind	25	6	31
Pleuritis exsudativa	39	5	44
Erythema nodosum	38	3	41
Mening. tub.		1	1
Zusammen:	738	79	817

In der Kartothek am 1. 1. 1949	7423	
Neu konstatierte Fälle im Jahre 1949	817	
Früher erfaßte Patienten mit pulm. Tub., die wieder zur Kopenhagener Gemeinde zurückgezogen sind	23	
Patienten mit pulm. Tub., die zur Kopenhagener Gemeinde gezogen sind	61	
		8324
Durch Umzug in andere Gemeinden aus der Kartothek gestrichen	211	
Aus der Kartothek gestrichen, da die Lungentuberkulose als ausgeheilt angesehen werden konnte	622	
Aus der Kartothek gestrichen, da die Zentralstation seit 1943 keine Auskunft über den Patienten erhalten hat	43	
Wegen Tod an pulm. Tub. aus der Kartothek gestrichen	152	
Wegen Tod an anderen Ursachen aus der Kartothek gestrichen	24 =	1052
In der Kartothek am 31. Dezember 1949		7272

3. Gliederung der Tuberkulose-Morbiditätszahlen nach Alter und Geschlecht.

Die Gliederung der Statistiken nach Alter und Geschlecht geschah bis jetzt in *Bayern*, *Württemberg-Baden* und *Rheinland-Pfalz* in die Gruppen „Kinder bis 15 Jahre" und in „Erwachsene (über 15 Jahre/Männer und Frauen)". In den übrigen Ländern der Bundesrepublik war die Gliederung wesentlich ausführlicher, wenn auch noch sehr verschieden, wie aus folgender Aufstellung hervorgeht:

			Gruppen
Niedersachsen	0—1, 1—5 dann von 5 zu 5 Jahren bis 75—80,	üb. 80 J.	18
Schleswig-Holstein	0—1, 1—5, 5—10, 10—15, 15—25, 25—45, 45—55, 55—65, 65—75,	üb. 75 J.	10
West-Berlin	0—1, 1—5, 5—10, 10—15, 15—25, 25—40, 40—50, 50—60,	üb. 60 J.	9
Nordrhein-Westfalen	0—1, 1—5, 5—15, 15—25, 25—45, 45—65, 65—75,	üb. 75 J.	8
Bremen	0—1, 1—5, 5—10, 10—15, 15—25, 25—45, 45—55, 55—65, 65—75,	üb. 75 J.	10
Hamburg	0—1, 1—5, 5—15, 15—25, 25—40, 40—60,	üb. 60 J.	7
Hessen	0—5, 5—15, 15—25, 25—45, 45—65,	üb. 65 J.	6
Bayern	0—15,	üb. 15 J.	2
Württemberg-Baden	0—15, 15 bis 75 J.	üb. 75 J.	3

Seit 1953 sind auch in *Niedersachsen* die Neuerkrankungen an Tuberkulose in derselben Weise aufgegliedert wie der Bestand (s. o.).

In der Sitzung der *Tuberkulose-Referenten* der Länder der Bundesrepublik vom 2. 12. 52 wurde die **5-Jahres-Gliederung** für die Tuberkulose-Statistiken beschlossen. Die Formulare für die Neuerkrankungen an aktiver Tuberkulose und den Bestand der an aktiver Tuberkulose Erkrankten sind auf S. 200 des Tbc-Jb. 1951/52 abgedruckt. Die 5-Jahres-Gliederung entspricht der **Direktive Nr. 1 der Weltgesundheitsorganisation für die Nomenklatur bei Krankheiten und Todesursachen** [,,Handbuch der internationalen statistischen Klassifizierung der Krankheiten, Gesundheitsschädigungen und Todesursachen", Statist. Bundesamt, Wiesbaden Bd. 1, S. 401 (1950)]. Entsprechend soll auch nach den Beschlüssen der ,,Sous-Commission de l'Epidémiologie" der Internationalen Union die Altersgliederung bei der internationalen Statistik der Tuberkulose-Morbidität durchgeführt werden.

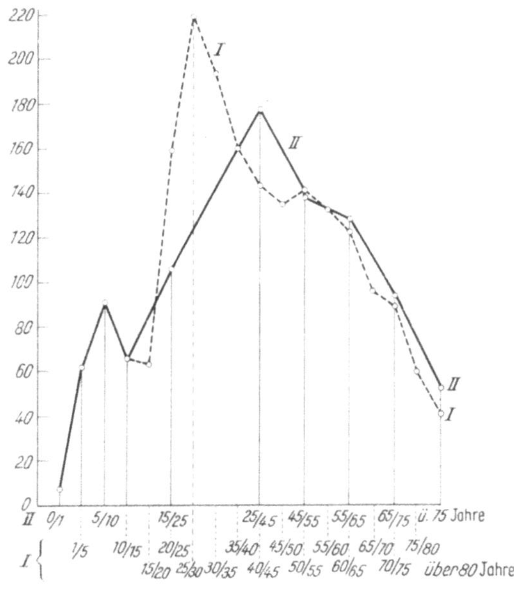

Abb. 4. Bestand an Männern mit aktiver Tuberkulose in Niedersachsen 1952 (a. 10000 M.) nach 5jährigen und nach größeren Altersgruppen. Die Abbildung läßt erkennen, daß nur eine 5jährige Altersgliederung genaue Aussagen über die altersmäßige Verteilung der Tuberkulösen gestattet.

Der obenerwähnte Beschluß der Tuberkulose-Referenten vom 2. 12. 52 hat zunächst Einwände von seiten einiger Tuberkulose-Fürsorgestellen hervorgerufen. Die 5-Jahres-Gliederung sollte das erstemal für das Jahr 1953 durchgeführt werden. Bis eine neue Form für eine Statistik sich routinemäßig durchsetzt, vergeht eine geraume Zeit. Angesichts der Einwände einiger Gesundheitsämter hat sich das DZK veranlaßt gesehen, am Beispiel von Niedersachsen, welches bereits 1952 die 5-Jahres-Gliederung benutzt hat, den *Bestand* an Tuberkulosekranken (Männer) einmal nach *5-Jahres-Gruppen* und dann auch *nach der bisherigen Einteilung in größere Gruppen* kurvenmäßig aufzuzeichnen (s. Abb. 4). Bei der Altersgliederung 15—25, 25—45 usw. Jahre liegt der *Gipfel* des Bestandes *bei 25—45 Jahren*, bei den *5-Jahres-Gruppen* aber bei *25 bis 30 Jahren* und ist sehr viel höher.

Die Zahlen der 5-Jahres-Gruppen zeigen im übrigen, daß von den 20- bis 25jährigen Männern 1,6% und von den 25—30jährigen 2,2% an aktiver Tuberkulose erkrankt sind — in Niedersachsen leiden insgesamt 1,13% *aller* Männer an aktiver Tuberkulose. Fügt man zu den obengenannten Ziffern für die 20- bis 30jährigen noch diejenigen der Männer mit inaktiver Tuberkulose hinzu, also Tuberkulosen, bei welchen man mit einer evtl. Verschlechterung rechnen muß, so ergibt sich, daß von den 20—30jährigen Männern fast 4% an aktiver und inaktiver Tuberkulose leiden.

Tabelle 22. *Neuerkrankungen an Tuberkulose in Bremen 1952 nach Alter und Geschlecht, absolute Zahlen auf 10000 Einwohner.* **Entnommen aus den Länderstatistiken 1952.**

Alter	Geschlecht	Tuberkulose der Atmungsorgane				Tuberkulose anderer Organe						Summe Ia—Id
		Ia	Ib	Ic	Ia—Ic	Knochen und Gelenke	Drüsen	Haut	Meningitis	Sonstige	Id gesamt	
0—1	m	— —	— —	6 *15,88*	6 *15,88*	— —	2 *5,30*	— —	— —	— —	2 *5,30*	8 *21,18*
	w	— —	— —	6 *16,89*	6 *16,89*	— —	1 *2,81*	— —	— —	— —	1 *2,81*	7 *19,71*
	zus.	— —	— —	12 *16,37*	12 *16,37*	— —	3 *4,29*	— —	— —	— —	3 *4,29*	15 *21,66*
1—5	m	— —	1 *0,63*	65 *41,18*	66 *41,81*	— —	4 *2,52*	— —	4 *2,52*	— —	8 *5,04*	74 *46,95*
	w	— —	— —	61 *41,59*	61 *41,59*	2 *1,36*	3 *2,05*	— —	2 *1,36*	— —	7 *4,77*	68 *46,36*
	zus.	— —	1 *0,33*	126 *41,38*	127 *41,71*	2 *0,65*	7 *2,30*	— —	6 *1,97*	— —	15 *4,92*	142 *46,63*
5—10	m	— —	— —	99 *48,10*	99 *48,10*	4 *1,94*	12 *5,82*	— —	— —	5 *2,42*	21 *10,18*	120 *58,28*
	w	1 *0,51*	— —	69 *35,30*	70 *35,81*	2 *1,02*	6 *3,06*	— —	— —	2 *1,02*	10 *5,10*	80 *40,91*
	zus.	1 *0,25*	— —	168 *42,00*	169 *42,25*	6 *1,50*	18 *4,50*	— —	— —	7 *1,75*	31 *7,75*	200 *50,00*
10—15	m	1 *0,41*	1 *0,41*	58 *23,58*	60 *24,40*	4 *1,63*	12 *4,87*	2 *0,81*	1 *0,41*	3 *1,22*	22 *8,94*	82 *33,34*
	w	1 *0,42*	2 *0,84*	52 *22,00*	55 *23,26*	5 *2,00*	13 *5,48*	— —	2 *0,84*	4 *1,68*	24 *10,00*	79 *33,26*
	zus.	2 *0,42*	3 *0,63*	110 *22,95*	115 *24,00*	9 *1,88*	25 *5,20*	2 *0,42*	3 *0,63*	7 *1,46*	46 *9,60*	161 *33,60*
15—20	m	9 *4,36*	3 *1,45*	48 *23,27*	60 *29,08*	8 *3,88*	10 *4,86*	1 *0,49*	2 *0,97*	5 *2,42*	26 *12,62*	86 *41,70*
	w	8 *3,82*	4 *1,90*	43 *20,52*	55 *26,24*	3 *1,43*	5 *2,39*	2 *0,95*	2 *0,95*	9 *4,29*	21 *10,01*	76 *36,25*
	zus.	17 *4,05*	7 *1,66*	91 *21,60*	115 *27,30*	11 *2,61*	15 *3,57*	3 *0,71*	4 *0,95*	14 *3,33*	47 *11,19*	162 *38,50*
20—25	m	19 *9,97*	4 *2,09*	54 *28,34*	77 *40,40*	3 *1,58*	5 *2,63*	1 *0,53*	1 *0,53*	6 *3,16*	16 *8,41*	93 *49,81*
	w	9 *4,58*	8 *4,04*	59 *30,08*	76 *38,75*	5 *2,55*	5 *2,55*	— —	— —	13 *6,62*	23 *11,71*	99 *50,46*
	zus.	28 *7,24*	12 *3,11*	113 *29,22*	153 *39,57*	8 *2,07*	10 *2,59*	1 *0,26*	1 *0,26*	19 *4,91*	39 *10,09*	192 *49,66*
25—30	m	11 *6,11*	6 *3,33*	49 *27,20*	66 *36,64*	3 *1,67*	5 *2,77*	1 *0,55*	1 *0,55*	3 *1,67*	13 *7,21*	79 *43,85*
	w	15 *6,74*	7 *3,14*	64 *28,75*	86 *38,63*	4 *1,79*	5 *2,25*	1 *0,45*	1 *0,45*	16 *7,18*	27 *12,13*	113 *50,75*
	zus.	26 *6,50*	13 *3,25*	113 *28,25*	152 *38,00*	7 *1,75*	10 *2,50*	2 *0,50*	2 *0,50*	19 *4,75*	40 *10,00*	192 *48,00*
30—35	m	10 *5,61*	5 *2,80*	45 *25,25*	60 *33,66*	1 *0,56*	2 *1,12*	— —	— —	5 *2,81*	8 *4,49*	68 *38,15*
	w	8 *3,45*	5 *2,16*	33 *14,24*	46 *19,85*	— —	2 *0,86*	— —	— —	14 *6,04*	16 *6,90*	62 *26,75*
	zus.	18 *4,39*	10 *2,44*	78 *19,02*	106 *25,85*	1 *0,24*	4 *0,96*	— —	— —	19 *4,64*	24 *5,84*	130 *31,70*
35—40	m	8 *4,80*	5 *3,01*	39 *23,45*	52 *31,26*	2 *1,20*	— —	— —	— —	3 *1,80*	5 *3,00*	57 *34,26*
	w	10 *4,91*	3 *1,47*	22 *10,78*	35 *17,16*	— —	2 *0,98*	2 *0,98*	— —	9 *4,40*	13 *6,36*	48 *23,52*
	zus.	18 *4,87*	8 *2,16*	61 *16,50*	87 *23,53*	2 *0,54*	2 *0,54*	2 *0,54*	— —	12 *3,25*	18 *4,87*	105 *28,40*
40—45	m	18 *7,88*	5 *2,18*	29 *12,65*	52 *22,70*	— —	— —	— —	— —	6 *2,61*	6 *2,61*	58 *25,31*
	w	2 *0,75*	2 *0,75*	27 *10,10*	31 *11,60*	1 *0,37*	1 *0,37*	2 *0,75*	— —	7 *2,65*	11 *4,14*	42 *15,74*
	zus.	20 *4,00*	7 *1,40*	56 *11,20*	83 *16,60*	1 *0,20*	1 *0,20*	2 *0,40*	— —	13 *2,60*	17 *3,40*	100 *20,00*

Tabelle 22. (Fortsetzung.)

Alter	Geschlecht	Tuberkulose der Atmungsorgane: Ia	Ib	Ic	Ia—Ic	Tuberkulose anderer Organe: Knochen und Gelenke	Drüsen	Haut	Meningitis	Sonstige	Id gesamt	Summe Ia—Id
45—50	m	13 *5,51*	8 *3,39*	34 *14,40*	55 *23,30*	2 *0,85*	1 *0,42*	1 *0,42*	— —	11 *4,61*	15 *6,30*	70 *29,60*
	w	3 *1,19*	5 *1,99*	24 *9,54*	32 *12,72*	4 *1,60*	3 *1,19*	1 *0,40*	— —	7 *2,78*	15 *5,95*	47 *18,67*
	zus.	16 *3,26*	13 *2,66*	58 *11,82*	87 *17,74*	6 *1,22*	4 *0,82*	2 *0,41*	— —	18 *3,66*	30 *6,11*	117 *23,85*
50—55	m	10 *4,85*	2 *0,97*	36 *17,45*	48 *23,27*	— —	1 *0,49*	— —	1 *0,49*	3 *1,47*	5 *2,45*	53 *25,72*
	w	6 *2,67*	2 *0,89*	12 *5,34*	20 *8,90*	1 *0,44*	1 *0,44*	1 *0,44*	— —	9 *3,96*	12 *5,28*	32 *14,18*
	zus.	16 *3,71*	4 *0,93*	48 *11,13*	68 *15,77*	1 *0,23*	2 *0,47*	1 *0,23*	1 *0,23*	12 *2,80*	17 *3,95*	85 *19,72*
55—60	m	4 *2,66*	8 *5,32*	14 *9,30*	26 *17,28*	1 *0,67*	— —	— —	— —	5 *3,33*	6 *4,00*	32 *21,28*
	w	4 *2,00*	2 *1,00*	14 *7,00*	20 *10,00*	4 *2,00*	1 *0,50*	— —	— —	3 *1,50*	8 *4,00*	28 *14,00*
	zus.	8 *2,36*	10 *2,94*	28 *8,21*	46 *13,51*	5 *1,47*	1 *0,29*	— —	— —	8 *2,36*	14 *4,12*	60 *17,63*
60—65	m	6 *4,51*	1 *0,75*	20 *15,04*	27 *20,30*	3 *2,25*	1 *0,75*	— —	— —	3 *2,25*	7 *5,25*	34 *25,55*
	w	2 *1,18*	3 *1,76*	11 *6,48*	16 *9,42*	1 *0,58*	1 *0,58*	— —	— —	4 *2,36*	6 *3,52*	22 *12,94*
	zus.	8 *2,66*	4 *1,33*	31 *10,33*	43 *14,32*	4 *1,33*	2 *0,66*	— —	— —	7 *2,33*	13 *4,32*	56 *18,64*
65—70	m	4 *3,51*	2 *1,75*	14 *12,30*	20 *17,56*	2 *1,76*	— —	— —	1 *0,88*	— —	3 *2,64*	23 *20,20*
	w	3 *2,21*	1 *0,74*	6 *4,43*	10 *7,38*	3 *2,21*	— —	— —	— —	4 *2,95*	7 *5,17*	17 *12,55*
	zus.	7 *2,80*	3 *1,20*	20 *8,00*	30 *12,00*	5 *2,00*	— —	— —	1 *0,40*	4 *1,60*	10 *4,00*	40 *16,00*
70—75	m	4 *4,65*	2 *2,32*	11 *12,80*	17 *19,77*	— —	— —	— —	— —	1 *1,16*	1 *1,16*	18 *20,93*
	w	8 *7,76*	1 *0,97*	7 *6,80*	16 *15,53*	1 *0,97*	1 *0,97*	— —	— —	— —	2 *1,94*	18 *17,47*
	zus.	12 *6,31*	3 *1,58*	18 *9,48*	33 *17,37*	1 *0,53*	1 *0,53*	— —	— —	1 *0,53*	3 *1,59*	36 *18,96*
75—80	m	3 *5,45*	3 *5,45*	10 *18,20*	16 *29,10*	— —	— —	— —	— —	— —	— —	16 *29,10*
	w	4 *6,18*	2 *3,09*	3 *4,63*	9 *13,90*	— —	— —	— —	— —	— —	— —	9 *13,90*
	zus.	7 *5,82*	5 *4,16*	13 *10,81*	25 *20,79*	— —	— —	— —	— —	— —	— —	25 *20,79*
über 80	m	1 *3,40*	— —	2 *6,80*	3 *10,20*	— —	— —	— —	— —	— —	— —	3 *10,20*
	w	2 *5,00*	1 *2,50*	1 *2,50*	4 *10,00*	1 *2,50*	— —	— —	— —	— —	1 *2,50*	5 *12,50*
	zus.	3 *4,29*	1 *1,43*	3 *4,29*	7 *10,00*	1 *1,43*	— —	— —	— —	— —	1 *1,43*	8 *11,43*
Zusammen	m	121 *4,31*	56 *2,02*	633 *22,48*	810 *28,81*	33 *1,18*	55 *1,96*	6 *0,21*	11 *0,39*	59 *2,10*	164 *5,84*	974 *34,65*
	w	86 *2,75*	48 *1,54*	514 *16,20*	648 *20,50*	37 *1,18*	50 *1,60*	9 *0,29*	7 *0,23*	101 *3,25*	204 *6,55*	852 *27,05*
	zus.	207 *3,49*	104 *1,73*	1147 *19,40*	1458 *24,62*	70 *1,18*	105 *1,73*	15 *0,25*	18 *0,31*	160 *2,72*	368 *6,19*	1826 *30,81*

Tabelle 23. *Bestand der an aktiver Tuberkulose Erkrankten am 31. Dezember 1952 nach Alter und Krankheitsgruppen in Niedersachsen.* (a = absolute Zahl, r = relative Zahl.) Aus: „Die Tuberkulose in Niedersachsen 1952", Tab. 16.[1]

Altersklassen		Ia			Ib			Ic			Ia—Ic			Id			Ia—Id		
		m	w	zus.	m	w	zus.	m	w	zus.	m	w	zus.	m	w	zus.	m	w	zus.
0—1	a	1	—	1	2	—	2	30	11	41	33	11	44	2	2	4	35	13	48
	r	*0,2*	—	*0,1*	*0,4*	—	*0,2*	*5,6*	*2,2*	*3,9*	*6,2*	*2,2*	*4,2*	*0,4*	*0,4*	*0,4*	*6,5*	*2,6*	*4,6*
1—5	a	10	15	25	12	8	20	1165	1010	2175	1187	1033	2220	129	119	248	1316	1152	2468
	r	*0,5*	*0,7*	*0,6*	*0,6*	*0,4*	*0,5*	*54,2*	*50,0*	*52,1*	*55,2*	*51,1*	*53,2*	*6,0*	*5,9*	*6,0*	*61,2*	*57,0*	*59,2*
5—10	a	19	21	40	15	11	26	1706	1560	3266	1740	1592	3332	387	321	708	2127	1913	4040
	r	*0,8*	*0,9*	*0,9*	*0,6*	*0,5*	*0,6*	*72,5*	*69,1*	*70,7*	*74,0*	*70,5*	*72,2*	*16,5*	*14,3*	*15,4*	*90,5*	*84,8*	*87,6*
10—15	a	56	104	160	37	42	79	1513	1428	2941	1606	1574	3180	522	556	1078	2128	2130	4258
	r	*1,7*	*3,3*	*2,5*	*1,1*	*1,3*	*1,2*	*46,3*	*45,6*	*45,9*	*49,1*	*50,2*	*49,7*	*16,0*	*17,9*	*16,9*	*65,1*	*68,1*	*66,6*
15—20	a	264	396	660	103	151	254	1011	1263	2274	1378	1810	3188	345	372	717	1723	2182	3905
	r	*9,5*	*14,9*	*12,1*	*3,7*	*5,7*	*4,7*	*36,6*	*47,7*	*41,8*	*49,6*	*68,3*	*58,6*	*12,4*	*14,0*	*13,2*	*62,0*	*82,3*	*71,8*
20—25	a	1068	796	1864	292	277	569	1808	1964	3772	3168	3037	6205	415	489	904	3583	3526	7109
	r	*46,8*	*35,0*	*40,9*	*12,8*	*12,2*	*12,5*	*79,2*	*86,4*	*82,7*	*138,8*	*133,4*	*136,1*	*18,2*	*21,6*	*19,8*	*157,0*	*155,0*	*155,9*
25—30	a	1417	1039	2456	403	366	769	2044	2160	4204	3864	3565	7429	455	552	1007	4319	4117	8436
	r	*69,9*	*41,6*	*54,3*	*19,9*	*14,6*	*17,0*	*100,8*	*86,3*	*92,8*	*190,6*	*142,5*	*164,1*	*22,4*	*22,1*	*22,2*	*213,0*	*164,6*	*186,3*
30—35	a	1127	839	1966	339	268	607	1560	1745	3305	3026	2852	5878	329	413	742	3355	3265	6620
	r	*64,1*	*34,2*	*46,7*	*19,3*	*10,9*	*14,4*	*88,7*	*71,1*	*78,4*	*172,0*	*116,2*	*139,5*	*18,7*	*16,8*	*17,6*	*190,7*	*133,0*	*157,1*
35—40	a	871	570	1441	239	229	468	1199	1278	2477	2309	2077	4386	262	330	592	2571	2407	4978
	r	*53,8*	*25,7*	*37,6*	*13,8*	*10,3*	*12,2*	*74,5*	*57,6*	*64,4*	*142,2*	*93,6*	*114,2*	*16,2*	*14,9*	*15,4*	*158,4*	*108,5*	*129,6*
40—45	a	1161	557	1718	314	186	500	1422	1185	2607	2897	1928	4825	298	353	651	3195	2281	5476
	r	*51,2*	*19,5*	*33,5*	*13,9*	*6,5*	*9,8*	*62,6*	*41,6*	*50,9*	*127,7*	*67,6*	*94,2*	*13,2*	*12,4*	*12,7*	*140,9*	*80,0*	*106,9*
45—50	a	1144	406	1550	274	151	425	1374	890	2264	2792	1447	4239	287	283	570	3079	1730	4809
	r	*49,3*	*15,5*	*31,4*	*11,8*	*5,8*	*8,6*	*59,1*	*34,1*	*45,9*	*120,1*	*55,4*	*85,9*	*12,3*	*10,8*	*11,6*	*132,4*	*66,2*	*97,5*
50—55	a	1129	305	1434	290	149	439	1317	772	2089	2736	1226	3962	242	308	550	2978	1534	4512
	r	*53,0*	*12,8*	*31,7*	*13,6*	*6,2*	*9,7*	*61,8*	*32,2*	*46,1*	*128,3*	*51,2*	*87,5*	*11,4*	*12,9*	*12,2*	*139,7*	*64,0*	*99,7*
55—60	a	812	253	1065	239	112	351	876	523	1399	1927	888	2815	152	233	385	2079	1121	3200
	r	*51,4*	*12,2*	*29,1*	*15,1*	*5,4*	*9,6*	*55,4*	*25,0*	*38,1*	*121,9*	*42,6*	*76,7*	*9,6*	*11,2*	*10,5*	*131,5*	*53,8*	*87,2*
60—65	a	617	247	864	204	104	308	638	465	1103	1459	816	2275	109	185	294	1568	1001	2569
	r	*47,7*	*14,3*	*28,6*	*15,7*	*6,1*	*10,2*	*49,1*	*27,0*	*36,6*	*112,2*	*47,4*	*75,3*	*8,4*	*10,7*	*9,7*	*120,6*	*58,1*	*85,0*
65—70	a	381	170	551	159	113	272	403	256	659	943	539	1482	73	156	229	1016	695	1711
	r	*35,8*	*12,2*	*22,5*	*14,9*	*8,2*	*11,1*	*37,8*	*18,5*	*26,9*	*88,5*	*38,9*	*60,5*	*6,9*	*11,2*	*9,4*	*95,4*	*50,1*	*69,9*
70—75	a	269	130	399	137	86	223	275	196	471	681	412	1093	49	102	151	730	514	1244
	r	*32,2*	*12,5*	*21,3*	*16,4*	*8,3*	*11,9*	*33,0*	*18,8*	*25,1*	*81,6*	*39,6*	*58,3*	*5,9*	*9,8*	*8,1*	*87,5*	*49,4*	*66,4*
75—80	a	124	75	199	67	48	115	124	92	216	315	215	530	29	60	89	344	275	619
	r	*21,3*	*10,8*	*15,5*	*11,4*	*6,9*	*9,0*	*21,2*	*13,2*	*16,9*	*53,8*	*30,8*	*41,4*	*5,0*	*8,6*	*6,9*	*58,9*	*39,4*	*48,3*
über 80	a	45	24	69	37	21	58	49	40	89	131	85	216	13	25	38	144	110	254
	r	*12,5*	*5,2*	*8,4*	*10,3*	*4,6*	*7,1*	*13,6*	*8,7*	*10,9*	*36,4*	*18,5*	*26,4*	*3,9*	*5,5*	*4,6*	*40,1*	*24,0*	*31,0*
Insgesamt	a	10515	5947	16462	3163	2322	5485	18514	16838	35352	32192	25107	57299	4098	4859	8957	36290	29966	66256
	r	*33,7*	*16,8*	*24,8*	*10,1*	*6,6*	*8,2*	*59,3*	*47,8*	*53,1*	*103,1*	*71,2*	*86,1*	*13,1*	*13,8*	*13,5*	*116,1*	*85,0*	*99,6*

[1] Relativwerte wurden errechnet.

Nicht lediglich aus statistischen, sondern auch aus medizinischen, versicherungsmedizinischen, volkswirtschaftlichen und bevölkerungsstatistischen Gründen ist es wichtig zu wissen, welche Altersgruppen überwiegend von der Tuberkulose betroffen werden, und ob sich die Tuberkulose-Morbidität einzelner Altersgruppen in ähnlicher Weise ändert, wie wir dies bei den Mortalitäts-Statistiken für die einzelnen Jahre beobachten (vgl. die Änderung der Tuberkulose-Mortalität seit dem Beginn der Anwendung der Isoniazide).

Bremen hat die Statistik der Neuerkrankungen bereits für 1952 nach *5-Jahres-Gruppen* geführt; die Zahlen sind aber zu klein, um aus einer kurvenmäßigen Darstellung eindeutige Schlüsse ziehen zu können (Tab. 22). Von *Niedersachsen* wurde berichtet, daß die Aufgliederung des Bestandes und der Neuerkrankungen bei den Fürsorgestellen nur wenig Mehrarbeit verursacht habe, daß aber *die Notwendigkeit, jede einzelne Krankenkarte durchzusehen, dazu geführt habe, die Statistik gründlich zu bereinigen.* Wir hoffen, daß für das nächste Jahrbuch auch von den anderen Ländern der Bundesrepublik die Morbiditätsangaben in derselben Weise wie von Bremen und Niedersachsen eingesandt werden können.

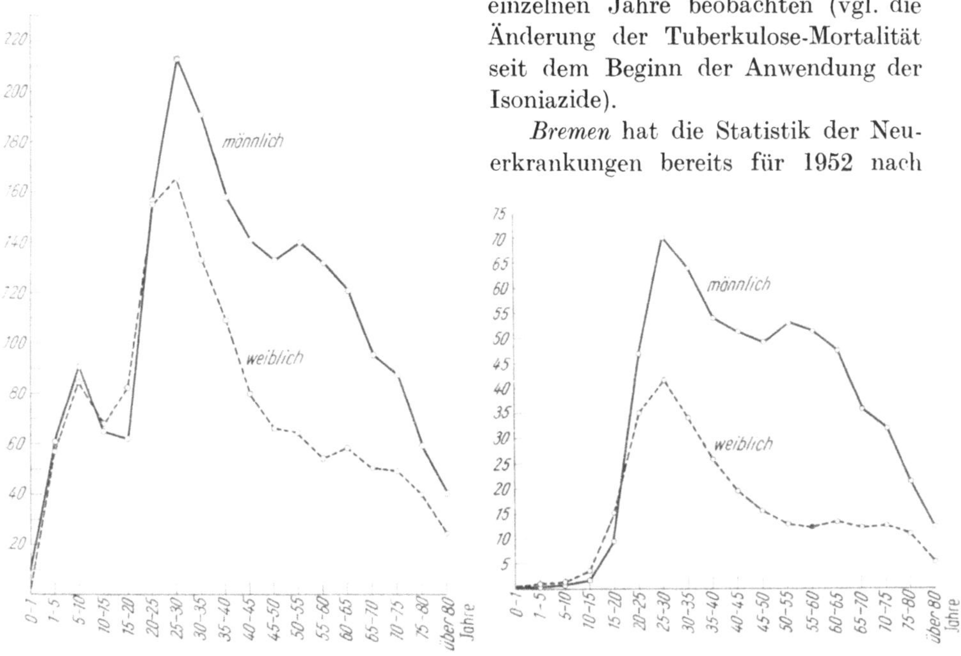

Abb. 5. Abb. 6.

Abb. 5. Bestand an Personen mit aktiver Tuberkulose (Ia—Id-Fälle) in Niedersachsen am 31. 12. 1952 auf 10000 E. nach Alter und Geschlecht. Das Maximum liegt bei Männern und Frauen bei 25—30 Jahren. Oberhalb 25 Jahren ist der Bestand an Männern mit aktiver Tuberkulose wesentlich höher als der an Frauen.

Abb. 6. Bestand an Ia + Ib-Fällen in Niedersachsen 1952 (a. 10000 E) nach Alter und Geschlecht. Auch hier liegt der Gipfel bei den Altersklassen 25—30 Jahren.

Tab. 23 gibt die absoluten und relativen Zahlen des Bestandes der an aktiver Tuberkulose Erkrankten Ende *1952* in *Niedersachsen* wieder. In Tab. XIV sind die *Neuerkrankungen* und in Tab. XVa der *Bestand* von Niedersachsen Ende *1953* aufgezeichnet, allerdings nur in absoluten Zahlen, da die fortgeschriebene Bevölkerung des Jahres 1953 noch nicht zu erhalten war. In Abb. 5 ist der *Bestand* in Niedersachsen i. J. 1952 nach Alter und Geschlecht dargestellt; **der Gipfel der Erkrankungen sowohl der Männer als auch der Frauen liegt bei 25—30 Jahren.** In Abb. 6 sind die Kurven für die „offenen Lungentuberkulosen“ aufgezeichnet, auch hier liegt der Gipfel bei 25—30 Jahren. Die Ic-Fälle in Niedersachsen 1952 sind in der Abb. 7 dargestellt; hier sieht man einen *Gipfel der kindlichen Tuberkulosen* bei *5—10 Jahren.* Wir kommen bei Besprechung der Kindertuberkulose darauf zurück (s. S. 85); das Maximum der Ic-Fälle der *Frauen* liegt zwischen *20 und 30 Jahren.* Bei den Id-Fällen sehen wir bei den *kindlichen Tuberkulosen* einen Gipfel zwischen *5—15 Jahren* und bei den *Frauen* zwischen *20—30 Jahren* (Abb. 8). Während aber bei der *Lungentuberkulose* die Erkrankungsziffern der Männer der höheren Altersklassen weit höher liegen als die der Frauen, zeigt sich merkwürdigerweise bei den

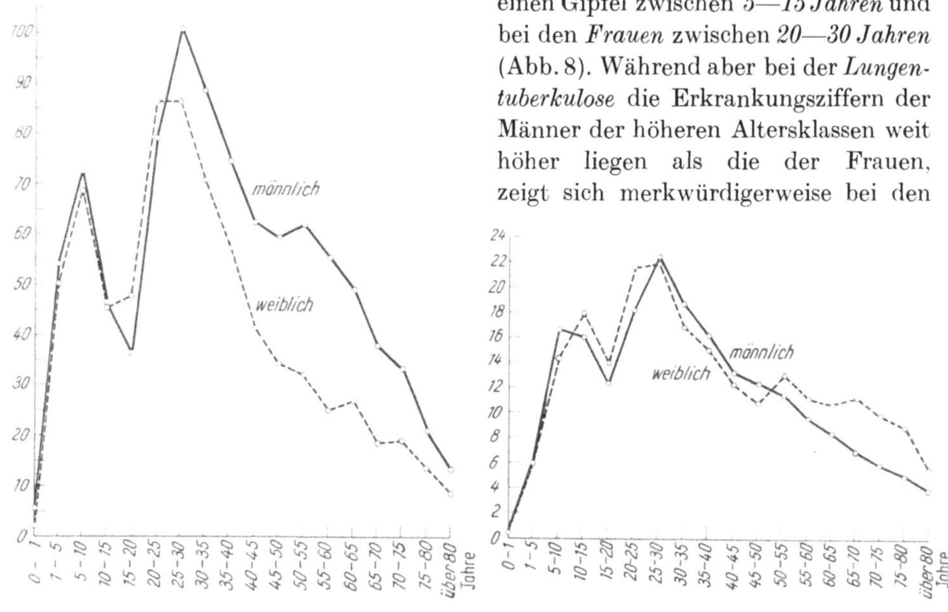

Abb. 7. Abb. 8.

Abb. 7. Bestand an Ic-Fällen (a. 10000 E.) in Niedersachsen 1952 nach Alter und Geschlecht. Im Gegensatz zur offenen Tuberkulose (Abb. 6) sind an den geschlossenen Tuberkulosen die Kinder in höherem Maße beteiligt, und zwar besonders in der Alterklasse 5—10 Jahre.

Abb. 8. Bestand an Id-Fällen (a. 10000 E.) in Niedersachsen 1952 nach Alter und Geschlecht. Auch bei den extrapulmonalen Tuberkulosen liegt das Maximum für Männer und Frauen bei 25—30 Jahren und auch die bekannte Tatsache der Häufigkeit der extrapulmonalen Tuberkulose bei den Kindern ist ersichtlich. Im Gegensatz zur pulmonalen Tuberkulose mit großen Differenzen zwischen Männern und Frauen oberhalb 25 Jahren verlaufen die Werte für beide Geschlechter annähernd parallel bis etwa 50 Jahre; von da an übersteigt der Bestand an Frauen mit extrapulmonaler Tuberkulose den der Männer zum Teil beträchtlich.

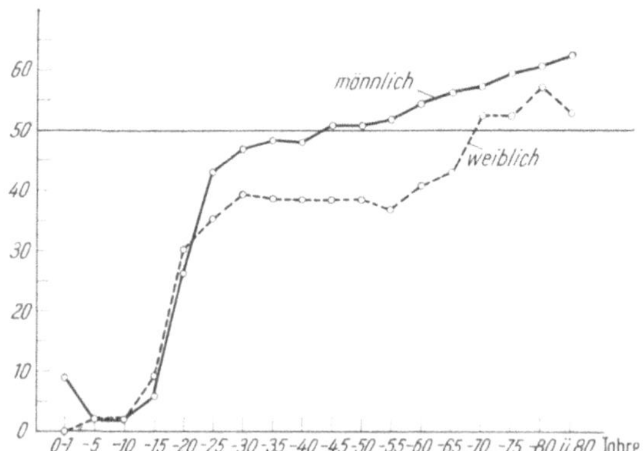

Abb. 9. Ansteckend-Tuberkulöse nach Alter und Geschlecht in Prozent aller an Lungentuberkulose erkrankten Personen, Niedersachsen 1952. Bis etwa zum 15. Lebensjahre ist der Anteil der ansteckenden Fälle geringfügig und liegt unter 10% aller Erkrankungsfälle dieser Altersklasse. Dann steigt der Anteil jedoch sehr rasch an; von 25 Jahren an sind über 40% aller Männer und fast 40% aller Frauen mit Lungentuberkulose als Infektionsquelle anzusehen. Von 45 Jahren an sind über 50% der Männer, von 70 Jahren an über 50% der Frauen mit Lungentuberkulose ansteckend.

extrapulmonalen Tuberkulosen, daß jenseits von 50 Jahren die Zahl der Frauen mit extrapulmonaler Tuberkulose diejenige der Männer überwiegt.

In Abb. 9 ist dargestellt, *wieviel von 100 Personen* mit aktiver Lungentuberkulose in Niedersachsen 1952 an *ansteckender Lungentuberkulose* erkrankt waren. Die Kurven zeigen an, daß **von 45 Jahren an über 50% der Lungentuberkulosen bei den Männern ansteckend waren,** bei den Frauen aber erst in den höheren Altersstufen. Wenn also bei einem Mann von über 45 Jahren eine aktive Lungentuberkulose entdeckt wird, so besteht von vornherein über 50% Wahrscheinlichkeit, daß diese Lungentuberkulose ansteckend ist. Man findet bekanntlich bei den Männern oberhalb 45 Jahre viel mehr chronische ansteckende Lungentuberkulosen als bei den Frauen.

Ein Vergleich der Relativwerte für 1952 und 1953 läßt sich noch nicht ziehen, weil die fortgeschriebene Bevölkerung des Jahres 1953 noch nicht bekannt ist. Die Änderung der absoluten Zahlen des Bestandes Bremen und Hessen 1952 und 1953 ersehen wir aus Tab. 24.

Tabelle 24. *Änderung des Bestandes 1952/53 in verschiedenen Altersklassen in Niedersachsen, Bremen und Hessen.*
Prozentuale Änderung der absoluten Zahlen.

Alter	Ia		Ib		Ic		Id		Ia—Id	
	m	w	m	w	m	w	m	w	m	w
					Niedersachsen					
0—15 . .	—30,2	—40,7	—46,0	—42,6	—26,3	—26,9	—25,8	—27,0	—26,4	—27,5
15—30 . .	—11,4	—15,0	—37,1	—43,4	— 5,0	0	—16,2	— 8,6	—11,8	— 8,6
30—50 . .	+ 1,8	— 2,8	—33,0	—42,7	— 2,0	+ 1,6	—12,1	— 4,9	— 4,6	— 4,2
über 50 .	+ 8,1	+ 7,2	—18,9	—31,6	+ 7,0	+ 2,0	— 8,1	— 7,5	+ 3,0	— 2,9
oberhalb 15 Jahre .	0	0	—28,6	—39,8	0	0	— 7,0	—11,8	— 4,3	— 5,7
gesamt . .	0	— 6,2	—28,9	—39,8	— 6,8	— 5,9	—15,6	—11,1	— 7,7	— 9,5
					Bremen					
gesamt . .	+ 1,6	— 7,2	+19,2	+22,0	— 0,4	+ 0,2	+ 8,2	+ 8,6	+ 3,2	+ 2,8
					Hessen					
gesamt . .	— 9,3	— 9,7	+ 6,8	— 2,5	+ 1,0	+10,4	+ 5,5	+ 4,7	— 0,4	— 1,6

In Niedersachsen hat der Bestand an Personen mit aktiver Tuberkulose von 66256 im Jahre 1952 auf 60611 im Jahre 1953 abgenommen. Obwohl die Kinderkliniker über eine Zunahme der stationären Fälle von kindlicher Tuberkulose berichten, geht aus der Tab. 24 hervor, daß der *Bestand* an *kindlichen Tuberkulosen* von 1952 auf 1953 um rd. 27% *abgenommen* hat. Die Ia-Fälle der Altersgruppe „über 50 Jahre" haben nicht ab-, sondern zugenommen. Diese Zunahme ist z. T. auf die bekannten *Rückfälle* zurückzuführen, auf die während der letzten Jahre immer wieder in den Tuberkulose-Jahrbüchern hingewiesen worden ist. — Die Ib-Fälle stellen bekanntlich immer eine unklare Gruppe dar. Der erhebliche Rückgang der Zahl der Ib-Fälle von 1952 auf 1953 wird z. T. auf arbeitsstatistische Faktoren zurückzuführen sein.

Zusammenfassend müssen wir betonen, daß der Bestand an kindlichen Tuberkulosen zweifellos erheblich abgenommen hat; da aber tuberkulösen

Kindern bei weitem nicht in demselben Maße wie den tuberkulösen Erwachsenen Tuberkulostatica verabreicht werden, so muß man schließen, daß die **Neuinfektionen von Kindern von 1952 auf 1953 weniger geworden sind.** Dies wird durch die Tab. 25 bestätigt (s. S. 85).

Zahlenmäßige Angaben über Neuerkrankungen und Bestand an Tuberkulose in den Ländern des Bundesgebietes befinden sich im Tabellenanhang (Tab. IX bis Tab. XXVIIc).

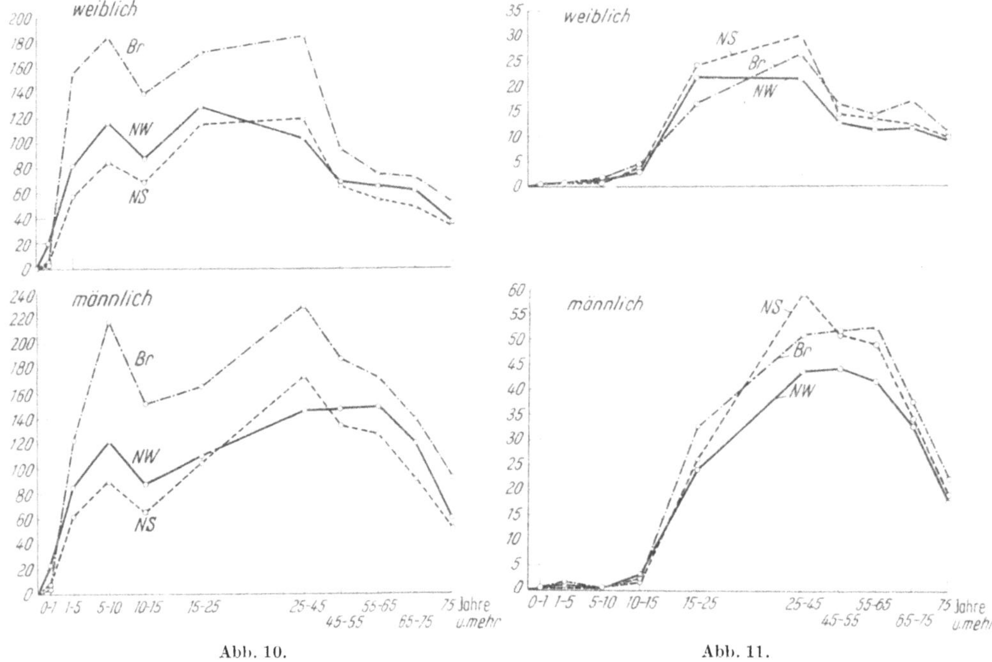

Abb. 10. Abb. 11.

Abb. 10. Bestand an Ia—Id-Fällen in Bremen, Niedersachsen und Nordrhein-Westfalen 1952 nach Alter und Geschlecht auf 10000 E. Diese Darstellung mußte noch unter Zugrundelegung der größeren Altersgruppen erfolgen, da bisher noch nicht alle Länder nach 5jährigen Gruppen gemeldet haben. Wir müssen uns deshalb auf die Feststellung beschränken, daß zwischen Niedersachsen und Nordrhein-Westfalen eine recht gute Übereinstimmung besteht, während Bremen in fast allen Altersklassen zum Teil wesentlich höhere Werte aufweist. (Dies entspricht dem in Abb. 3 dargestellten Nord-Süd-Gefälle). Es muß angenommen werden, daß in Bremen vornehmlich der Bestand an Ic-Fällen die erheblichen Abweichungen verursacht.

Abb. 11. Bestand an Ia-Fällen in Bremen, Niedersachsen und Nordrhein-Westfalen 1952 nach Alter und Geschlecht auf 10000 E. Die Unterschiede sind nicht mehr so groß wie bei den Ia—Id-Fällen in Abb. 10.

Zum Vergleich der Tuberkulose-Situation in den Ländern des Bundesgebietes bringen wir in Abb. 10 und Abb. 11 die Bestandszahlen der Länder *Nordrhein-Westfalen, Niedersachsen* und *Bremen* (allerdings nicht in 5 Jahres-Gruppen, sondern nach den früheren großen Altersgruppen), und zwar die Ia- bis Id-Fälle und die Ia-Fälle gesondert. Hier zeigt sich, daß der Bestand an Tuberkulosefällen aller Formen in Bremen in allen Altersklassen und für beide Geschlechter (Abb. 10) viel höher liegt als in den beiden anderen Ländern. Beim Bestand an „offenen Lungentuberkulosen“ hingegen (Abb. 11) weichen die Verhältnisse in Bremen in keiner Weise von denjenigen der beiden anderen Länder ab. Man muß sich fragen, ob die Unterschiede der Zahlen nicht auf einer verschiedenen Erfassung und Registrierung der Tuberkulosekranken beruhen.

Vergleicht man die Zahl der Neuerkrankungen in einem deutschen (z. B. Niedersachsen) und in einem außerdeutschen Land (z. B. Schweden), so erhält man für alle Tuberkuloseformen (Männer) (1952) die in Abb. 12 wiedergegebene Situation. Aus der Abbildung geht hervor, daß in Niedersachsen die Zahl der Neuzugänge im Jahre 1952 noch sehr viel höher liegt als in Schweden. Die schwedischen Ärzte berichteten in Rio im August 1952, daß in Schweden nicht nur die Tuberkulose-Mortalität, sondern auch die Zahl der Neuerkrankungen und des Bestandes abzusinken beginne. Ein Vergleich der beiden Kurven ergibt als besondere Auffälligkeit die außerordentlich *niedrige Zahl der Neuerkrankungen* (alle Formen) der *kindlichen* Tuberkulose in Schweden. Schon im Jahre 1948 teilte man uns gelegentlich einer Studienreise in Schweden mit, daß der jährliche Zugang an kindlichen Tuberkulosen, vor allem an extrapulmonalen Formen, derartig gering sei, daß viele Krankenstationen für die kindlichen Tuberkulosen geschlossen werden konnten. *Schon damals spielte in Schweden die tuberkulöse Meningitis kaum noch eine nennenswerte Rolle.* Fragen wir nach der Ursache dieser Unterschiede in Schweden und Niedersachsen, so können wir folgende 4 wesentliche Faktoren anführen.

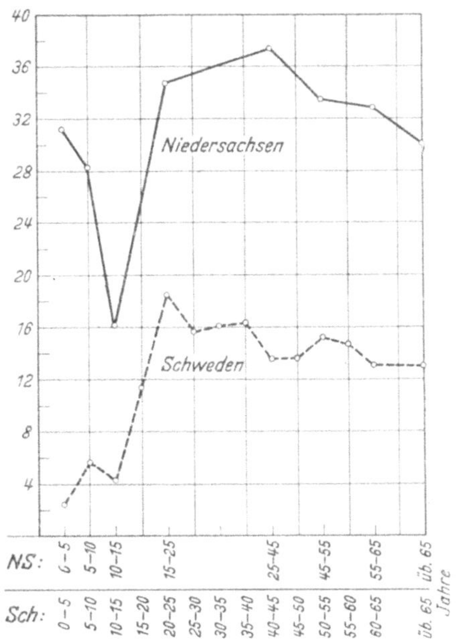

Abb. 12. Neuerkrankungen an Tuberkulose der Männer in Niedersachsen und Schweden 1952 auf 10000 E. Die Zahl der Neuerkrankungen an Tuberkulose liegt in Niedersachsen z. T. über doppelt so hoch wie in Schweden. Besonders eindrucksvoll ist der Unterschied bei den Neuerkrankungen der 0—15jährigen.

Tabelle 25. *Änderungen der Neuerkrankungen 1952/53 in verschiedenen Altersklassen in Niedersachsen und Bremen. Prozentuale Änderung der absoluten Zahlen*[1].

Alter	Ia		Ib		Ic		Id		Ia—Id	
	m	w	m	w	m	w	m	w	m	w
					Niedersachsen					
0—15 . .	—66,6	—25,0	0	—42,2	—12,3	—12,4	—30,5	— 8,6	—15,8	—13,7
15—25 . .	—16,3	—19,2	—15,5	—22,4	—23,8	—19,3	— 3,3	— 8,7	—19,6	—18,0
25—45 . .	—18,6	—26,0	—17,8	—28,9	—14,8	—10,8	— 2,6	— 5,3	—18,8	—14,5
45—55 . .	—15,5	+14,0	—20,7	—39,5	— 8,6	— 4,0	—18,0	—25,6	—12,6	—10,0
über 55 .	—10,5	+11,5	—23,8	—23,6	— 1,0	+15,3	—18,0	—14,1	— 9,5	+ 3,0
oberhalb 15 Jahre .	—15,4	—12,6	—20,1	—27,3	—13,5	— 9,5	— 7,8	—11,3	—14,4	—12,1
gesamt . .	—16,2	—13,0	—19,7	—28,1	—13,1	—10,8	—15,4	—12,5	—14,7	—12,5
					Bremen					
gesamt . .	+33,0	0	+37,5	— 5,0	—19,0	—14,0	—20,7	— 5,7	— 9,5	—10,0

[1] Relativzahlen konnten nicht errechnet werden, weil die fortgeschriebene Bevölkerung für 1953 noch nicht bekannt war.

1. Deutschland hat in den letzten 40 Jahren *über 20 Jahre Kriegs- und Nachkriegszeit* gehabt.

2. Der *allgemeine Lebensstandard* ist in Schweden wesentlich höher als bei uns; eine Wohnungskrise, wie sie bei uns immer noch besteht, hat es in Schweden kaum gegeben.

3. Die *Ausmerzung der Rindertuberkulose* hatte in Schweden bis 1952 schon derartige Fortschritte gemacht, daß damals nur noch rd. 4% tuberkulinpositive Rinder gezählt wurden, gegen 30—40% bei uns zum gleichen Zeitpunkt.

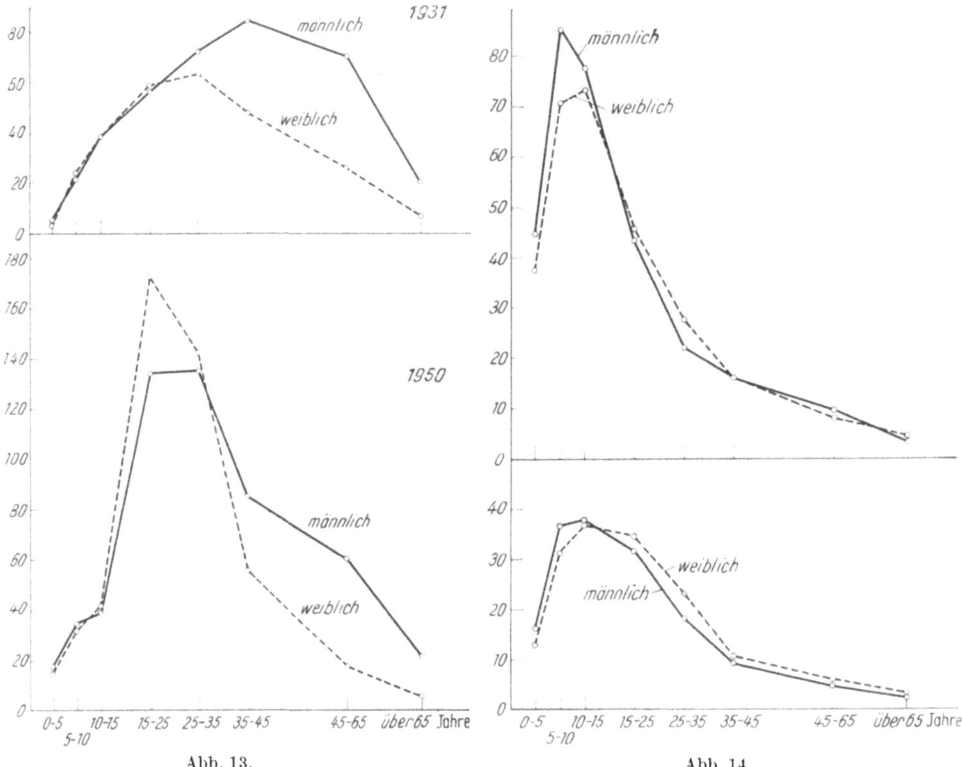

Abb. 13. Abb. 14.

Abb. 13. Bestand an Personen mit aktiver Lungentuberkulose in Schottland 1931 und 1950 nach Alter und Geschlecht auf 10000 E. Nach den Zahlenangaben von Schottland ist in den zwei Jahrzehnten von 1931—1950 eine wesentliche Verschiebung in der Altersverteilung der Tuberkulösen eingetreten: die Zahl der Erkrankungen der Personen zwischen 15 und 35 Jahren hat ganz erheblich zugenommen. Wir vermuten jedoch, daß es sich hier in erster Linie um eine Frage der Erfassung handelt, zumal nach anderen Angaben (Dänemark) eine derartige Altersverschiebung nicht beobachtet worden ist.

Abb. 14. Bestand an Personen mit extrapulmonaler Tuberkulose in Schottland 1950 auf 10000 E., 1931 (oberer Teil der Abb.) und 1950 (unterer Teil). Der Charakter der Kurven ist derselbe, jedoch ist in den Altersklassen bis 25 Jahre ein erheblicher Rückgang des Bestandes festzustellen.

4. In *einzelnen* Gebieten Schwedens (z. B. in Göteborg) ist die *Tuberkulose-Schutzimpfung mittels BCG* schon *seit 1927* üblich, in *allen* Gebieten etwa *seit 1942. Rund 90% der Neugeborenen werden dort seit vielen Jahren schutzgeimpft.* Wie wir an anderer Stelle ausgeführt haben, zeigt die Seltenheit der tuberkulösen Meningitis bei rite BCG-Geimpften in allen Ländern mit Deutlichkeit, daß durch die Schutzimpfung innerhalb der Zeitspanne des Impfschutzes Generalisationsformen der Tuberkulose nur selten auftreten (vgl. dazu Ausführungen zu Tab. 25). Wenn uns Schweden mit der Durchführung der BCG-Schutzimpfung und der

Bekämpfung der Rindertuberkulose auch weit voraus ist, so sind doch Andeutungen dafür vorhanden, daß auch bei uns die Bekämpfungsmaßnahmen gegen die Tuberkulose zum Erfolg führen werden. Wie wir seit über Jahresfrist mehrfach betont haben, befinden wir uns z. Z. an einem *Wendepunkt* des Tuberkulosegeschehens. Dieses verläuft durchaus nicht in allen Ländern der Erde gleichartig; wir haben in den vorhergehenden Jahrbüchern schon öfter hierauf hingewiesen, und die Abb. 13—17 dürften die Verschiedenartigkeit des Tuberkuloseablaufes in einzelnen Ländern zum Ausdruck bringen.

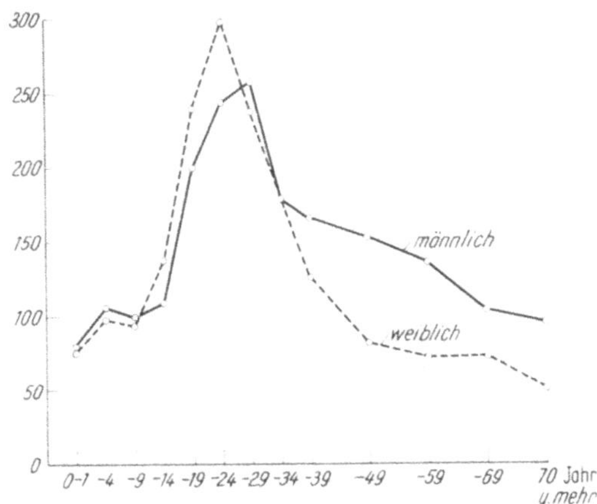

Abb. 15. Neuerkrankungen an Tuberkulose in den Niederlanden 1951 nach Alter und Geschlecht auf 100000 E. Das Maximum liegt auch hier um 25—30 Jahre.

Abb. 13 und 14 betreffen den Bestand an *pulmonaler* und *extrapulmonaler* Tuberkulose in *Schottland* 1931 bis 1950 — Schottland zeichnet sich im übrigen seit Jahren durch eine sorgfältige und eingehende Statistik der Morbidität aus. 1931 lag in Schottland der Altersgipfel der pulmonalen Tuberkulosen der Männer bei 35 bis 45 Jahren, der Frauen bei 15—25 Jahren, 1950 bei den Männern zwischen 15—35 Jahren und bei den Frauen zwischen

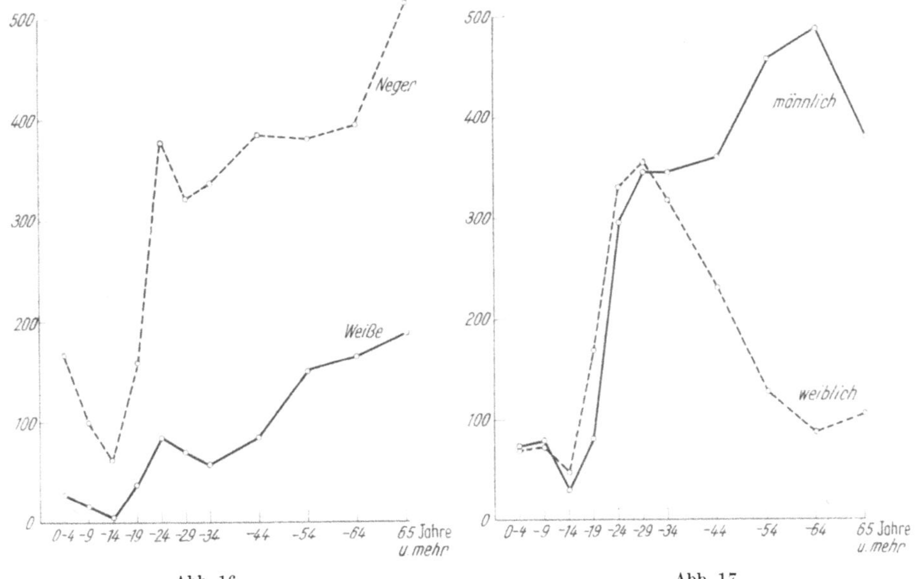

Abb. 16. Abb. 17.

Abb. 16. Neuerkrankungen an Tuberkulose in New York City 1950 bei Weißen und Negern nach Altersklassen auf 100000 E. Die Darstellung zeigt einen Gipfel um 25 Jahre, aber nach kurzem Absinken einen weiteren erheblichen Anstieg mit höchsten Werten in den höchsten Altersklassen; diese Tatsache steht im Gegensatz zu allen bisher bekannten Erscheinungen in Europa. Im übrigen zeigt die Abbildung, daß die Morbidität der Neger weit über der der Weißen liegt.

Abb. 17. Bestand an Tuberkulosekranken in New York City 1950 auf 100000 E. nach Alter und Geschlecht. Auch hier zeigen die Männer gegenüber den bisherigen Darstellungen sehr hohe Werte in den höheren Lebensaltern.

15—25 Jahren. Unbefriedigend ist die Einteilung der schottischen Statistik in große Altersgruppen; ein Vergleich z. B. mit Niedersachsen mit 5 Jahres-Gruppen ist deshalb schwer möglich.

Die Abb. 15—17 der Neuerkrankungen in den *Niederlanden* und in der *Stadt New York* bestätigen, daß in den meisten Ländern sowohl die Zahl der Neuerkrankungen als auch der Bestand in den Altersklassen zwischen 20 und 30 Jahren ein Maximum erreicht. Diese Altersstufe ist danach ganz besonders durch Erkrankung an Tuberkulose gefährdet[1]. Die Kurven der Neuerkrankungen New York City bestätigen im übrigen, daß der Verlauf der Tuberkulose bei *Weißen* und *Negern* sehr verschieden ist. — Die hohen Bestandszahlen von New York City in den höheren Altersstufen sind wahrscheinlich auf die Art der Statistik in New York City zurückzuführen; die Bestandszahlen beruhen nämlich dort besonders auf Ergebnissen der Massenschirmbilduntersuchungen, bei welchen vorwiegend in den höheren Altersstufen bis dahin unbekannte Tuberkulosen gefunden werden. Die Feststellung, daß unbekannte chronische Tuberkulosen gerade in den höheren Altersstufen bei Volksschirmbilduntersuchungen ermittelt werden, wird auch von anderen Schirmbildstellen, z. B. von der Landesschirmbildstelle Niedersachsen, bestätigt.

4. Übergangsfälle aus anderen statistischen Gruppen (transitive Fälle).

Bereits im Tbc.-Jb. 1950/51 (S. 69) und im Tbc.-Jb. 1951/52 (S. 71) haben wir berichtet, daß der Anteil der Übergangsfälle an der Gesamtzahl der Zugänge seit 1938 immer größer wird. Tab. 26 zeigt, daß z. B. in Bayern die *Zugänge aus*

Tabelle 26. *Zugang aus anderen Gruppen zur Gruppe Ia in Prozent der Gesamtzugänge in Bayern 1938, 1947—1952.*
Aus: „Die Tuberkulose in Bayern" 1952, S. 50/51, Tab. 16.

	1938	1947	1948	1949	1950	1951	1952
Gesamtzugänge zu Ia . .	2848	9446	7708	7103	7034	7313	7148
davon Zugänge aus anderen Gruppen . .	439	2640	3151	3285	3224	3435	3357
in % der Gesamtzugänge.	15,41	27,95	40,88	46,24	45,83	46,97	46,96

anderen Gruppen zur Gruppe Ia von 15,41% (1938) auf 46,97% (1951) angestiegen sind. Dieses Phänomen der Zunahme der Übergangsfälle nach Ia ist in allen Ländern der Bundesrepublik Deutschland festzustellen. Für 1952 beträgt das Verhältnis der Zugänge aus anderen Gruppen zu Ia zu den Gesamtzugängen zu Ia in Bayern 46,96%; der Anstieg hat anscheinend ein Ende erreicht, und einzelne Sonderergebnisse von 1953 besagen, daß von 1953 an der Anteil der Zugänge aus anderen Gruppen vielleicht wieder geringer wird.

Wie in den vergangenen Jahren haben wir die **Diagnosenübergänge nach dem Schema von Blittersdorf** zusammengestellt (s. Tab. 27). Für 1950 bezogen sich die Angaben auf rd. 10 Mill., 1951 auf 9,9 Mill. und 1952 auf 26,467 Mill. Einwohner der Bundesrepublik Deutschland. Die über das Jahr 1952 berichtenden Länder sind im Kopf der Tab. 27 aufgeführt.

[1] Wir werden uns in einer vor dem Abschluß stehenden Arbeit ausführlicher mit dieser Frage beschäftigen.

Tabelle 27. *Diagnosenübergänge* nach dem Schema *von* BLITTERSDORF: *Schleswig-Holstein, Niedersachsen, Bremen, Nordrhein-Westfalen*[1] *und Baden-Württemberg. (Ohne Südbaden und Südw.-Hohenzollern).*

nach \ von	Ia	Ib	Ic	Id	IIa	IIb	IIc	IId	III	Summe
Ia		3359	5612	85	1435	29	206	96	164	10986
Ib	4539		2166	31	622	10	113	63	37	7581
Ic	6882	7617		222	5705	78	1770	736	570	23580
Id	64	75	468		331	550	96	111	83	1778
IIa	863	1150	34261	325		86	1663	1408	1392	41148
IIb	3	4	55	4823	57		29	56	39	5066
IIc	26	26	971	67	1065	23		230	420	2828
IId	15	19	108	59	186	6	95		248	736
III	67	80	668	63	553	12	286	659		2388
Summe	12459	12330	44309	5675	9954	794	4258	3359	2953	96091

Die Tabelle betrifft eine Bevölkerungszahl von 26466998. — [1] N.-Westf. ohne Kreise Monschau, Unna, Düsseldorf, Krefeld, Neuß, Viersen, Kempen u. Gladbeck.

Bayern benutzt nicht das Schema von BLITTERSDORF, sondern berichtet über *Verschlechterungen* und *Verbesserungen* in den einzelnen Gruppen, s. Tab. 28.

Mit Hilfe des BLITTERSDORF*schen Schemas* sind für *26,467 Mill. Einwohner* des Bundesgebietes rd. *96000 Übergangsfälle* ermittelt worden. Von diesen Fällen kamen

	1952 %	1950 %	1951 %
nach Ia	11,4	9,5	10,4
nach Ib	8,3	8,5	6,6
nach Ia + Ib . . .	19,7	18,0	17,0

a) Transitive Fälle aus der Gruppe der aktiven Tuberkulosen.

Es kamen

	1952 %	1950 %	1951 %
von 12330 Umschreibungen aus Ib nach Ia	3359 = 27,2	29,1	25,3
von 44309 Umschreibungen aus Ic nach Ia	5612 = 12,7	11,0	9,5
und nach Ib	2166 = 4,9	4,6	7,6
oder nach Ia + Ib	7778 = 17,6	15,6	17,1
von 5675 Umschreibungen aus Id nach Ia	85 = 1,5	1,6	2,7
und nach Ib	31 = 0,5	0,6	1,0
oder nach Ia + Ib	116 = 2,0	2,2	3,7

Tabelle 28. *Neuzugänge und Zugänge aus anderen Gruppen 1950—1952 in Bayern.* Verschlechterungen und Verbesserungen.

	Tbc der Atmungsorgane								Sonstige Tuberkulose (Haut, Knochen, Drüsen, Meningitis)			Aktive Tuberkulose zusammen			Überwachungsfälle		
	offen					aktiv geschlossen											
	bakteriologisch Ia-Fälle		klinisch Ib-Fälle			Ic-Fälle			Id-Fälle			Ia—Id-Fälle			IIa—IId-Fälle		
	Neuzugänge	Zugänge aus and. Grupp.	Neuzugänge	Zugänge aus anderen Gruppen		Neuzugänge	Zugänge aus anderen Gruppen		Neuzugänge	Zugänge aus anderen Gruppen		Neuzugänge	Zugänge aus anderen Gruppen		Neuzugänge	Zugänge aus anderen Gruppen	
		Verschlechterungen		Verschlechterungen	Verbesserungen		Verschlechterungen	Verbesserungen		Verschlechterungen	Verbesserungen		Verschlechterungen	Verbesserungen		Verschlechterungen	Verbesserungen
	1	2	3	4	5	6	7	8	9	10	11	12	13	14	15	16	17
1950	3810	3224	1671	1342	1409	11023	3392	3598	2183	311	264	18687	8269	5271	—	—	—
1951	3878	3435	1594	1092	1636	9902	2997	3502	2182	382	185	17556	7906	5323	—	—	—
1952	3791	3357	1323	1043	1536	9270	3155	4762	2325	443	151	16709	7998	6449	68798	977	16214

Auf rd. 26,47 Mill. Einwohner entfielen 1952 rd. 143000 *Ic-Fälle* Bestand, davon sind 7778 = 5,4% (5,3, 7,6) im Laufe des Jahres „ansteckend" (Ia+Ib) geworden. Die *Verschlechterungen aus Ic* machen für das Bundesgebiet also rd. 14400 Fälle = *10,2%* (10,0 [1950], 13,0 [1951]) *des Bestandes an „ansteckenden" Tuberkulosen* aus.

Auf 26,47 Mill. Einwohner entfielen 1952 etwa 22750 *Ib-Fälle* Bestand, von diesen sind 3359 Ia-Fälle geworden = 14,7% (12,5, 14,4). Danach besteht für jeden Ib-Fall eine Wahrscheinlichkeit von 14,7%, Ia-Fall zu werden. Außerdem sind 7617 Ib-Fälle nach Ic gekommen = 33,5% (20,0, 34,3) aller Ib-Fälle. Für einen Ib-Fall verhalten sich also die *Wahrscheinlichkeiten* dafür, zunächst Ib-Fall zu bleiben, nach Ic zu kommen oder aber Ia-Fall zu werden wie 51,8:33,5 zu 14,7 (67,5:20:12,5 [1950], 51,3:34,3:14,4 [1951]). Mit rd. 15% Wahrscheinlichkeit dürfte also bei der Sputumuntersuchung eines Ib-Falles mit einem positiven Ergebnis zu rechnen sein.

b) IIa-Fälle.

Der Bestand von etwa 302000 IIa-Fällen enthält 36274 Zugänge aus Ia bis Ic = 12% (15,9); dies sind Verbesserungen. Von 9954 Umschreibungen aus IIa kamen 1435 = 14,4% (12,1, 10,9) nach Ia, 2057 = 20,7% (18,6, 17,4) nach Ia+Ib, 5705 = 57,3% (48,0, 58,0) nach Ic, 7762 = 78,0% (66,6, 75,4) nach Ia — Ic.

Auf 26,47 Mill. Einwohner kamen 1952 rd. 302000 IIa-Fälle Bestand (s. „Tuberkulose in Niedersachsen 1952", Tab. 20); von diesen sind 7762 Ia- bis Ic-Fälle geworden; die Wahrscheinlichkeit eines *Rückfalles* beträgt für die IIa-Fälle also 2,6% (2,8) und die Wahrscheinlichkeit, eine ansteckende Tuberkulose zu bekommen = 0,68% (0,78).

5. Exponierte und exponiert gewesene Gesunde (IIc-Fälle).

Von 4258 Umschreibungen aus IIc kamen 319 = 7,5% (8,2, 8,0) nach Ia + Ib, 2089 = 49,0% (62,3, 54,0) nach Ia—Ic.

Auf 26,47 Mill. Einwohner kamen 1952 etwa 403000 gesunde Exponierte. Von diesen erkrankten 2089 (Ia—Ic); also betrug für Exponierte 1952 die Wahrscheinlichkeit, an aktiver Lungentuberkulose zu erkranken, 0,52% (0,72, 0,65) gegenüber 0,20% (0,29, 0,27) für alle Einwohner des Bundesgebietes.

6. Unentschiedene Diagnosen und nichttuberkulöse Erkrankungen der Atmungsorgane (IId und III).

Von 3359 Umschreibungen aus IId kamen 159 = 4,7% (4,9, 3,5) nach Ia + Ib, 895 = 26,6% (25,7, 23,4) nach Ia—Ic.

Von 2953 Umschreibungen aus III kamen 164 = 5,6% (3,4, 3,8) nach Ia, 37 = 1,25% (0,76, 2,7) nach Ib, 201 = 6,85% (4,2, 6,5) nach Ia + Ib, 771 = 26,1% (25,4, 27,5) nach Ia—Ic.

Von der Gesamtzahl von 96091 transitiven Fällen sind 29951 = 31,2% (24,8, 27,1) Verschlechterungen, davon stammen 18476 = 61,7% (55,2, 40,6) aller Verschlechterungen aus den Gruppen IIa—III = 19,3% (13,7, 11,0) aller transitiven Fälle.

Auf 26,47 Mill. Einwohner entfallen 1952 76200 Ia + Ib-Fälle Bestand, darunter befinden sich 14028 Verschlechterungen aus allen anderen Gruppen = 18,4% (18,3).

Dieselbe Rechnung für den Bestand an Ia + Ib + Ic-Fällen ergibt 23109 Verschlechterungen von 219500 Fällen = 10,5% (10,8) des Bestandes, d. h. also, daß *jeder 10. Fall des Bestandes* an Personen mit aktiver Lungentuberkulose *eine Verschlechterung* (aus einer anderen Gruppe) darstellt.

Im Jahre 1952 entfallen auf 26,47 Mill. Einwohner 16360 Fälle von *Neuerkrankungen an Ia + Ib-Fällen.* Die Zahl der Zugänge an Verschlechterungen aus anderen Gruppen zu Ia + Ib beträgt 14028. Insgesamt betragen danach die Zugänge an Ia + Ib-Fällen im Jahre 1952 = 30388 für die obige Einwohnerzahl. Mithin beträgt der Anteil der Verschlechterungen aus anderen Gruppen bei den Zugängen an Ia + Ib-Fällen = 46,2% (44,4). Für die Ia-Fälle allein beträgt der Anteil der Verschlechterungen 47,7% (46,0).

Für die Ia + Ib + Ic-Fälle ergibt diese Rechnung einen Anteil von 31,0% (30,8) Verschlechterungen an allen Zugängen zu Ia—Ic. Danach stellen also *rd.* $^1/_3$ *der Gesamtzugänge zu Ia—Ic Verschlechterungen* dar.

Die meist recht gute Übereinstimmung der Zahlen, die dieses Jahr teilweise aus wesentlich anderem Material[1] stammen, zeigt an, daß man im großen und ganzen dem von den Tuberkulose-Fürsorgestellen gelieferten Zahlenmaterial in hinreichender Weise Vertrauen schenken kann.

---

[1] Nach Tbc.-Jb. 1950/51, S. 70 bezog sich für 1949/50 das Zahlenmaterial auf Niedersachsen (ohne Reg.-Bez. Hannover, Lüneburg und Aurich), Nordrhein-Westfalen (Angaben von 60 Kreisen) und Schleswig-Holstein (Angaben von 17 Fürsorgestellen).

Abb. 18 veranschaulicht die Verhältnisse für Niedersachsen 1948 und 1952.

Wie im Vorjahre haben wir mit Hilfe der Tab. 27 für das Jahr 1952 die *Risiken* oder **Wahrscheinlichkeiten, an einer aktiven Lungentuberkulose** der Gruppen Ia, Ib und Ic zu erkranken, berechnet; sie betragen (in Prozenten):

	1950 %	1951 %	1952 %
1. Die Wahrscheinlichkeit, an Lungentuberkulose zu erkranken, betrug für jeden Einwohner	0,24	0,21	0,20
2. Die Wahrscheinlichkeit, an ansteckender Lungentuberkulose zu erkranken, betrug für jeden Einwohner	0,064	0,068	0,064
3. Die Wahrscheinlichkeit, an ansteckender Lungentuberkulose zu erkranken, betrug für jeden geschlossenen Lungentuberkulösen	7,6	5,3	5,4
4. Die Wahrscheinlichkeit, an einem Rückfall von Lungentuberkulose zu erkranken, betrug für jeden inaktiven Lungentuberkulösen	3,0	2,8	2,6
5. Die Wahrscheinlichkeit, an einer ansteckenden Lungentuberkulose zu erkranken, betrug für jeden inaktiven Lungentuberkulösen	0,69	0,78	0,68
6. Die Wahrscheinlichkeit, an einer aktiven Lungentuberkulose zu erkranken, betrug für jeden „gesunden" Exponierten	0,65	0,72	0,52

In den Tbc.-Jb. 1950/51 und 1951/52 haben wir bereits darauf hingewiesen, daß bei der Ausfüllung der BLITTERSDORF-Tabelle eine Reihe von Irrtümern unterlaufen ist. Nach den „Erläuterungen zur Führung der Tuberkulosestatistik in den Gesundheitsämtern" ist z. B. ein Ia-Fall, bei dem 1 Jahr lang

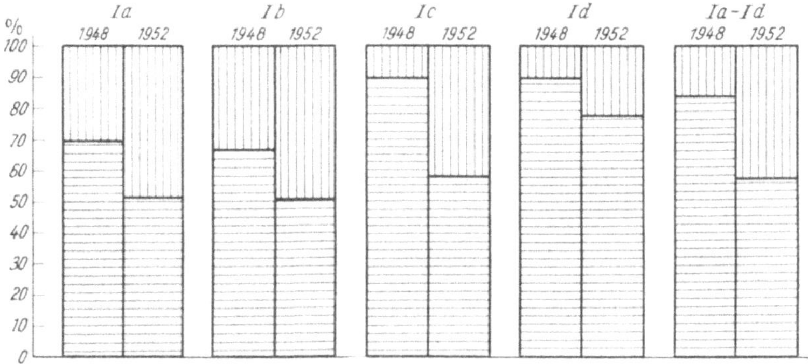

Abb. 18. Anteil der Neuzugänge und der Zugänge aus anderen Krankheitsgruppen in Prozent, Niedersachsen 1948 und 1952. Die Abbildung läßt erkennen, daß der Anteil der Neuerkrankungen (quergestrichelt) von 1948 auf 1952 teilweise beträchtlich zurückgegangen ist, während die Zugänge aus anderen Krankheitsgruppen entsprechend zugenommen haben.

keine Bacillen mehr nachgewiesen wurden, *nicht* nach *Ib*, sondern *nach Ic* zu überführen, sofern der sonstige Befund nicht den Verbleib in der Gruppe Ia erfordert. Außerdem sind *nicht möglich* Übergänge von IIa nach IIb oder IId, von IIb nach IId, von IIc nach IIa und IIb, von III nach IIa, IIb, IId. In den Neudrucken für den Jahresbericht müssen diese Dinge berücksichtigt werden.

In der Morbiditäts-Statistik werden „Neuerkrankungen" und „Bestand" geführt. Die „Zugänge aus anderen Gruppen" werden in der offiziellen Statistik nicht gesondert behandelt. Außer bei Ia enthalten diese „Zugänge aus anderen Gruppen" sowohl *Verschlechterungen* als auch *Verbesserungen.* Die Zugänge zu Ic aus Ia und Ib z. B. sind „Verbesserungen", alle anderen sind Verschlechterungen. Die Angabe aber, daß bei einer bestimmten Gruppe eine Zahl von „Zugängen" zu verzeichnen ist, ist insofern unbefriedigend, als aus dieser Angabe nicht ersichtlich ist, in welchem Umfange an diesen Zugängen „Verbesserungen" und „Verschlechterungen" — und besonders die letzteren interessieren — beteiligt sind. Für Niedersachsen und Bayern ergeben sich für das Jahr 1952 folgende Verhältnisse (die Zahlen sind den Büchern „Tuberkulose in Niedersachsen 1952" und „Tuberkulose in Bayern 1952" entnommen bzw. danach errechnet):

Niedersachsen	Ia	Ib	Ic	Id	Ia—Id
a) alle „Zugänge"	6548	3086	17155	2805	29594
b) nur „Neuerkrankungen" + „Verschlechterungen"	6548	2394	12830	2611	24383
c) b) in % von a)	100	77,6	74,8	93,1	82,4
d) „Verbesserungen" in % von a)	—	22,4	25,2	6,9	17,6

Bayern	Ia	Ib	Ic	Id	Ia—Id
a) alle „Zugänge"	7148	3902	17187	2919	31156
b) nur „Neuerkrankungen" + „Verschlechterungen"	7148	2366	12425	2768	24707
c) b) in % von a)	100	60,6	72,3	94,8	79,3
d) „Verbesserungen" in % von a)	—	39,4	27,7	5,2	20,7

Aus der Tabelle ist ersichtlich, daß die „*Verbesserungen*" unter den Gesamtzugängen im ganzen *rd. 20%* aller Zugänge ausmachen und besonders bei Ib und Ic auftreten.

Wenn wir *Neuerkrankungen + Verschlechterungen* zusammen als „Verschlechterungen" auffassen[1], dann ergeben diese 1952 folgenden Anteil am *Bestand* der einzelnen Gruppen (Bestandszahlen für die einzelnen Länder s. Tab. 20):

	Ia %	Ib %	Ic %	Id %	Ia—Id %
Niedersachsen	39,8	43,7	36,2	29,1	36,7
Bayern	44,3	34,1	36,7	35,0	38,1

Danach sind etwa 35—40% des Bestandes im Jahre 1952 als „Verschlechterungen" aufzufassen, *der Rest von 60—65% aber als alter Bestand oder als „chronische Fälle"*.

Für Niedersachsen errechnen wir aus der Blitterdorfschen Tabelle und „Tuberkulose in Niedersachsen 1952", daß 7262 Fälle = 10,9/10000 Einwohner Verschlechterungen aus anderen Gruppen darstellen. Übertragen auf das gesamte Bundesgebiet besagt dies, daß im Jahre 1952 im Bereich der Bundesrepublik Deutschland 46000—50000 *Rückfälle* aufgetreten sind — d. h. *im Sinne von Verschlechterungen solcher Tuberkulosen, die bisher in „günstigeren" Gruppen geführt worden sind.*

Die Zahl der „Rückfälle", die ansteckend geworden und damit als Zugänge aus anderen Gruppen nach Ia + Ib gekommen sind, beträgt in Niedersachsen im Jahre 1952 3077 Fälle, also 4,6/10000 Einwohner, in Bayern 1952 4400 Fälle, also 4,8/10000 Einwohner, in Baden-Württemberg 4,9/10000 Einwohner. Im Bereich der Bundesrepublik Deutschland müssen wir also im Jahre 1952 mit etwa 23000 Rückfällen in die Gruppe der ansteckenden Tuberkulose rechnen.

Von den 3077 Verschlechterungen aus anderen Gruppen von Niedersachsen (s. oben) bei *Ia + Ib* stammen 987 = *32,0%* aus den Gruppen *IIa—III*.

[1] In dem Sinne, daß auch eine Neuerkrankung eine „Verschlechterung" aus dem Zustand völliger Gesundheit darstellt.

Von allen Verschlechterungen aus anderen Gruppen bei *Ia—Id* stammen in Niedersachsen 1951 3708 = 64,7%, 1952 4120 = *65,7%* aus den Gruppen *IIa—III.*

Der Bestand an *Ic* + *Id*-Fällen betrug in Niedersachsen am 31. 12. 52 44309 Personen. 2090 ehemalige Ic + Id-Fälle kamen im Laufe des Jahres nach *Ia* + *Ib* = 4,5%.

Der Bestand an IIa—III-Fällen betrug in Niedersachsen am 31. 12. 52 210692 Personen. Von diesen kamen 987 Personen als „Verschlechterungen“ nach Ia + Ib = 0,47%.

In der Gesamtbevölkerung Niedersachsens erkrankten 1952 7,2/10000 Einwohner an ansteckender Tuberkulose = 0,07%.

Die Wahrscheinlichkeit, an *ansteckender* Lungentuberkulose zu erkranken, war für die unter *IIa—III* geführten Personen 1952 in Niedersachsen demnach fast *7mal so hoch* wie die der Gesamtbevölkerung. Für Personen mit „geschlossener“ Lungentuberkulose und mit extrapulmonaler Tuberkulose ist die Wahrscheinlichkeit, an „ansteckender“ Lungentuberkulose (Ia + Ib) zu erkranken, rd. *65mal so hoch* wie für die Gesamtbevölkerung.

Prozentualer Anteil der Zugänge aus anderen Krankheitsgruppen an den Gesamtzugängen. Neuerkrankungen + Zugänge aus anderen Krankheitsgruppen. Hessen 1953.

Alter	männlich %	weiblich %
0— 5	75,0	50,0
5—10	57,2	62,5
10—15	54,5	43,7
15—25	49,5	43,9
25—45	51,5	47,4
45—55	47,1	54,5
55—65	47,9	41,3
über 65	37,1	22,0
gesamt	48,5	44,2

Von Hessen ist über die altersmäßige Verteilung der Neuerkrankungen und der Zugänge aus anderen Krankheitsgruppen im Jahre 1953 berichtet worden (s. Tab. XII d).

Nach dieser Tabelle betragen diejenigen Zugänge aus anderen Krankheitsgruppen, die Verschlechterungen aus den Gruppen der geschlossenen, extrapulmonalen und inaktiven Tuberkulose darstellen, bei den Männern in den Altersklassen bis 45 Jahre rd. 50% und mehr, in den Altersklassen über 45 Jahre sinkt der Anteil der Verschlechterungen ab. Ähnliche Verhältnisse finden wir beim weiblichen Geschlecht, allerdings mit etwas niedrigeren Zahlen. — Die Tabelle ist insofern bedeutungsvoll, als sie zeigt, daß die Verschlechterungen in Hessen bei Ia besonders bei den Jugendlichen und den Personen im mittleren Lebensalter auftreten und sich keineswegs in der Hauptsache auf das höhere Alter beschränken. Der Grund dafür liegt voraussichtlich darin, daß eine Verschlechterung bei Personen in höherem Alter eher zum Tode führt, so daß diese Verschlechterungen karteimäßig nicht mehr erfaßt werden können.

7. Das Verhältnis der Neuerkrankungen zum Bestand.

Siehe dazu Tbc.-Jb. 1951/52, S. 74. In Tab. 29 sind die *Anteile der Neuerkrankungen am Bestand bei den einzelnen Gruppen Ia, Ib, Ia + Ib, Ic, Ia—Id in Prozenten* angegeben, außerdem die Anteile der Ib-Fälle an der Anzahl der Ia + Ib-Fälle sowohl in bezug auf Neuerkrankungen als auch auf den Bestand.

Das Verhältnis der *Ib-Fälle* zur *Gesamtzahl der ansteckenden Lungentuberkulosen (Ia + Ib)* ist im Berichtsjahr immer noch nicht befriedigend. Nach SCHRÖDER, Berlin, soll die Zahl der Ib-Fälle 10% der Gesamtzahl der ansteckenden Lungentuberkulosen möglichst nicht überschreiten.

Die absoluten und Verhältniszahlen sind in Tab. 29 eingetragen. Tab. 30 gibt eine Zusammenfassung der in Tab. 29 verzeichneten Werte für 1952 und dazu einen Vergleich mit 1950 und 1951. Das *Verhältnis der Neuerkrankungen zum Bestand* (ausgedrückt: Neuerkrankungen = ...% des Bestandes) betrug für

Tabelle 29. *Prozentualer Anteil der Neuerkrankungen am Bestand 1952, absolute Zahlen.* Angaben des Stat. Bundesamtes Wiesbaden.

Länder	Ia			Ib			Ia+Ib			Ic			Ia—Id-Bestand			Neuzugänge			Bestand		
	Neuzugänge	Bestand	Neuzugänge in % von 2	Neuzugänge	Bestand	Neuzugänge in % von 5	Neuzugänge	Bestand	Neuzugänge in % von 8	Neuzugänge	Bestand	Neuzugänge in % von 11	Neuzugänge	Bestand	Neuzugänge in % von 14	Ib	Ia+Ib	Ib-Fälle in% von Ia+Ib	Ib	Ia+Ib	Ib-Fälle in% von Ia+Ib
	1	2	3	4	5	6	7	8	9	10	11	12	13	14	15	16	17	18	19	20	21
Schleswig-H.	1288	5106	*25,2*	654	3366	*19,4*	1942	8472	*22,9*	6289	21880	*28,8*	9231	34457	*26,8*	654	1942	*33,7*	3366	8472	*39,7*
Hamburg	926	4686	*19,8*	522	2664	*19,6*	1448	7350	*19,7*	4891	18084	*27,0*	6863	27784	*24,7*	522	1448	*36,0*	2664	7350	*36,2*
Niedersachs.	3454	16462	*21,0*	1659	5485	*30,2*	5113	21947	*23,3*	11107	35352	*31,4*	18421	66256	*27,8*	1659	5113	*32,4*	5485	21947	*25,0*
Bremen	211	1509	*14,0*	105	996	*10,5*	316	2505	*12,6*	1163	5634	*20,6*	1855	9419	*19,7*	105	316	*33,2*	996	2505	*39,8*
Nordrhein-Westfalen	7327	29458	*24,9*	1893	13057	*14,5*	9220	42515	*21,7*	17762	82176	*12,6*	31399	148467	*21,1*	1893	9220	*20,5*	13057	42515	*30,7*
Hessen	1763	8046	*21,9*	574	1814	*31,6*	2337	9860	*23,7*	4262	17533	*24,3*	8079	33315	*24,3*	574	2337	*24,6*	1814	9860	*18,4*
Rheinl.-Pfalz	1464	5384	*27,2*	726	3285	*22,1*	2190	8669	*25,3*	3037	13921	*21,8*	6492	28126	*23,1*	726	2190	*33,1*	3285	8669	*37,9*
Baden-Württemb.	2051	12257	*16,7*	550	4556	*12,1*	2601	16813	*15,5*	7414	36678	*20,2*	11748	62078	*18,9*	550	2601	*21,1*	4556	16813	*27,1*
Bayern	3791	16153	*23,5*	1323	6934	*19,1*	5114	23087	*22,2*	9270	33824	*27,4*	16709	64803	*25,8*	1323	5114	*25,9*	6934	23087	*30,0*
Bundesgeb.	22275	99061	*22,5*	8006	42157	*19,0*	30281	141218	*21,4*	65195	265082	*24,6*	110797	474705	*23,3*	8006	30281	*26,4*	42157	141218	*29,9*
West-Berlin	1569	9222	*17,0*	1385	3120	*44,3*	2954	12342	*23,9*	4090	19614	*20,9*	7633	35177	*21,7*	1385	2954	*46,9*	3120	12342	*25,3*

das Bundesgebiet 1952 23,3. *Seit 1950 hat, entsprechend der Abnahme der Neuerkrankungen, das Verhältnis von 25,7 auf 23,3% abgenommen.*

Tabelle 30. *Verhältnis Neuerkrankungen zum Bestand (Ia—Id) m — w.* Neuerkrankungen = ...% des Bestandes 1950—1952.

Land	1950	1951	1952
Schleswig-Holstein	28,0	27,9	26,8
Hamburg	25,1	22,4	24,7
Niedersachsen	29,2	29,4	27,8
Bremen	27,2	21,6	19,7
Nordrhein-Westfalen	21,4	21,4	21,1
Hessen	26,2	23,8	24,3
Rheinland-Pfalz	23,6	24,8	23,1
Baden-Württemberg[1]	30,1[1]	20,7[1]	18,9[1]
Bayern	27,3	25,5	25,8
Bundesgebiet	25,7	24,1	23,3
West-Berlin	24,7	23,0	21,7

[1] Die Zahlen sind nur bedingt brauchbar, da einzelne Kreise bzw. einige Bezirke fehlen.

8. Röntgenschirmbild-Untersuchungen im Bundesgebiet.

Im Berichtsjahr ist ein neues *Gesetz über Röntgenreihenuntersuchungen und Tuberkulinproben in Baden-Württemberg* (19. 10. 53) erlassen worden. Der Text ist auf S. 204 abgedruckt. Wer in Baden-Württemberg wohnt oder beschäftigt ist, ist verpflichtet, sich einer *Röntgenuntersuchung* auf Tuberkulose zu unterziehen; Sorgeberechtigte haben die Röntgenreihenuntersuchungen von Kindern oder Pflegebefohlenen zu veranlassen. Diese Bestimmungen gelten entsprechend für *Tuberkulinproben*, soweit sie nach näherer Anordnung des Innenministeriums bei Kindern bis zum vollendeten 14. Lebensjahr neben oder anstatt der Röntgenreihenuntersuchung durchzuführen sind.

Am 6. 7. 53 ist das *bayerische Gesetz für Röntgenreihenuntersuchungen* veröffentlicht worden. Ab 1. 4. 53 ist jeder Einwohner Bayerns verpflichtet, sich in Abständen von 3 Jahren einer Röntgenuntersuchung zu unterziehen. Das Gesetz wird im vorliegenden Jahrbuch noch nicht abgedruckt, weil z. Z. beim Bayerischen Verfassungsgericht ein Verfahren anhängig ist, dessen Klageschrift von der Auffassung ausgeht, daß das Gesetz gegen das Grundgesetz (Eingriff in die persönliche Freiheit) verstoße. Das Gesetz kann vor der gerichtlichen Entscheidung nicht in Kraft treten.

Auf Tab. 31 sind die Ergebnisse der Schirmbilduntersuchungen nach Angaben der Länder und der Schirmbildstellen verzeichnet. Die verdächtigen Befunde betragen zwischen 1,5 und 6,6% der ausgewerteten Aufnahmen. *In 0,15—0,83% der ausgewerteten Aufnahmen wurden Fälle von aktiver Lungentuberkulose festgestellt. Zwischen 19,7 und 86,7% der aktiven Lungentuberkulosen waren danach den Fürsorgestellen noch nicht bekannt.* 19,3—44,6% der ermittelten aktiven Lungentuberkulosen erwiesen sich als heilstättenbedürftig.

Die Röntgenschirmbildstelle in Hessen konnte die Nachuntersuchungsergebnisse nach den neuen Fragebogen erst für das Jahr 1953 einreichen. Ergebnisse von Hessen für 1952 sind daher gesondert in Tab. 32 verzeichnet.

Tabelle 31. *Schirmbilduntersuchungen nach Angaben der Länder und der Schirmbildstellen 1952.*

Land bzw. Schirmbildstelle	Ausgewertete Aufnahmen	Verdächtige Tbc.-Befunde		Ermittelte Fälle: aktiv		Ermittelte Fälle: der Fürsorge nicht bekannt		Ermittelte Fälle: inaktiv		Heilstättenbedürftig		von den Heilstättenbedürftigen waren der Fürsorge nicht bekannt		Geschwulstverdächtige	Verdächtige Herzbefunde
	1	2		3		4		5		6		7		8	9
	absolut	absolut	% v 1	absolut	% v 1	absolut	% v 3	absolut	% v 1	absolut	% v 3	absolut	% v 6		
Schleswig-Holstein (Tönsheide)	558189	33564	*6,0*	8022[1]	*1,4*[1]	6957[1]	*86,7*[1]	[1]		831		766	*92,0*	120	448
Hamburg (Ges.-Amt) .	44408	2639	*5,9*	370	*0,83*	73	*19,7*	[2]		69	*18,6*	10	*14,4*	—	—
Verein . . .	19733			128	*0,65*	[2]		273	*1,38*	49	*38,3*	[2]		—	—
Niedersachsen (Niedersächs.-Verein) . . .	1494092	77240	*5,2*	6514	*0,43*	4701	*72,2*	15277	*1,02*	2157	*33,1*	2157	*100*	rd. 400	—
Bremen	106456	1948	*1,8*	333	*0,31*	—		—		—		—			
Nordrhein-Westfalen .	892696	16095	*1,8*	1964	*0,22*	1049	*53,4*	2639	*0,3*	379	*19,3*	344	*90,7*	319	7742
Eisen- u. Stahlind. .	161370	2458	*1,5*	0,54[3]		0,24[3]		0,25[3]		0,19[3]		0,14[3]		0,022[4]	4,47[3]
Detmold	226564	3335	*1,5*	345	*0,15*	262	*75,9*	1349	*0,6*	154	*44,6*	145	*94,9*[1]	57	145
Hessen	296096	16515	*5,5*												
Rheinland-Pfalz[5] . .	144472	5352	*3,7*	368	*0,25*	294	*79,9*	1770	*1,2*	119	*32,3*	—		7	318
Baden-Württemberg[6]	350619	23235	*6,6*	973	*0,28*	374	*38,4*	3329	*0,9*	295	*30,3*	263	*89,1*	77	
Bayern	180232														
West-Berlin	354151	7895	*2,2*												

[1] Nicht nur aktive, sondern auch überwachungsbedürftige Lungentuberkulosen. [2] Keine Angaben. [3] Es ist nur der Prozentsatz der Untersuchungszahlen angegeben. [4] Prozentsatz der bestätigten Carcinome. [5] Nur Teilergebnisse einiger Kreise. [6] Ohne Süd-Baden und Süd-Württemberg.

Tabelle 32. *Nachuntersuchungsergebnisse aus Hessen 1952.*
Frankfurt-M. und Kreis Hofgeismar.

	Zahl der Unter-suchungen	Eilfälle	Kontroll-fälle	Aktive behandlungsbedürftige LgTbc.		Beobachtungsbedürftige Tbc.		Nicht nach-unter-sucht
				bek. Fälle	unb. Fälle	bek. Fälle	unb. Fälle	
Frankfurt . .	42800	159	2435	14	61	126	499	585
Kreis Hofgeismar .	48097	192	1752	52	131	245	273	87
gesamt . . .	90897	351	4187	66	192	371	772	672
		= 4,9%		= 0,28% unbek. = 0,2%		= 1,25% unbek. = 0,8%		

Auf das Buch von W. Ernst **„Strahlenschutz und sonstiger Arbeitsschutz bei der medizinischen Anwendung von Röntgenstrahlen“** (G. Thieme, Stuttgart 1953) wird aufmerksam gemacht, ebenso auf den Bericht über „Röntgenreihenuntersuchungen in der Eisen- und Stahlindustrie 1949—1953“ von K. Liebschner, H. Vieten und K. H. Willmann in Fortschr. Röntgenstr. **80**, 3, 304 (1954).

D. Die Tuberkulose-Mortalität.

1. Tuberkulose-Sterbefälle und Tuberkulose-Sterbeziffern.

In Deutschland sind die Todesfälle mit Verdacht auf Tuberkulose nach den gesetzlichen Vorschriften von den behandelnden Ärzten dem zuständigen Gesundheitsamt zu melden; das sind die *sanitätspolizeilich* gemeldeten Todesfälle. Weiterhin werden alle Todesfälle, darunter auch die Tuberkulose-Todesfälle, von den *Standesämtern* registriert. Siehe darüber Tbc.-Jb. 1950/51, S. 80.

Tabelle 33.
Von den standesamtlichen Meldungen „Tod an Lungentuberkulose“ waren der Fürsorgestelle bekannt:
Aus den Länderstatistiken 1950—1952.

Länder	1950 %	1951 %	1952 %
Schleswig-Holstein . .	94	95	—
Hamburg	98	—	100
Niedersachsen	—	78	92
Bremen	—	94	93
Nordrhein-Westfalen .	95	93	96
Hessen	89	83	87
Rheinland-Pfalz . . .	96	96	92
Baden-Württemberg .	—	—	100
Bayern	87	87	88
Berlin	—	99	87

Die **sanitätspolizeilich** gemeldeten Tuberkulose-Todesfälle werden also von den Ärzten und Krankenanstalten den Gesundheitsämtern direkt übermittelt; über die **standesamtlich** gemeldeten aber werden den Gesundheitsämtern die betreffenden Zählkarten zugestellt. Aus der Differenz der sanitätspolizeilich und standesamtlich gemeldeten Sterbefälle ergibt sich, wieviel an Tuberkulose verstorbene Personen vor ihrem Tode dem Gesundheitsamt bzw. der Tuberkulose-Fürsorgestelle nicht bekannt waren. Die Tab. 33 zeigt, daß auch im Jahre 1952 die Zahl der sanitätspolizeilich gemeldeten Todesfälle noch nicht den standesamtlichen Meldungen „Tod an Lungentuberkulose“ entspricht.

Manche Gesundheitsämter verfahren zur Vervollständigung ihrer Listen in der Weise, daß sie den behandelnden Arzt nachträglich um Erstattung der sanitätspolizeilichen Meldung bitten, wenn nach den vom Standesamt monatlich übermittelten Sterbekarten die Namen solcher an Tuberkulose verstorbenen Personen festgestellt werden, welche der Fürsorgestelle bis dahin nicht bekannt waren. Auf diese Weise werden auch unklare Diagnosen betr. „Todesfälle an Tuberkulose" geklärt.

Welche Schwierigkeiten die Registrierung der Tuberkulosefälle manchmal bereitet, zeigt folgender Fall, von welchem wir zufälligerweise Kenntnis bekommen haben: Ein 81 jähriger Mann wurde in ein Alters- und Pflegeheim mit der Diagnose „Arteriosklerose und Myokardschaden" aufgenommen. Im Verlauf der Pflege wurde der Kranke auch einmal vom Gesundheitsamt geröntgt; es wurde eine rechtsseitige völlige Verschwartung der Lunge festgestellt. 4 Wochen vor seinem Tode wurde der Kranke wegen einer großen Lungenblutung in ein Krankenhaus verlegt. Welche Todesursache schließlich angenommen wurde, ist uns nicht bekannt. Möglicherweise lautete die Todesursache „Altersschwäche". Jüngere Leute beantworten häufig die Frage nach der Todesursache ihrer Großeltern mit: „Sie sind ‚so' gestorben" — gemeint ist natürlich Altersschwäche. Siehe dazu unsere Ausführungen über Altersschwäche im Tbc.-Jb. 1951/52, S. 48.

Die Zahl der **Tuberkulose-Todesfälle** im Bundesgebiet betrug:

1950 bei 47,6 Mill. Einwohnern . . . . 18806 = 3,94/10000 Einwohner
1951 bei 48,0 Mill. Einwohnern . . . . . 17849 = 3,71/10000 Einwohner
1952 bei 48,7 Mill. Einwohnern . . . . . 13281 = 2,72/10000 Einwohner
1953 — vorläufige Ziffer . . . . = 2,12/10000 Einwohner

Von 100 Todesfällen entfielen auf die Tuberkulose

1950 3,9
1951 3,5
1952 . . . . . 2,6.

In Tab. 34 sind die Tuberkulose-Sterbeziffern für die *Länder der Bundesrepublik Deutschland* 1949—1952 zusammengestellt, und zwar für „pulmonale" und „extrapulmonale Tuberkulose" und „Tuberkulose insgesamt". Seit 1949 haben die Sterbeziffern überall abgenommen.

Tabelle 34. *Tuberkulose-Sterblichkeit in den Ländern der Bundesrepublik Deutschland 1949—52 auf 10000 Einwohner.*

Angaben des Statistischen Bundesamtes.

Land	Tuberkulose der Atmungsorgane				Tuberkulose anderer Organe				Tuberkulose insgesamt			
	1949	1950	1951	1952	1949	1950	1951	1952	1949	1950	1951	1952
Schleswig-Holstein . .	4,2	3,1	3,2	2,5	0,8	0,7	0,6	0,4	5,0	3,8	3,8	2,9
Hamburg	4,6	3,6	3,3	2,3	0,6	0,3	0,3	0,2	5,2	3,9	3,6	2,5
Niedersachsen	4,2	3,1	3,0	2,3	1,0	0,8	0,6	0,5	5,2	3,9	3,6	2,8
Bremen	5,1	3,5	3,2	2,3	0,6	0,8	0,6	0,6	5,7	4,3	3,8	2,9
Nordrhein-Westfalen .	4,5	3,7	3,4	2,4	0,8	0,7	0,6	0,4	5,3	4,4	4,0	2,8
Hessen	3,6	2,8	2,7	2,0	0,8	0,6	0,5	0,4	4,4	3,4	3,2	2,4
Rheinland-Pfalz . . .	4,2	3,1	3,1	2,2	1,1	0,8	0,7	0,5	5,3	3,9	3,8	2,7
Baden-Württemberg .	3,8	2,8	2,6	1,9	0,8	0,7	0,7	0,5	4,6	3,5	3,3	2,4
Bayern	4 0	3,4	3,3	2,6	0,7	0,6	0,6	0,4	4,7	4,0	3,9	3,0
Bundesgebiet	4,2	3,3	3,1	2,3	0,8	0,7	0,6	0,4	5,0	4,0	3,7	2,7

In Tab. 35 und 36 sind die Sterbefälle nach den **Vierteljahresmeldungen** seit 1952 zusammengestellt. Die vierteljährlichen Sterbeziffern von 1949—53 sind in Abb. 31 dargestellt. Diese zeigt, daß *seit dem 3. Quartal 1952* die Mortalitätskurve plötzlich erheblich absinkt, eine Folge der vielfachen Anwendung der INH-Präparate seit dem 2. Quartal 1952.

Tabelle 35. *Sterbefälle an Tuberkulose der Atmungsorgane in den Ländern des Bundesgebietes und in West-Berlin.* 1952 und 1953 in Quartalen.
Auf 10000 Einwohner und 1 Jahr.
Vorläufiges Ergebnis der standesamtlichen Meldungen.

Land	1952				1953			
	1. Vj.	2. Vj.	3. Vj.	4. Vj.	1. Vj.	2. Vj.	3. Vj.	4. Vj.
Schleswig-Holstein . .	3,8	2,7	1,5	2,1	2,3	1,6	1,4	2,0
Hamburg	3,5	2,7	1,4	1,9	2,5	1,9	1,9	2,1
Niedersachsen	3,4	2,6	1,4	1,6	2,2	1,5	1,5	1,5
Bremen	3,1	2,4	1,9	1,9	3,2	1,8	1,6	1,6
Nordrhein-Westfalen .	3,5	2,6	1,6	1,9	2,6	1,7	1,7	1,9
Hessen	2,7	1,9	1,6	1,8	2,4	1,3	1,0	1,5
Rheinland-Pfalz . . .	3,3	2,4	1,6	1,5	2,8	1,7	1,5	1,7
Baden-Württemberg .	2,6	2,2	1,5	1,4	2,1	1,4	1,2	1,5
Bayern	3,4	2,9	1,7	1,9	2,6	1,9	1,6	1,9
Bundesgebiet	3,3	2,5	1,6	1,8	2,5	1,6	1,5	1,8
West-Berlin	5,6	4,1	2,8	2,6	3,8	2,4	2,3	3,3

Tabelle 36. *Sterbefälle an Tuberkulose anderer Organe (einschl. Miliartuberkulose) in den Ländern des Bundesgebietes und in West-Berlin.*
Auf 10000 Einwohner und 1 Jahr.
Vorläufiges Ergebnis der standesamtlichen Meldungen.

Land	1952				1953			
	1. Vj.	2. Vj.	3. Vj.	4. Vj.	1. Vj.	2. Vj.	3. Vj.	4. Vj.
Schleswig-Holstein . .	0,6	0,5	0,3	0,3	0,2	0,3	0,3	0,2
Hamburg	0,3	0,3	0,2	0,1	0,3	0,2	0,3	0,1
Niedersachsen	0,6	0,5	0,4	0,3	0,2	0,3	0,2	0,3
Bremen	0,8	0,7	0,9	0,2	0,3	0,3	0,1	0,3
Nordrhein-Westf. . .	0,5	0,5	0,4	0,3	0,3	0,3	0,3	0,2
Hessen	0,4	0,4	0,3	0,3	0,3	0,3	0,3	0,2
Rheinland-Pfalz . . .	0,6	0,5	0,4	0,4	0,3	0,5	0,3	0,3
Baden-Württemberg .	0,5	0,5	0,4	0,4	0,4	0,3	0,3	0,3
Bayern	0,5	0,4	0,4	0,3	0,3	0,4	0,3	0,3
Bundesgebiet	0,5	0,5	0,4	0,3	0,3	0,3	0,3	0,2
West-Berlin	0,5	0,2	0,2	0,3	0,4	0,4	0,2	0,3

2. Andere Todesursachen bei Tuberkulosekranken.

Nicht alle Tuberkulosekranken sterben an ihrer Tuberkulose. Sie können an interkurrenten Krankheiten, z. B. Infektionskrankheiten oder auch, wenn sie älter werden, an Krebs, Herz- und Kreislaufkrankheiten usw. aus dem Leben scheiden. Wir haben öfter darauf hingewiesen, daß z. B. in den USA von 100 Todesfällen der Männer von 15—30 Jahren 47 durch Unfälle, 4,2 durch Selbstmord und 6,9 durch Mord sich ereignet hatten, d. h. für 58,1 der in dieser Altersgruppe Verstorbenen war ein unnatürlicher Tod die Todesursache. Unter diesen 58,1 befand sich höchstwahrscheinlich auch eine ganze Reihe Tuberkulosekranker, welche auf unnatürliche Weise ums Leben gekommen, jedenfalls nicht an ihrer Tuberkulose verstorben ist — in den Altersgruppen 15—30 Jahre gibt es bekanntlich fast doppelt so viel Tuberkulöse wie im Durchschnitt aller Altersgruppen.

Nach Tab. 37 Spalte 4 sind in den Ländern des Bundesgebietes 25—35% aller verstorbenen Tuberkulosekranken *nicht* an ihrer Tuberkulose, sondern *an anderen Krankheiten* verstorben. Das DZK hat Ermittlungen in Auftrag gegeben, um diese „anderen Todesursachen“ bei Tuberkulosekranken genauer festzustellen.

Tabelle 37.
Mortalität der Tuberkulosekranken in den Ländern der Bundesrepublik Deutschland und West-Berlin.

Land	An allen Ursachen (Gesamt-Mortalität der Tuberkulösen) absolute Zahlen	An Tbc. absolute Zahlen	Nur an anderen Ursachen absolute Zahlen	An anderen Ursachen in % der Spalte 1	Von 1000 Tbc.-Kranken starben an allen Ursachen		Von 1000 Tbc.-Kranken starben an anderen Ursachen		Mortalität an Lungen-Tbc. in % Bestand Ia + Ib	
	1	2	3	4	5		6		7	
	1952	1952	1952	1952	1952	1951	1952	1951	1952	1951
Schleswig-Holstein . . .	993	730	263	26,5	29	37	8	10	8,6	9,6
Hamburg . .	665	432	233	35,0	24	27	8	7	5,9	7,7
Niedersachsen	2721	1812	909	33,4	41	44	14	10	8,3	9,1
Bremen . . .	261	173	88	33,8	28	39	9	16	6,8	10,9
Nordrhein-Westfalen . .	5376	3900	1476	27,4	36	45	10	9	9,2	7,5
Bayern . . .	4544	2787	1757	38,7	70	76	27	22	12,1	12,7
Rheinl.-Pfalz	1114	835	279	25,0	40	50	10	9	9,6	11,8
Württ.-Baden	2424	1582	842	34,7	40	—	14	—	9,4	—

3. Die Tuberkulose-Mortalität in außerdeutschen Ländern und die säkulare Tuberkulose-Sterblichkeitskurve.

(Siehe dazu auch Tbc.-Jb. 1950/51, S. 84; 1951/52, S. 89.)

In Tab. 38 sind die Sterbeziffern an Tuberkulose einiger Länder für 1950—52 verzeichnet, und zwar auf 100000 Einwohner — überall außerhalb

Tabelle 38.
Tuberkulose-Mortalität (alle Formen) in einigen Ländern auf 100 000 Einwohner 1950—52.
Quelle WHO.

	1950	1951	Änderung 1950/51 %	1952[1]	Änderung 1951/52 %
USA	26,5	19,6	—26,0	16,1	—17,9
Cypern	17,6	11,6	—34,1	8,0	—31,0
Manila	198,8	201,4	+ 1,3	178,7	—11,3
Österreich . . .	51,5	51,7	+ 0,4	45,0	—13,0
Dänemark . . .	13,8	13,4	— 3,0	11,3	—15,7
Finnland . . .	93,0	83,7	—10,0	57,2	—31,7
Frankreich . .	56,8	59,9	+ 5,5	43,0	—28,2
Irland	78,3	71,2	— 9,1	54,1	—24,0
Niederlande . .	19,0	16,2	—14,7	12,3	—24,1
Portugal . . .	142,2	131,1	— 7,8	95,6	—27,1
England . . .	36,6	31,3	—14,5	24,1	—23,0
Schottland . .	53,6	42,5	—20,7	31,3	—26,3
Schweiz . . .	34,9	34,8	— 0,3	24,8	—28,7
Bundesrepublik Deutschland . .	39,4	37,1	— 5,8	27,4	—26,1
Kanada	—	24,4	—	17,0	—30,3
Abnahme (Mittel)	—	—	—10,0	—	—24,0

[1] Vorläufige Werte, s. auch Abb. 19.

Deutschlands werden Erkrankungs- und Sterbeziffern an Tuberkulose und sonstigen Todesursachen *auf 100000 Einwohner* bezogen. Die Tuberkulose-Sterbeziffern sind in den aufgeführten Ländern recht unterschiedlich. Die

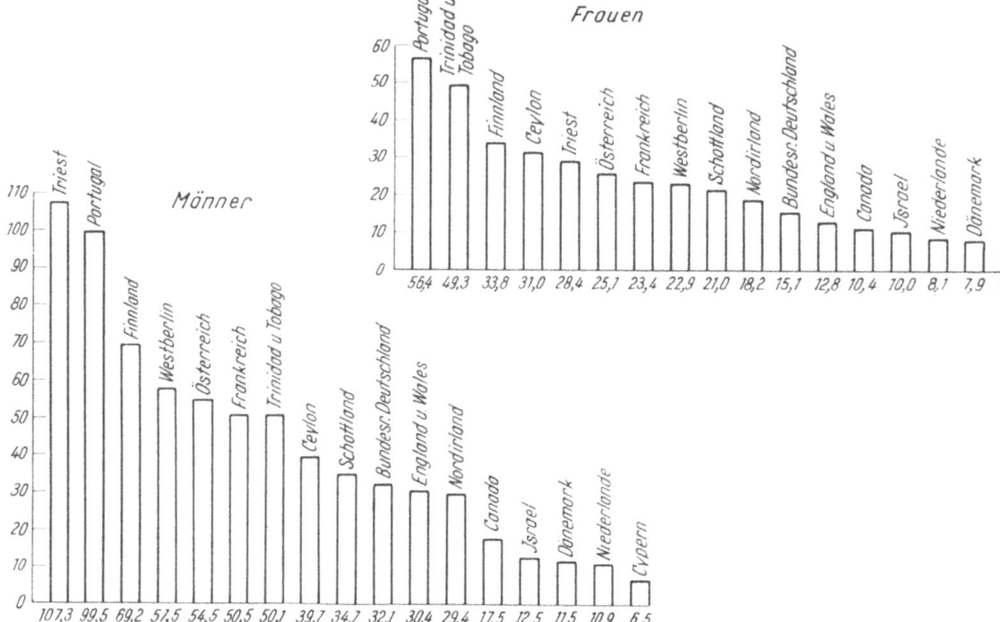

Abb. 19. Sterblichkeit an Lungentuberkulose in außerdeutschen Ländern auf 100000 E. 1952.

niedrigsten Ziffern für 1952 weisen Dänemark mit 11,3 und Niederlande mit 12,3/100000 auf. Vergleicht man die Änderungen von 1950 zu 1951 und die Änderungen von 1951 zu 1952, so ist auch außerhalb Deutschlands für 1952 fast

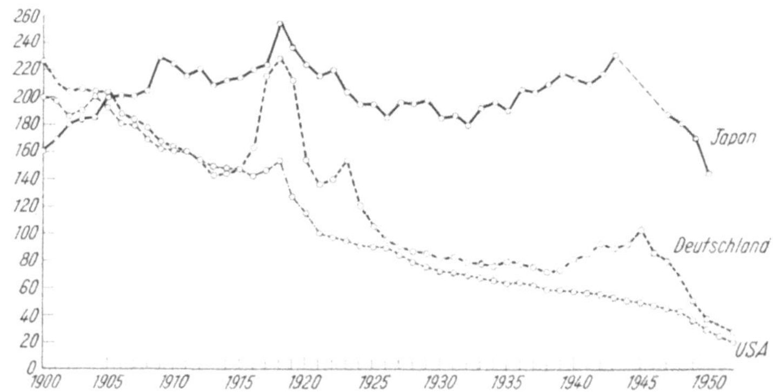

Abb. 20. Sterblichkeit an Tuberkulose (alle Formen) in Deutschland, Japan und USA auf 100000 E. 1900—1952.

überall ein überraschend großer Abfall der Tuberkulose-Mortalität festzustellen. Die Sterblichkeit an Lungentuberkulose in außerdeutschen Ländern veranschaulicht die Abb. 19.

In Abb. 20 bringen wir die **säkulare Kurve der Tuberkulose-Sterblichkeit** in USA, Japan und Deutschland und auf Abb. 21 die säkulare Kurve für Männer und Frauen in Japan. Während die säkulare Kurve für *USA* einen annähernd „idealen" Verlauf — mit Ausnahme der Jahre 1916 bis 1921 — aufweist, zeigt die deutsche Kurve große Abweichungen in der Zeit des 1. Weltkrieges, der Inflationszeit und in der Zeit des 2. Weltkrieges und der Nachkriegszeit. Japan befindet sich noch in einer ganz anderen Phase des Tuberkulosegeschehens; die großen Abweichungen der japanischen Kurven sind anscheinend ebenso kriegsbedingt wie diejenigen der deutschen Kurven.

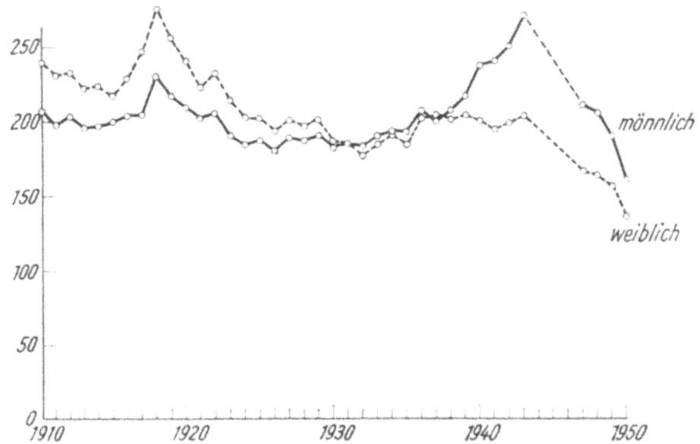

Abb. 21. Tuberkulose-Sterblichkeit der Männer und Frauen in Japan auf 100000 E. 1910—1950.

Im großen und ganzen kann man die Länder nach ihrer Tuberkulose-Sterblichkeit (1950) auf 100000 Einwohner folgendermaßen aufgliedern:

a) Länder mit *niedrigster* Tuberkulose-Sterblichkeit (Dänemark 13,8 — Norwegen 29,0),

b) Länder mit *mittlerer* Tuberkulose-Sterblichkeit (Schweiz 34,9 — Frankreich 56,8),

c) Länder mit *erhöhter* Tuberkulose-Sterblichkeit (Republik Irland 78,3 — Finnland 93,0),

d) Länder mit *hoher* Tuberkulose-Sterblichkeit (Uruguay [Montevideo] 101,5 — Brasilien [Rio] 195,3).

4. Die Tuberkulose-Mortalität nach Alter und Geschlecht.

In den Tuberkulose-Jahrbüchern ist die Altersgliederung der an Tuberkulose Verstorbenen nach **5jährigen Altersgruppen** erfolgt. Nur *diese 5jährige* Gliederung der Morbidität und Mortalität gibt Aufschluß über das Tuberkulosegeschehen; wir werden bei der Besprechung der Kindertuberkulose darauf zurückkommen.

In Tab. XXVIII bis XXXIII (Tabellenanhang) sind die Sterbefälle an Tuberkulose im Jahre 1952 nach Alter und Geschlecht abgedruckt.

Im Tbc.-Jb. 1951/52 sind in Tab. XXVII die Tuberkulose-Sterbefälle in Kanada 1950, USA 1949, Japan 1950, Frankreich 1950, Italien 1950, Niederlande 1950 und Portugal 1950 nach Alter und Geschlecht verzeichnet.

In Tab. XIXa und XIXb sind die Sterbefälle an Tuberkulose im Bundesgebiet nach Alter und Geschlecht im Jahre 1952 in absoluten und relativen Zahlen aufgezeichnet. **2,6% der gesamten Sterbefälle** im Bundesgebiet betrafen **Todesfälle an Tuberkulose.** Diese Zahl stimmt fast mit der Tuberkulose-Sterbeziffer von 1952 für das Bundesgebiet überein, weil die allgemeine Mortalität für die Bundesrepublik Deutschland rd. 10 auf 1000 bzw. 100 auf 10000 beträgt.

In Tab. XIXa und XIXb sind die Sterbefälle *nach den verschiedenen Tuberkuloseformen,* auch nach den einzelnen Formen der extrapulmonalen Tuberkulose, gegliedert nach Alter und Geschlecht, in Relativzahlen wiedergegeben; auf den Abschnitt II/14 wird verwiesen.

In Tab. 39 ist das Verhältnis der Tuberkulose-Sterblichkeit (alle Formen) zur allgemeinen Mortalität nach Alter und Geschlecht für 1951 und 1952 aufgezeichnet, dazu in Tab. 40 als *Durchschnitt von 32 Ländern* die Sterbefälle an Tuberkulose aller Formen in Prozent der Sterbefälle an allen Ursachen. Aus beiden Tabellen geht hervor, daß beim *männlichen* Geschlecht der *Anteil der Tuberkulose-Sterbefälle an allen Sterbefällen* in der Altersgruppe *25—30 Jahre* am höchsten ist; von 1951 auf 1952 ist der Prozentsatz von 21,8 auf 14,9 gefallen. Bei den *Frauen* betrifft der größte Anteil die Altersgruppe *20—25 Jahre*; er ist in der Bundesrepublik Deutschland von 1951—1952 von 27,4 auf 17,2% gefallen. In diesen Altersgruppen sterben an und für sich verhältnismäßig wenig Menschen; aber für diese Altersgruppen ist die Tuberkulose außer den unnatürlichen Todesursachen (Unfälle) noch in vielen Ländern die Haupttodesursache (siehe auch S. 100).

Tabelle 39.
Tuberkulose-Sterblichkeit (alle Formen) als Anteil der allgemeinen Mortalität nach Alter und Geschlecht.
Bundesrepublik Deutschland.
Errechnet nach Angaben des Statistischen Bundesamtes Wiesbaden.

Alter	1951		1952	
	Männer %	Frauen %	Männer %	Frauen %
0— 1	0,4	0,5	0,3	0,4
1— 5	8,9	10,5	6,1	8,4
5—10	8,8	10,2	4,1	8,5
10—15	6,0	11,7	4,2	7,8
15—20	9,6	21,4	4,5	12,0
20—25	14,6	27,4	7,9	17,2
25—30	21,8	23,7	14,9	16,4
30—35	16,6	17,9	11,8	11,6
35—40	15,4	11,5	10,8	8,4
40—45	12,1	8,1	9,5	6,0
45—50	10,2	5,2	7,6	4,2
50—55	8,6	3,7	6,7	2,8
55—60	6,9	3,0	5,1	2,3
60—65	4,9	2 8	3 9	2,0
65—70	3,4	2,0	2,9	1,8
70—75	2,3	1,4	2,0	1,3
75—80	1.2	0,9	1,2	0,7
80 und mehr	0,6	0,4	1,6	0,5

Tabelle 40.
Sterbefälle an Tuberkulose (alle Formen) in % der Sterbefälle an allen Ursachen (Mittel von 32 Ländern) 1950.

Alter	männlich	weiblich
0— 1	0,8	0,9
1— 4	7,1	9,0
5— 9	8,8	11,7
10—14	9,1	16,5
15—19	15,5	27,1
20—24	21,6	32,8
25—29	25,2	30,4
30—34	23,3	23,6
35—39	19,5	17,4
40—44	15,9	13,2
45—49	12,6	9,3
50—54	10,0	6,1
55—59	7,5	5,4
60—64	5,5	4,1
65—69	4,1	3,1
70—74	2,4	1,8
über 75	0,8	0,6
Total	5.3	4,4

Die Tab. XXVIII (s. Tabellenanhang, S. 172) verzeichnet in 5jährigen Altersgruppen die Änderung der Sterbeziffern für pulmonale und extrapulmonale Tuberkulose im Bundesgebiet seit dem Jahre *1948.* Besser als die große Häufung von Ziffern auf dieser Tabelle geben die Kurven auf Abb. 22 ein anschauliches Bild über die Änderung der Ziffern von 1951 zu 1952. In *allen* Altersgruppen ist die Tuberkulose-Sterblichkeit in der Bundesrepublik Deutschland von 1951 auf 1952 abgesunken. In Abb. 23 ist die Änderung der Tuberkulose-Sterblichkeit für die Männer von 1951 auf 1952 in Prozent kurvenmäßig zum Ausdruck gebracht. In der Altersgruppe *10—25 Jahre* ist die Tuberkulose-Sterblichkeit *in diesem einen Jahr* um *rd. 50%* abgesunken, während in den höheren Altersklassen die Tuberkulose-Sterblichkeit weniger abgenommen hat; **das Absinken der Tuberkulose-Sterblichkeit betrifft also wesentlich die Jahrgänge, in welchen Neuerkrankungen an Tuberkulose bzw. akute Fälle auftreten, und bei akuten frischen Fällen zeichnen sich die modernen Tuberkulostatika durch gute Wirksamkeit aus,** weniger dagegen bei den chronischen Fällen, welche bekanntlich besonders die höheren Altersklassen betreffen. Es scheint, daß vor allem durch die Isoniazide, welche vom 2. Quartal 1952 in großen Mengen an Tuberkulöse verabreicht wurden, junge tuberkulöse Menschen dem Leben erhalten wurden. Wir werden an anderer Stelle nochmals darauf zurückkommen.

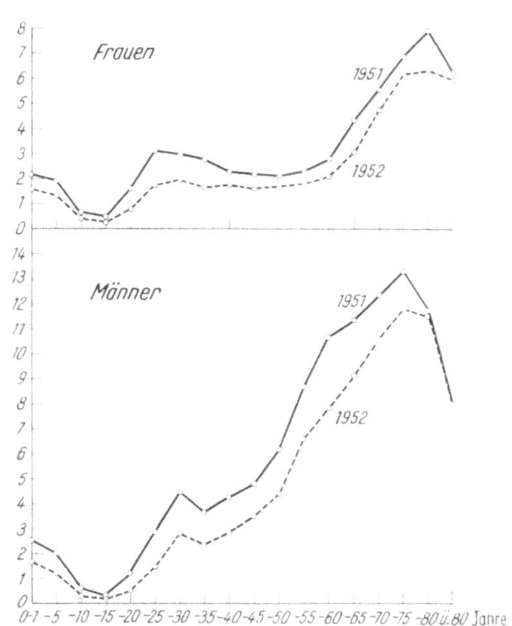

Abb. 22. Sterblichkeit an Tuberkulose in der Bundesrepublik Deutschland nach Alter und Geschlecht 1951 und 1952.

In Tab. XXXIV (S. 190) sind die *Sterbeziffern für Tuberkulose, Krebs, Gehirnblutung, Krankheiten des Herzens, andere Krankheiten der Kreislauforgane, Lungenentzündung und Verunglückungen* dargestellt, und zwar für die Jahre 1933, 1950

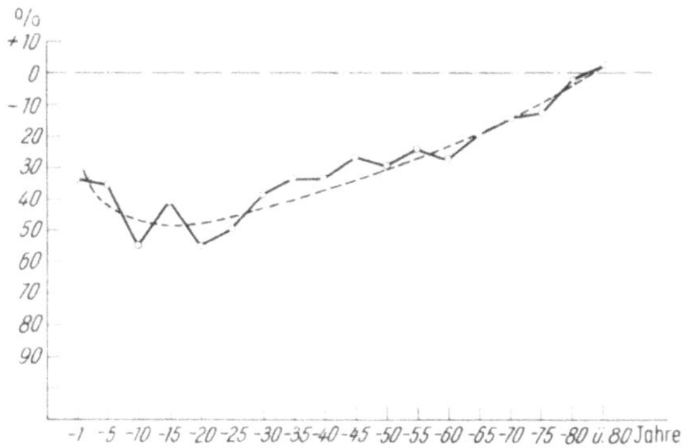

Abb. 23. Prozentuale Änderung der Tuberkulose-Sterblichkeit der Männer von 1951 auf 1952 in Deutschland nach dem Alter. Die Sterblichkeit ist danach am stärksten bei den Jugendlichen zurückgegangen, während in den höchsten Altersklassen keine wesentliche Änderung eingetreten ist.

und 1951. Bei den Krankheiten, welche besonders die höheren und hohen Altersklassen betreffen, sind die Sterbeziffern bei den über 60 Jahre alten Personen von 1933 an angestiegen. In den Altersklassen *von 15—45 Jahren* ist neben den Verunglückungen *die Tuberkulose* nach dieser Tabelle immer noch die *häufigste Todesursache.*

Aus den bisherigen Aufstellungen geht hervor, daß heute im allgemeinen die Tuberkulose-Mortalität der *Männer* diejenige der *Frauen* übertrifft. Berechnet man aber das Verhältnis der Tuberkulose-Mortalität der Frauen zu der der Männer, so erhält man die Kurven in der Abb. 24 (errechnet als Durchschnittswerte von 32 Ländern mit rd. 400 Mill. Einwohnern). Danach erliegt das *weibliche Geschlecht im Alter von 10—14 Jahren in viel höherem Grade der Lungentuberkulose und in viel geringerem Maße der extrapulmonalen Tuberkulose als das männliche Geschlecht.*

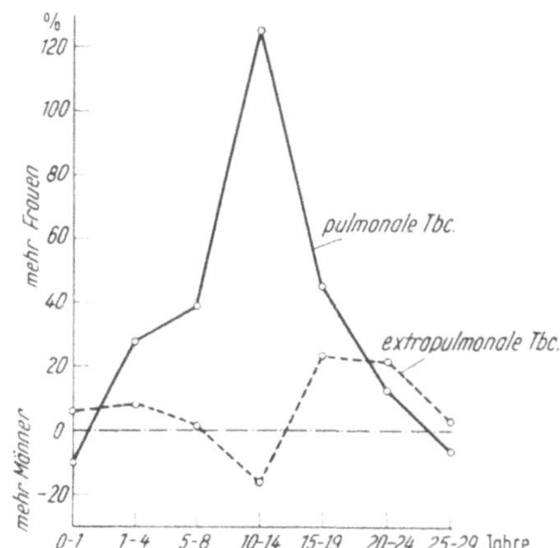

Abb. 24. Verhältnis der Tuberkulose-Sterblichkeit der Frauen zu der der Männer 1950 (Mittelwert von 25 Ländern). Im Alter von 10—14 Jahren liegt die Sterblichkeit der Frauen an Tuberkulose im Durchschnitt um 120% höher als die der Männer.

Man war bisher der Meinung, daß die Altersgruppe *vor* Beginn der Pubertät die niedrigste Tuberkulose-Mortalität aufweise. Nach WALLGREN steigt bis zum 15. Lebensjahre die Resistenz gegen Erkrankung und Tod an Lungentuberkulose stetig an, so daß die niedrigste Mortalität für beide Geschlechter um das 15. Lebensjahr liegt. Aus Abb. 24 geht aber zweifelsfrei hervor, daß das *weibliche Geschlecht* um diese Lebenswende herum ganz *besonders* durch den Tod an Tuberkulose der Lungen bedroht ist.

Auch Tab. 41 (Durchschnittswerte aus 16 Ländern für 1952) läßt erkennen, daß die bisherige Meinung, die als günstigstes Alter die Gruppe von 10—15 Jahren ansieht, in bezug auf die Tuberkulose-Mortalität nicht zutrifft. Freilich weisen die Jahrgänge von 10—15 Jahren in bezug auf *alle* Todesursachen (Geschwülste, Lungenentzündung, Unfälle usw.) die niedrigsten Sterbeziffern auf. Bei der *Lungentuberkulose* finden wir aber die niedrigsten Sterbeziffern im Alter von 5—10 Jahren, und nur bei der *extrapulmonalen Tuberkulose* fällt das Minimum der Mortalität auf die Jahrgänge 10—15 Jahre.

Tabelle 41. *Sterblichkeit an verschiedenen Ursachen auf 100000 Einwohner.* Mittel von 16 Ländern. Nach Angaben der WHO.

	1—4 J.		5—9 J.		10—14 J.		15—19 J.	
	m	w	m	w	m	w	m	w
alle Ursachen	—	—	107,0	92,0	69,0	56,0	122,0	93,0
Lungentuberkulose	6,2	6,7	1,5	1,6	2,2	3,8	8,5	13,9
Tuberkulose anderer Organe .	—	—	4,1	4,7	2,7	2,8	3,8	3,7
Geschwülste	—	—	5,8	4,9	4,5	3,7	5,8	5,2
Pneumonie	—	—	7,2	7,3	3,2	3,7	3,2	4,3
Unfälle durch Motorfahrzeuge	—	—	9,2	5,1	4,3	1,7	12,2	3,8
sonstige Unfälle	—	—	19,0	9,6	16,1	6,0	33,4	6,5

In Tab. XXXII (S. 188) sind *für alle Todesursachen, für Lungentuberkulose und extrapulmonale Tuberkulose* die betreffenden Ziffern für 17 Länder einzeln aufgeführt. Man ersieht auch aus dieser Tabelle, daß für die Lungentuberkulose die Minima meist auf die Jahrgänge 5—9 Jahre entfallen; für die extrapulmonale Tuberkulose finden wir die niedrigsten Sterbeziffern meist bei der Gruppe von 10—14 Jahren.

Die Ziffern für die extrapulmonalen Tuberkulosen, ohne oder mit Meningitis, liegen bei den 10—14jährigen am niedrigsten und nicht bei den 5—9jährigen wie bei der Lungentuberkulose.

Wir vermuten, daß die alte Lehre, wonach die Tuberkulose-Mortalität zwischen 10 und 15 Jahren die niedrigsten Werte aufweist, in der Hauptsache darauf beruht, daß die Jahrgänge von 5—10 und 10—15 Jahren früher allgemein in „5—15 Jahre" zusammengefaßt worden sind. Wir haben die *alten Tuberkulose-Sterbetabellen* nochmals daraufhin geprüft. In Tab. 42 haben wir nur die Jahre *1876, 1890, 1900* und *1910* als Beispiele herausgezogen; es geht aus Tab. 42 hervor, daß die *niedrigste* Tuberkulose-Sterbeziffer immer in den Altersgruppen von *5—10 Jahren* zu finden ist. Vgl. dazu die Ziffern der Tab. XIX—XXXV, S. 130—162 des Tbc.-Jb. 1951/52.

Tabelle 42. *Sterblichkeit der Kinder (0—15 Jahre) an Tuberkulose in Preußen in den Jahren 1876, 1890, 1900 und 1910*[1].
Von je 10000 lebenden Kindern starben an Tuberkulose im Alter von ... Jahren.

Jahre	3—5		5—10		10—15	
	m	w	m	w	m	w
1876	6,39	6,62	3,60	4,75	4,06	7,38
1890	7,48	7,65	4,44	6,23	5,02	9,92
1900	5,89	6,52	3,82	5,14	4,84	8,56
1910	5,79	6,17	3,83	4,82	4,02	6,92

[1] Aus: Medizinalstatistische Nachrichten **3**, 1, 489.

Die **Mortalität der Kinder,** und **besonders die Tuberkulose-Mortalität** der Kinder, ist nach den Tabellen in unseren 3 Jahrbüchern seit 50 Jahren ganz erheblich abgesunken. Dieses Absinken der Tuberkulose-Mortalität hat mehrere Ursachen. Es ist möglich, daß

1. die Tuberkulose der Kinder besser heilbar geworden ist als früher,

2. die Resistenz gegen Erkrankung und Tod durch Tuberkulose bei den Kindern angestiegen ist,

3. jetzt die Ansteckungen der Kinder mit Tuberkulose weniger häufig erfolgen als früher.

Zu 1.: Man könnte meinen, daß Streptomycin und die Isoniazide wie bei der tuberkulösen Meningitis auch auf die Heilbarkeit der Lungentuberkulose der Kinder einen Einfluß gehabt haben. Diese Heilmittel sind uns aber erst in der jüngsten Zeit geschenkt worden, während der Abfall der Tuberkulose-Mortalität auch der Kinder schon vor Jahrzehnten begonnen hat.

Zu 2.: Nach den allgemeinen Erfahrungen und nach den zahlenmäßigen Feststellungen der WHO haben sich in allen zivilisierten Ländern die Lebensverhältnisse im Laufe der Zeit gebessert, so daß Umweltfaktoren auf Erkrankung und Tod an Tuberkulose — außer in Krisenzeiten — nicht so häufig wie früher Einfluß zu haben brauchen. Es darf jedoch nicht vergessen werden, daß die hohe Tuberkulose-Mortalität in früheren Jahrzehnten insofern eine Auslese zur Folge hatte, als ungünstige Risiken durch die Tuberkulose hinweggerafft wurden, bevor sie zur Fortpflanzung gelangt waren (d. h. *vor dem 20. Lebensjahre*); diese machten 1880—1925 um 15% der Tuberkulose-Sterbefälle aus.

Zu 3.: Tatsächlich sind die Ansteckungen mit Tuberkulose im Kindesalter heutzutage viel weniger zahlreich als früher. Dies wird u. a. durch die Kurven der *tuberkulin-positiven Kinder* belegt. Noch vor 40 Jahren waren in Mitteleuropa fast alle Kinder beim Verlassen der Volksschule, also mit etwa 15 Jahren, tuberkulinpositiv, sie waren also in diesem Alter meist alle mit Tuberkulose infiziert. Heute rechnet man, daß z. B. in Mitteldeutschland mit 15 Jahren höchstens 40—45% der Kinder tuberkulinpositiv sind. Wir können annehmen, daß — bei etwa 42% tuberkulinpositiven Kindern mit 14 Jahren — etwa 3% jährlich erstinfiziert werden. ENELL, Stockholm (Kronprinsessan Lovisas Kinderkrankenhaus) hat aber ermittelt, daß die Zahl der tuberkulinpositiven Kinder vom *Vorschulalter* zum *Schulalter* allein eine Zunahme von 24% erfährt; die Zahl der tuberkulinpositiven Kinder im Vorschulalter wird demnach recht gering sein; wenn die Kinder in die Schule kommen, vergrößert sich ihre Umwelt und damit auch die Ansteckungsgefahr. Es gibt auch heute noch eine Reihe von Ländern, in welchen von den Schulkindern mit 15 Jahren *80% und mehr* tuberkulinpositiv sind; es sind dies Länder mit einer hohen *Tuberkulose-Mortalität* (aus Platzmangel muß auf die Wiedergabe der betreffenden Tabellen und Kurven verzichtet werden). Jedenfalls weisen *Länder mit hoher Tuberkulose-Sterblichkeit bereits in den jungen Jahrgängen einen hohen Durchseuchungsgrad auf und umgekehrt.* Noch vor ungefähr 20 Jahren bezeichnete man die Tuberkulose gern als „Kinderkrankheit", und nach v. BEHRING galt die „Schwindsucht als ein Lied, welches häufig den Kindern bereits in der Wiege gesungen wurde". Heute ist in allen Ländern mit niedriger Tuberkulose-Sterblichkeit die *Primärinfektion mit Tuberkulose und die Primärherdtuberkulose überwiegend in das Erwachsenenalter verlegt,* was für Klinik und Fürsorge von großer Wichtigkeit ist.

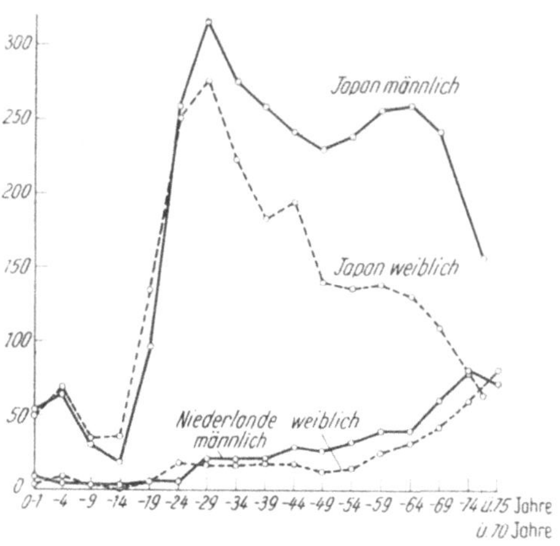

Abb. 25. Tuberkulose-Sterblichkeit in Japan und den Niederlanden auf 100000 E. 1950 nach Alter und Geschlecht.

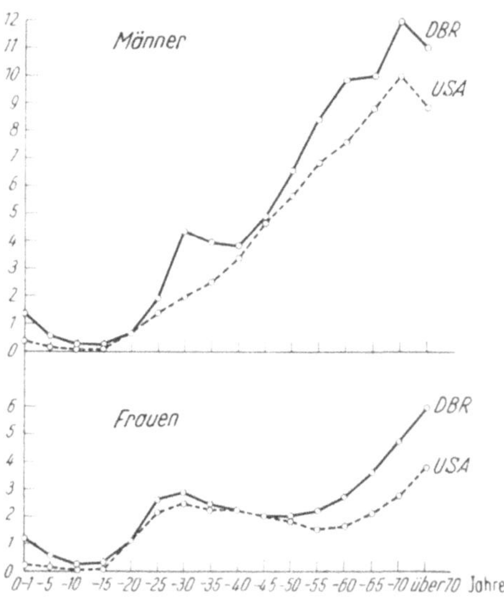

Abb. 26. Tuberkulose-Sterblichkeit in Deutschland und USA auf 10000 E. 1950 nach Alter und Geschlecht.

Auf Abb. 25 ist die Tuberkulose-Mortalität in den Niederlanden und in Japan nach Alter und Geschlecht zum Vergleich dargestellt. Japan befindet sich augenscheinlich in einer anderen Epidemiephase als die Niederlande und andere westeuropäische Länder und, wie aus den Abb. 20 und 21 hervorgeht, auch die USA.

Ausländische Verhältnisse betreffen die Abb. 25—26. *Niederlande* und *Japan* (Abb. 25), die *USA* im Vergleich zur Bundesrepublik Deutschland (Abb. 26). Obwohl die Kurven der Niederlande, der USA und der Bundesrepublik Deutschland sich ähneln, lassen sie doch erkennen, um wieviel niedriger in den erstgenannten Ländern die Tuberkulose-Mortalität der Kinder ist als bei uns. Die Tuberkulose in Japan befindet sich — wie wir schon erwähnt haben — noch in einer ganz anderen Epidemiephase als die der 3 anderen obengenannten Länder.

5. Das mittlere Tuberkulose-Erkrankungs- und -Sterbealter.

Die Technik der Ermittlung des mittleren Erkrankungs- und Sterbealters für eine bestimmte Erkrankungs- und Todesursache ist im Tbc.-Jb. 1951/52, S. 95, aufgezeichnet. Im Tbc.-Jb. 1951/52 haben wir das mittlere Erkrankungsalter bei Tuberkulose für 1950 und 1951 für einzelne Länder der Bundesrepublik Deutschland mitgeteilt (S. 70), außerdem das mittlere Sterbealter an Herz- und Kreislaufkrankheiten, Krebs und Tuberkulose für 1948 und 1949 für eine Reihe von außerdeutschen Ländern. In Tab. 43 sind für 1952 die **mittleren Tuberkulose-Erkrankungsalter** für die Ia-, Ib-, Ic- und Id-Fälle für einige Länder des Bundesgebietes zusammengestellt; daraus wurden die Mittelwerte berechnet.

Tabelle 43. *Mittleres Erkrankungsalter 1952.*
Nach den Neuerkrankungen.

Land	Ia		Ib		Ic		Id	
	m	w	m	w	m	w	m	w
Schleswig-Holstein	43,6	41,9	44,4	37,4	28,5	27,3	26,6	30,6
Hamburg	43,2	39,0	40,8	36,6	26,0	22,3	29,8	32,8
Niedersachsen	43,6	39,0	45,0	39,6	29,8	27,2	27,8	32,2
Bremen	40,1	42,4	43,8	39,4	27,8	25,3	27,3	32,0
Nordrhein-Westfalen	41,6	36,4	40,1	34,1	27,0	22,9	28,8	31,4
Mittelwerte der Jahre								
1952	42,4	37,9	42,8	36,8	29,9	24,8	28,3	31,6
1951	42,6	38,3	40,0	35,4	26,8	24,3	28,2	31,0
1950	42,8	37,4	40,4	35,2	26,8	23,8	27,4	30,1

Die Mittelwerte beziehen sich auf rd. 26,340 Mill. Einwohner (1950), bzw. rd. 24,129 Mill. Einwohner (1951) und 1952 auf rd. 25,235 Mill. Einwohner.

Für die „ansteckenden Lungentuberkulosen mit Bacillennachweis" hat sich seit 1950 das mittlere Erkrankungsalter nicht geändert, unerheblich für die Ib-Fälle. Wesentlicher ist die Erhöhung des mittleren Erkrankungsalters bei den *geschlossenen Lungentuberkulosen von 26,8 auf 29,9 bei den Männern und von 23,8 auf 24,8 bei den Frauen.* Die Zahlen des mittleren Erkrankungsalters an extrapulmonaler Tuberkulose für 1951 und 1952 haben sich nicht wesentlich geändert.

In Tab. 44 sind die **mittleren Tuberkulose-Sterbealter** für die Jahre 1951 und 1952 in der Bundesrepublik Deutschland und in West-Berlin zusammengestellt. In bezug auf *Lungentuberkulose* hat sich das mittlere Sterbealter der Männer von *51,6 Jahren* (51) auf *54,0 Jahre* (52), der Frauen von *47,3 Jahren* (51) auf *50,4 Jahre* (52) erhöht. Auch bei den extrapulmonalen Tuberkulosen finden wir eine Erhöhung bei den Männern von 32,7 auf 37,4 und von 37,5 auf 40,8 Jahre bei den Frauen.

Tabelle 44. *Mittleres Sterbealter an Tuberkulose in den Jahren 1951 und 1952 in den Ländern der Bundesrepublik Deutschland und in West-Berlin.*

Errechnet nach Angaben des Statistischen Bundesamtes, Wiesbaden.

Land	pulm. Tbc.				extrapulm. Tbc.			
	1951		1952		1951		1952	
	m	w	m	w	m	w	m	w
Schleswig-Holstein	50,8	44,5	54,3	50,0	27,1	33,7	31,3	42,4
Hamburg	54,2	48,8	56,0	51,9	33,0	37,7	60,0	48,9
Niedersachsen	50,2	47,5	53,7	52,0	27,7	31,7	34,1	34,3
Bremen	51,8	49,3	57,0	53,6	33,7	47,1[1]	44,3	41,6
Nordrhein-Westfalen	50,5	45,7	53,4	47,5	32,8	34,9	36,4	40,5
Hessen	53,4	49,4	54,3	52,1	36,5	42,3	37,1	41,9
Rheinland-Pfalz	55,4	48,6	54,4	48,8	34,7	32,8	36,1	39,3
Baden-Württemberg	51,2	48,2	54,7	51,0	36,4	44,2	37,2	41,7
Bayern	52,3	49,0	54,4	52,1	34,6	40,6	40,6	43,8
Bundesgebiet	51,6	47,3	54,0	50,4	32,7	37,5	37,4	40,8
West-Berlin	55,5	50,2	57,9	53,4	38,2	44,6	49,3	47,7

[1] Nur 16 Fälle.

Während sich das *mittlere Erkrankungsalter* nur bei den geschlossenen Lungentuberkulosen wesentlich erhöht hat, ist das mittlere *Sterbealter* in einem Jahre *bei allen Tuberkuloseformen wesentlich* angestiegen.

Im Jahre 1910 betrug das mittlere Sterbealter an allen Ursachen *ohne* Tuberkulose für die Männer oberhalb 5 Jahren im Deutschen Reich 56,1 Jahre, das der an Tuberkulose verstorbenen männlichen Personen über 5 Jahre 38,1 Jahre, im Jahre 1952 dagegen 66,3 Jahre und 53,7 Jahre. Danach lebten also im Jahre 1910 10000 an allen Ursachen außer an Tuberkulose verstorbene Männer um insgesamt 180000 Jahre länger als die an Tuberkulose verstorbenen; im Jahre 1952 ergibt diese Rechnung 126000 Jahre. In dem Zeitraum von 1910—1952 ist mit dem Absinken der Tuberkulosesterblichkeit eine wesentliche Besserung erfolgt, welche darin zum Ausdruck kommt, daß der an Tuberkulose Verstorbene nicht mehr um 18 Lebensjahre gegenüber dem Durchschnitt benachteiligt ist, sondern nur noch um 12 Jahre. Diese Tatsache dürfte auch für die Lebensversicherungsgesellschaften von Bedeutung sein.

Das bedeutet auch, daß die Prognose einer Erkrankung an Lungentuberkulose besser geworden ist. Da dieser sprunghafte Anstieg des Sterbealters auf das Jahr 1952 fällt, nehmen wir an, daß die Ursache dafür in der weitverbreiteten Medikation der Isoniazide seit dem 2. Vierteljahr 1952 zu suchen ist; wie wir schon wiederholt bemerkt haben, haben besonders die Isoniazide sich als geeignet erwiesen, das Leben der Tuberkulösen zu verlängern. Die Erhöhung des mittleren Erkrankungsalters bei der geschlossenen Lungentuberkulose kann aber nicht auf die Tuberkulostatika zurückgeführt werden, da dieses Alter nur den *Beginn* der Erkrankung betrifft und der *Ausbruch* der Erkrankung an Tuberkulose nicht schon durch die Tuberkulostatika beeinflußt sein kann. Vermutlich hat hier der Rückgang der kindlichen Tuberkulose-Erkrankungen zu dem Ansteigen des Erkrankungsalters beigetragen.

6. Der Einfluß der Zusammensetzung der Bevölkerung auf die Tuberkulose-Sterblichkeit; standardisierte Mortalität und Morbidität.

(Siehe dazu auch Abschnitt III/A 5 „Änderung der Bevölkerungszusammensetzung", S. 58.)

Im Jahre 1950 betrug die Tuberkulose-Mortalität der Männer in Berlin 8,95, in der Bundesrepublik Deutschland 5,7/10000. In West-Berlin sind 54,8% der dort wohnenden Einwohner über 40 Jahre alt gegenüber 41% im Bundesgebiet. Berlin hat also einen von der Bundesrepublik Deutschland erheblich abweichenden Bevölkerungsaufbau. Wenn man für West-Berlin den Bevölkerungsaufbau der Bundesrepublik für die Berechnung der Tuberkulose-Mortalitätszahlen der einzelnen Altersklassen zugrunde legt, so erhält man für West-Berlin für die Männer eine Tuberkulose-Mortalität von 6,8, anstatt — wie oben erwähnt — 8,95. Die Ursache dafür liegt eben darin, daß sich in Berlin viel mehr alte Leute befinden als in der Bundesrepublik. Wie wir im Tbc.-Jb. 1951/52 aufgeführt haben, wird von der WHO von Fall zu Fall die Berechnung der Mortalitätszahlen bezogen auf eine normale Bevölkerungszusammensetzung (Standardbevölkerung) vorgenommen, also *standardisierte Zahlen* angegeben. In der *Schweiz*, in *Schweden*, *Frankreich* und *England* werden die standardisierten Zahlen häufig neben den in der üblichen Weise berechneten Zahlen angegeben.

Die Tab. 45 aus dem „Bulletin" der Union Internationale contre la Tuberculose XXIV, 1—2, 4 (1954) enthält die standardisierten Tuberkulose-Sterblichkeitsziffern für 1950 für eine Reihe von Ländern, bezogen auf die *Bevölkerungsverteilung von England im Jahre 1881 = Deutschland 1900 = Japan 1950.* Die Abweichungen der standardisierten Tuberkulose-Sterblichkeit von der in der üblichen Weise errechneten sind in der Tabelle aufgeführt; sie sind z. T. erheblich.

Tabelle 45. *Standardisierte Tuberkulose-Sterblichkeit.*
Bezogen auf Bevölkerungsverteilung England 1881 = Deutschland 1900 = Japan 1950.
Aus: Bull. de l'Union Internationale contre la Tuberculose, XXIV, 1—2,4 (1954).

Land	Tbc.-Sterblichkeit auf 100000 Einw. 1950	standardisiert	Änderung in %
Australien	20,5	15,2	—25,8
Belgien	43,3	35,4	—18,2
West-Berlin	47,9	38,5	—19,6
Bundesrepublik Deutschland	39,4	31,4	—20,3
Dänemark	13,8	10,6	—23,2
Frankreich	57,9	45,2	—22,0
Japan	146,3	146,2	— 0
Italien	42,6	39,0	— 8,5
Niederlande	19,1	15,8	—17,3
Norwegen	29,0	22,4	—22,6
USA	22,5	17,7	—21,3

Für die Bundesrepublik Deutschland betrug die Tuberkulose-Mortalität 1952 27,0/100000, während die standardisierten Zahlen lauten: Für Männer 26,0 (statt 36,4), für Frauen 15,6 (statt 19,4) und für beide Geschlechter zusammen 20,8. Der höhere Wert von 27,0 auf 100000 bzw. 2,7 auf 10000 gegenüber der standardisierten Tuberkulose-Mortalität von 2,08 ist auf die geänderte Bevölkerungszusammensetzung zurückzuführen.

In der Abb. 27 haben wir in der Kurve „1952" die prozentuale Verteilung des Bestandes an tuberkulosekranken Männern in Niedersachsen nach 10-Jahresgruppen dargestellt, in der Kurve „1952 = 1910" dagegen die Verteilung, die sich unter Zugrundelegung der Bevölkerungsgliederung von Preußen 1910 ergeben würde. Wenn wir in der Bundesrepublik Deutschland heute noch die Bevölkerungszusammensetzung wie 1910 hätten, so würden viel mehr Personen im Alter bis 30 Jahren an Tuberkulose erkrankt sein und wesentlich weniger in den höheren Altersklassen, als es z. Z. wirklich der Fall ist. Die Kurve der Erkrankungen entspricht also ungefähr derjenigen der Bevölkerungsverteilung. Eine Ausnahme machen dabei lediglich die jüngeren Jahrgänge bis etwa 20 Jahre. Von etwa 25 Jahren an verlaufen Bevölkerungsverteilung und Verteilung der an Tuberkulose erkrankten Personen annähernd parallel.

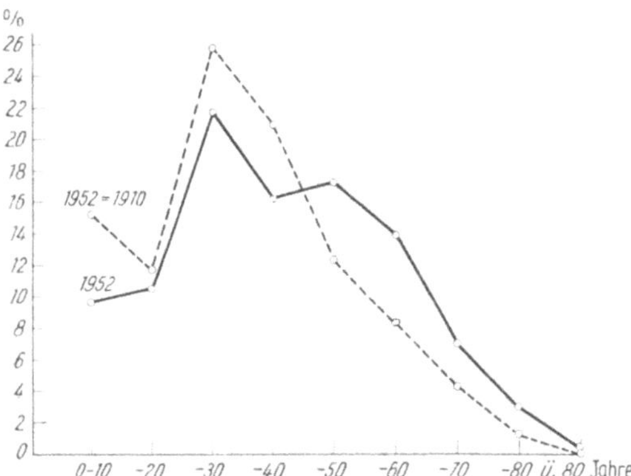

Abb. 27. Prozentuale Verteilung des Bestandes an Männern mit aktiver Tuberkulose nach Altersklassen 1952, Niedersachsen. Würde die Verteilung der Männer 1952 der Altersgliederung der Männer in Preußen 1910 entsprechen, dann ergäbe sich eine prozentuale Verteilung entsprechend der Kurve 1952 = 1910. Zwischen Bevölkerungsverteilung und altersmäßiger Verteilung der Tuberkulosekranken besteht danach eine direkte Beziehung.

E. Die extrapulmonalen Tuberkulosen.

Wie bereits aus den Berichten über die Tätigkeit des Arbeitsausschusses für extrapulmonale Tuberkulose — s. II/14, S. 34 — hervorgeht, müssen wir den *extrapulmonalen* Tuberkulosen mehr Aufmerksamkeit widmen als bisher. Die Bezeichnung dieser Tuberkuloseformen soll übrigens nach der „Internationalen Statistik" künftig lauten **Tuberkulose anderer Organe,** während die Lungentuberkulose als **Tuberkulose der Respirationsorgane** bezeichnet werden soll.

Über Erkrankungs- und Sterbehäufigkeit an diesen Tuberkulosen, den sog. Id-Fällen, siehe die entsprechenden Kapitel des Abschnittes C und D. Die extrapulmonalen Tuberkulosen umfassen die Tuberkulosen aller Organe außerhalb der Respirationsorgane, und die statistischen Ziffern stellen die Summe der Erkrankungs- und Sterbeziffern der einzelnen Organtuberkulosen dar. Eine *Untergliederung* ist daher notwendig, so, wie sie im „Arbeitsausschuß für extrapulmonale Tuberkulose" auch durchgeführt ist.

Auf S. 106 haben wir bei Besprechung der Abb. 24, welche dem „Internationalen Bericht über die Tuberkulose-Epidemiologie" [Bull. Un. Int. Tub. XXIV, 1—2, 4 (1954)] entnommen wurde, bereits erwähnt, daß im Durchschnitt von 32 Ländern das weibliche Geschlecht im Alter von 10—15 Jahren eine höhere Sterblichkeit an Lungentuberkulose, dagegen eine niedrigere Sterblichkeit an extrapulmonaler Tuberkulose aufweist als das männliche Geschlecht.

Auf Abb. 28 haben wir nach Alter und Geschlecht aufgezeichnet, wieviel Personen mit extrapulmonaler Tuberkulose (Id-Fälle) auf 100 Personen mit aktiver Lungentuberkulose (des Bestandes) in Niedersachsen 1952 entfallen. Aus den Kurven geht die merkwürdige Tatsache hervor, daß bei der extrapulmonalen Tuberkulose in den höheren Altersklassen die Frauen bei weitem die Männer überwiegen. In dieser Abbildung finden wir im übrigen für die Männer zwischen 5 und 25 Jahren etwa dieselben Werte wie für die Frauen; es handelt sich in dieser Abbildung aber um die Erkrankten, während es sich in der Abb. 24 um verstorbene Tuberkulöse handelt. Die Prognose für die extrapulmonalen Tuberkulosen scheint demnach in der Altersgruppe *10 bis 15 Jahre* sehr günstig zu sein, was mit unseren Bemerkungen auf S. 106 übereinstimmt, daß bei den extrapulmonalen Tuberkulosen in der Altersgruppe 10—15 Jahre die niedrigsten Sterbeziffern zu finden sind.

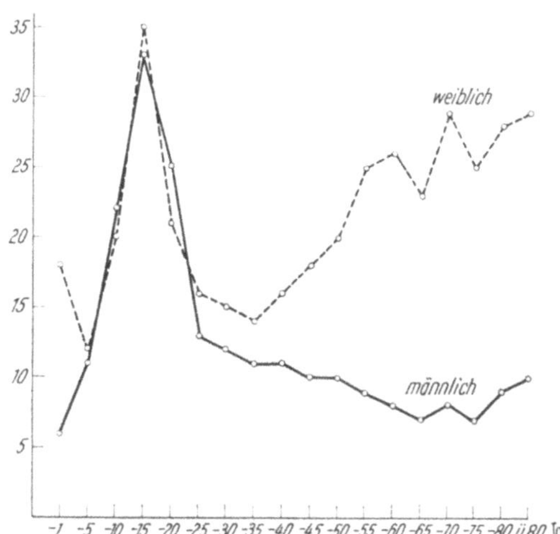

Abb. 28. Auf 100 Personen mit aktiver Lungentuberkulose (Bestand) kommen ... Personen mit extrapulmonaler Tuberkulose. Niedersachsen 1952. Nach der Abbildung liegt der Anteil für M und W zwischen 1—5 und 20—25 Jahren ungefähr gleich hoch. Während aber von 25 Jahren an die Kurve für die Männer stetig absinkt, steigt jene für die Frauen ab 35 Jahren stark an. So entfallen z. B. auf 100 Männer mit aktiver Lungentuberkulose im Alter von 65—70 Jahren nur 7 Männer mit extrapulmonaler Tuberkulose, auf 100 Frauen dagegen 34, also fast 5mal soviel. Diese Diskrepanz zwischen Männern und Frauen in bezug auf die extrapulmonale Tuberkulose bedarf noch eingehender Untersuchungen.

In der Tab. 46 sind die Ziffern für Neuerkrankungen, Bestand und Mortalität an extrapulmonaler Tuberkulose für das Bundesgebiet von 1949—1952 aufgezeichnet. Danach hat die Zahl der gemeldeten Neuerkrankungen von 1949 bis 1952 schon beachtlich abgenommen, noch mehr aber die der Mortalität, nämlich von 0,80 auf 0,43 auf 10000, dagegen nur gering der Bestand.

Tabelle 46. *Morbidität und Mortalität an extrapulmonaler Tuberkulose in der Bundesrepublik Deutschland 1949—52.*

Nach Angaben des Statistischen Bundesamtes.

	Morbidität				Mortalität	
	Neuerkrankungen		Bestand			
	berechnet auf 10000 E.	berechnet auf 100 Neuerkrankungen (Ia—Id-Fälle)	auf 10000 E.	auf 100 vom Bestand (Ia—Id)	auf 10000 E.	auf 100 Tbc.-Todesfälle
1949	4,6	14,1	15,1	15,0	0,80	16,18
1950	3,5	13,3	15,6	14,9	0,67	17,04
1951	3,4	13,8	15,1	15,0	0,59	16,08
1952	3,2	13,8	14,0	14,4	0,43	15,77

Tab. XXXIII (Tabellenanhang) verzeichnet die Sterbefälle an extrapulmonaler Tuberkulose in Bayern 1950—1952, und zwar unterteilt nach den einzelnen Organtuberkulosen. Es sind leider nur die absoluten Zahlen mitgeteilt.

In Tab. 47 sind in bezug auf die verschiedenen „*Organtuberkulosen*" die Erkrankungs- und Sterbefälle für Niedersachsen für die Jahre 1948—1952

Tabelle 47. *Erkrankungsfälle an extrapulmonaler Tuberkulose in Niedersachsen auf 10000 Einwohner*

	1948		1949		1950		1951		1952	
	m	w	m	w	m	w	m	w	m	w
Knochen und Gelenke . .	2,3	1,7	1,9	1,4	1,3	1,2	1,1	1,0	0,9	0,8
Drüsen	2,1	2,2	1,5	1,5	0,8	1,0	0,8	1,1	0,6	0,9
Haut	0,3	0,5	0,3	0,5	0,2	0,4	0,3	0,4	0,3	0,4
Meningitis . .	0,6	0,5	0,6	0,5	0,5	0,4	0,4	0,4	0,4	0,3
sonstige	1,2	1,2	1,1	1,3	0,9	1,1	1,0	1,1	0,7	1,1
Gesamt	6,5	6,1	5,4	5,2	3,8	4,2	3,8	4,3	3,0	3,6
Sterbefälle auf 10000 Einwohner										
Knochen und Gelenke . .	0,2	0,1	0,2	0,1	0,15	0,13			0,1	0,09
Drüsen	0,1	0,1	0,05	0,03	0,04	0,04			0,02	0,02
Haut	0,0	0,0	0,01	0,01	0,0	0,02			—	0,01
Meningitis . .	0,5	0,5	0,4	0,4	0,38	0,26			0,18	0,18
sonstige	0,2	0,2	0,2	0,2	0,08	0,1			0,055	0,06
Gesamt	1,0	0,9	0,8	0,7	0,65	0,56			0,38	0,40

aufgezeichnet. Auch aus dieser Tabelle geht hervor, daß das weibliche Geschlecht das männliche bei den extrapulmonalen Tuberkulosen überwiegt. In Tab. 48 ist der *Anteil der einzelnen Organtuberkulosen* an der Gesamtzahl der extrapulmonalen Tuberkulosen für Niedersachsen 1947—1953 zusammengefaßt. Nach

Tabelle 48. *Neuerkrankungen an extrapulmonaler Tuberkulose in Niedersachsen 1947 und 1953*. Anteil in Prozenten.

	Männer		Frauen	
	1947	1953	1947	1953
Knochen und Gelenke	36,0	30,6	30,8	23,5
Drüsen	36,4	24,1	37,6	26,0
Haut	5,7	7,4	9,5	7,0
Meningitis.	5,5	9,8	6,5	7,4
sonstige	16,4	28,1	15,6	36,1
	100,0	100,0	100,0	100,0

dieser Tabelle haben die Neuerkrankungen an Knochen- und Gelenktuberkulose und an Drüsentuberkulose prozentual wesentlich abgenommen, aber alle übrigen — besonders die „sonstigen" — haben beträchtlich zugenommen. Die „sonstigen" stellen bei den Frauen die größte Gruppe dar. Wir haben auf diese Verhältnisse im „Wissenschaftlichen Rundschreiben Nr. 53 (1954)" aufmerksam gemacht. Sie bestätigen die Berichte der Untergruppen des Arbeitsausschusses für extrapulmonale Tuberkulose, daß die Urogenitaltuberkulosen einschl. der Genitaltuberkulose der Frau zunehmen, außerdem aber auch die tuberkulösen Augenerkrankungen.

Im Anschluß an dieses Rundschreiben hat Prof. Dr. BURKHARDT, Pathologisches Institut München, mitgeteilt, daß er auf Grund seiner anatomischen Befunde die Häufung extrapulmonaler Tuberkulosen (Lymphknoten-, Miliar-, Serosa-, Skelet-Tuberkulosen) beim weiblichen Geschlecht im späteren Alter ebenfalls gefunden hat. Er hat schon mehrfach auf die merkwürdige Häufung florider produktiver Lymphknotentuberkulosen bei Frauen in späteren Lebensjahren aufmerksam gemacht; der ursächliche Infekt liegt meist schon viele Jahre zurück.

In den angeführten Untersuchungen hat er diesen eindrucksvollen Geschlechtsdimorphismus in bezug auf Tuberkulosemanifestationen zu begründen versucht und einerseits — unter Hinweis auf besondere Verhältnisse des inkretorischen Systems bei alternden Frauen — die Möglichkeit hormonaler Steuerung von Infektlokalisationen, andererseits die floride Lymphknotentuberkulose mit ihrer Häufung beim weiblichen Geschlecht im Alter als latente Quelle „endogener Reinfekte“ bzw. später miliarer Streuung in Betracht gezogen. Der erstgenannte Punkt (hormonale Steuerung) erscheint ihm namentlich im Hinblick auf die Ergebnisse über Strukturumbau des alternden Skelets und seine Ursachen der Beachtung wert.

Eine wichtige Rolle unter den extrapulmonalen Tuberkulosen spielt immer noch die **Meningitis.** Im Bundesgebiet (ohne Baden-Württemberg und Rheinland-Pfalz) haben sich im Jahre 1952 noch *1008* Neuerkrankungen an tuberkulöser Meningitis ereignet. Nach Tab. 47 ist die Erkrankungsziffer von 0,6 (m) bzw. 0,5 (w) für 1948 auf 0,4 (m) bzw. 0,3 (w) auf 10000 Einwohner zurückgegangen; die Sterbefälle haben in der gleichen Zeit eine Verminderung von 0,5 auf 0,18, also auf $^1/_3$ erfahren. Die *Prognose* der tuberkulösen Meningitis und ihre *Letalität* haben sich demnach *seit 1948 erheblich gebessert.* Das ist natürlich auf das Streptomycin zurückzuführen, wenn auch ein voller Erfolg noch nicht zu verzeichnen ist. Bei der tuberkulösen Meningitis hat sich auch die Kombinationstherapie Streptomycin + INH-Präparate als äußerst wirksam erwiesen. Die Mortalität der Lungentuberkulose hat nach ETIENNE BERNARD in Frankreich von 1951 auf 1952 um rd. 25% abgenommen, die Mortalität der tuberkulösen Meningitis aber um 36%. Nach BERNARD soll jetzt die Meningitis als diejenige Tuberkuloseform gelten, bei welcher die Heilungsaussichten am günstigsten von allen Tuberkuloseformen sind.

In Tab. 49 ist die *Sterblichkeit an tuberkulöser Meningitis* i. J. 1950 auch für einige außerdeutsche Länder aufgezeichnet. Überall ist die Meningitis-Mortalität bis zum 5. Lebensjahre am höchsten; aber in Dänemark und den Niederlanden finden wir im Gegensatz zu den anderen Ländern viel niedrigere Werte. Wir wissen, daß in diesen Ländern, ebenso wie in Schweden und Norwegen, die tuberkulöse Meningitis praktisch kaum noch eine Rolle spielt. Nach

Tabelle 49. *Sterbefälle an tuberkulöser Meningitis im Jahre 1950 in einigen Ländern auf 100000 Einwohner.*

Alter	Japan	Frankreich	Italien	Bundesrep. Dtschld.	Schottland	Dänemark	Niederlande
0— 1	24,7	39,7	26,6	11,3	10,9	2,6	0,9
1— 4	29,2	20,8	19,7	13,6	20,6	2,0	5,3
5— 9	8,9	8,8	8,2	4,3	5,6	0,7	1,6
10—14	2,8	6,4	6,0	2,5	4,5	0,3	1,2
15—19	4,3	7,4	7,5	4,3	7,8	6,7	2,2
20—24	6,4	7,8	—	3,2	1,6	0,3	2,1
25—29	6,9	4,8	—	1,9	1,6	1,3	1,1

Nur bis 25—29 Jahre aufgezeichnet, da die Ziffern für die höheren Altersklassen durchweg sehr klein sind.

Abb. 29 ist die tuberkulöse Meningitis z. B. in Niedersachsen noch keineswegs erloschen; seit 1947 hat ihr Anteil an der Gesamtzahl der Sterbefälle der 0- bis 25jährigen an Tuberkulose noch erheblich zugenommen; das bedeutet aber, daß bei uns die Sterblichkeit an Meningitis in keiner Weise mit dem Rückgang der Sterblichkeit der anderen Tuberkuloseformen Schritt gehalten hat. Die Letalität der tuberkulösen Meningitis betrug im Jahre 1953 in Niedersachsen für alle Altersklassen 38%.

Die Neuerkrankungen an **Knochen- und Gelenktuberkulosen** haben in Niedersachsen von 937 (m) bzw. 650 (w) i. J. 1947 auf 240 (m) bzw. 262 (w) i. J. 1953 erheblich abgenommen; bei den Männern also um rd. 75%, bei den Frauen um 60%. Auch die Mortalität dieser Tuberkuloseform ist nach Tab. 48 niedriger geworden.

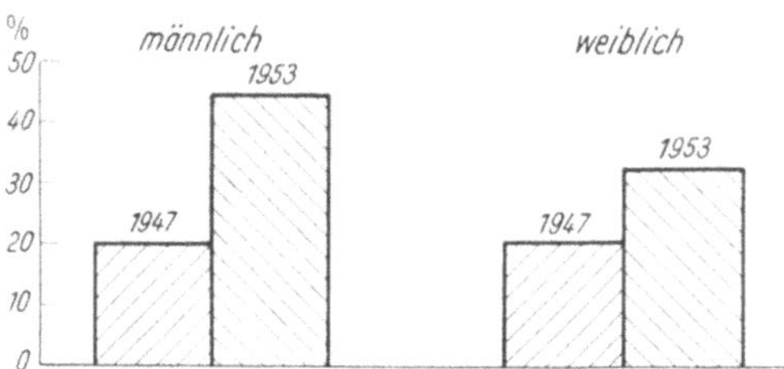

Abb. 29. Sterblichkeit an tuberkulöser Meningitis der 0—25jährigen in Prozent aller Sterbefälle dieser Altersgruppen an Tuberkulose, Niedersachsen 1947 und 1953. Der Anteil der Sterbefälle an tuberkulöser Meningitis ist bei den 0—25jährigen von 1947 auf 1953 stark angestiegen, ein Zeichen dafür, daß die Besserung der Letalität der Meningitis mit der der anderen Tuberkuloseformen nicht Schritt gehalten hat.

Die Neuerkrankungen an **Drüsentuberkulosen** sind in Niedersachsen von 747 (m)/803 (w) im Jahre 1947 auf 189 (m) und 290 (w) im Jahre 1953 abgesunken. Diese Zahlen bestätigen ebenfalls die oben zitierten Beobachtungen von Prof. BURKHARDT über die Häufigkeit der Drüsentuberkulosen bei den Frauen. Die Sterblichkeit an dieser Tuberkuloseform hat nach Tab. 47 von 0,1 auf 0,02/10000 abgenommen.

Die Neuerkrankungen an **Hauttuberkulose** haben sich nach Tab. 47 zahlenmäßig nicht wesentlich geändert. Die Sterblichkeit an dieser Tuberkuloseform ist minimal.

Unter der Gruppe der **„sonstigen Tuberkulosen“** fällt die steigende relative Zunahme dieser Tuberkuloseformen bei den Frauen auf. Nach den Berichten des „Arbeitsausschusses für extrapulmonale Tuberkulose“ scheinen, wie schon erwähnt, die Urogenitaltuberkulosen und die Augentuberkulosen, und zwar besonders bei den Frauen, zuzunehmen.

F. Das Verhältnis der Tuberkulose-Mortalität zur Tuberkulose-Morbidität (Letalität).

1. Das vorhandene Zahlenmaterial.

Das *Verhältnis der Tuberkulose-Mortalität zur Tuberkulose-Morbidität* ist bei den 0—1 jährigen an Tuberkulose Erkrankten — z. T. noch bei den 1—5 jährigen — gleichbedeutend mit **Letalität.** Das traf früher restlos für die tuberkulöse Meningitis zu; da aber jetzt nicht mehr alle Fälle von tuberkulöser Meningitis letal enden, kann man streng genommen den Begriff „Letalität“ in diesem Zusammenhang nicht mehr verwenden. Wenn es trotzdem geschieht, dann deshalb, um für das Verhältnis Mortalität zu Morbidität eine begrifflich verständliche Ausdrucksform zu haben.

In “Tuberculosis Statistics” (1950) hat MARIE LINDHARDT, Dänemark, eine Berechnung über die „Letalität“ der Tuberkulösen angestellt: Von den “notified cases” des Jahres 1925 (Lungentuberkulose) starben 33% im Jahre 1925, über 7% im Jahre 1926; bis zum Jahre

1932 — also innerhalb von 7 Jahren — waren *54%* aller "notified cases" des Jahres 1925 gestorben. Dieselbe Rechnung für die "notified cases" des Jahres 1941 ergab, daß bis zum Jahre 1948 nur *37%* dieser Personen verstorben waren. Die Tuberkulose-Letalität ist also in Dänemark im Zeitraum von 23 Jahren um rd. $^1/_3$ gesunken. Ähnliche Verhältnisse ergeben sich auch für andere Länder. (In vorstehendem Zusammenhang ist die Verwendung des Begriffes „Letalität" in vollem Umfange gerechtfertigt.)

BRAEUNING kannte vor 30 Jahren in seiner musterhaften Tuberkulose-Fürsorgestelle alle Offentuberkulösen und alle Sterbefälle an Lungentuberkulose; er fand damals, daß in jedem Berichtsjahr auf 1 Todesfall von Lungentuberkulose 2 Fälle von offener Lungentuberkulose entfielen. Das ist die bekannte BRAEUNING*sche Zahl.* Er konnte auf Grund seiner Erfahrungen feststellen, daß jährlich 50% der Offentuberkulösen ihrer Krankheit erlagen. Spätere Untersuchungen bis zum 2. Weltkrieg ergaben andere Verhältnisse, und zwar 1 Todesfall auf 4 Fälle von offener Lungentuberkulose. 1949—1951 gab DÜGGELI bekannt, daß nach seinen Untersuchungen 50% der Lungentuberkulösen, welche ihre Bacillen nicht verloren, binnen $2^1/_3$ Jahren dahinstarben. Wir haben vor 4 Jahren nach einer derartigen Individual-Untersuchung in Hannover auch gefunden, daß 50% der Offentuberkulösen, welche ihre Bacillen nicht verloren, binnen 2,7 Jahren verstorben waren. Über das Verhältnis des Bestandes an Offentuberkulösen zu den Sterbefällen an Lungentuberkulose in Niedersachsen von 1947—1953 gibt Tab. 50 Auskunft. *1947* kamen auf *1 an Lungentuberkulose Verstorbenen 2,7 Ia-Fälle, im Jahre 1953 12,0.* Das sind natürlich nicht alles Ia-Fälle, die ihre Bacillen nicht verloren, sondern *sämtliche* Ia-Fälle, bei denen gemäß den „Erläuterungen zur Führung der Statistik" TB im Auswurf gefunden wurden. Immerhin lassen diese Angaben erkennen, daß sich die *Prognose für die Ia-Fälle seit 1947 ganz außerordentlich gebessert* hat. Die größte Besserung ist von 1951 zu 1952 erfolgt — wir erinnern daran, daß vom 2. Quartal 1952 an die massenhafte Verschreibung von Isoniaziden begann. Bei den Männern hat die Zahl der Neuerkrankungen nach Tab. 51 von 1947—1953 um nahezu

Tabelle 50. *Verhältnis Bestand an Ia-Fällen zu Sterbefällen in Niedersachsen.* BRAEUNINGsche Zahl.

Jahr	Bestand Ia	Sterbefälle an Lungen-Tbc.	Auf 1 Verstorbenen kommen .... Ia-Fälle
1947	10151	3771	2,7
1948	11738	3727	3,1
1949	13536	2878	4,7
1950	14885	2122	7,0
1951	16049	2049	7,8
1952	16462	1505	10,9
1953	16102	1343	12,0

Tabelle 51. *Auf 100 Neuerkrankungen an Tuberkulose (alle Formen) kommen ... Sterbefälle.* Niedersachsen.

Jahr	Neuerkrankungen		Sterbefälle		%	
	m	w	m	w	m	w
1947	21133	16987	2499	1961	11,8	11,5
1948	18347	15300	2509	1726	13,7	11,3
1949	13687	11308	2053	1386	15,0	12,3
1950	12056	9666	1582	1051	13,1	10,9
1951	11590	9794	1475	996	12,7	10,2
1952	9968	8453	1111	701	11,1	8,3
1953	8502	7397	891	452	10,5	6,1
Abnahme um:	—59,8%	—56,5%	—64,4%	—77,0%	—11,0%	—46,9%

60% abgenommen; auf 100 Neuerkrankungen kamen im Jahre 1953 10,5 Sterbefälle gegen 11,8 im Jahre 1947. Bei den Frauen nahm die Zahl der Neuerkrankungen von 1947 auf 1953 um 56,5% ab, und das Verhältnis Sterbefälle zu

Tabelle 52. *Verhältnis der Neuerkrankungen an Tuberkulose (alle Formen) und des Bestandes zu den Sterbefällen in Prozent.* Niedersachsen 1953.

Alter	Neuerkrankungen		Bestand	
	m	w	m	w
0—1	5,0	4,1	8,8	11,8
1—5	3,0	2,3	1,7	1,4
5—10	1,7	0,5	0,6	0,2
10—15	0,7	1,8	0,2	0,6
15—20	0,7	0,9	0,3	0,3
20—25	3,2	2,7	0,9	0,7
25—30	4,4	3,5	0,8	0,8
30—35	5,1	5,8	1,0	1,2
35—40	7,7	7,6	1,5	1,5
40—45	9,3	6,3	1,9	1,3
45—50	12,0	7,9	2,5	1,7
50—55	15,7	6,9	3,6	1,8
55—60	19,8	11,0	4 4	2,8
60—65	24,7	15,5	6,5	4,5
65—70	36,1	19,2	8,8	5,0
70—75	36,2	28,0	12,0	9,8
75—80	42,4	29,3	15,7	10,5
80 und mehr	61,7	36,7	21,6	16,9
Gesamt	10,5	6,1	2,7	1,7

100 Neuerkrankungen ging von 1947 auf 1953 von 11,5 auf 6,1%, also um 46,9% zurück. Das bedeutet, daß sich besonders bei den *Frauen* die *Prognose erheblich verbessert* hat, und zwar wieder in der Hauptsache von 1951 auf 1952.

Tabelle 53. BRAEUNING*sche Zahl.* Auf 1 Sterbefall an Lungentuberkulose kommen ... Ia-Fälle Bestand. Niedersachsen 1952.

Alter	Männer	Frauen
0—1	—	—
1—5	2,5	3,8
5—10	—	—
10—15	28,0	26,0
15—20	26,4	24,1
20—25	28,9	36,2
25—30	20,0	24,7
30—35	26,8	24,0
35—40	18,5	15,8
40—45	17,9	11,8
45—50	14,3	13,5
50—55	9,3	8,7
55—60	8,0	5,7
60—65	6,0	5,3
65—70	3,7	3,4
70—75	2,9	2,4
75—80	2,0	1,8
80 und mehr	1,5	0,9
	10,8	11,1

In Tab. 51 haben wir das *Verhältnis der Neuerkrankungen (alle Formen) zu den Sterbefällen für Männer und Frauen* und in Tab. 52 das *Verhältnis des Bestandes zu den Sterbefällen für 5jährige Altersgruppen* errechnet. Es ergibt sich, daß das *Verhältnis der Erkrankungen zu den Sterbefällen am günstigsten in den Altersgruppen 5—20 Jahre ist.* Diese Altersgruppe haben wir bereits bei Besprechung der Kindertuberkulose als die günstigste in bezug auf die Prognose bezeichnet.

Auch die *Ia-Fälle* haben wir in ihrem Verhältnis zu den Sterbefällen altersmäßig aufgeteilt. Überraschend ergibt sich, daß bis zum 30. Jahre bei den Männern von 20 bis 30 Jahren 1 Sterbefall auf eine geringere Zahl von Offentuberkulösen kommt als bei den Frauen. Bei der Altersgruppe ab etwa 30 Jahre aber ist das Verhältnis umgekehrt.

Das würde an und für sich bedeuten, daß der Ausgang der offenen Tuberkulose bei den Frauen von etwa 30 Jahren an etwas ungünstiger ist als bei den Männern (s. Tab. 53). Die Erklärung dafür steht noch dahin. Um bindende Schlüsse zu ziehen, sind hier noch eingehende Untersuchungen erforderlich.

2. Die Diskrepanz zwischen Tuberkulose-Mortalität und -Morbidität, Betrachtungen über den Stand des Tuberkuloseproblems.

In früheren Jahren pflegten die Kurven der Tuberkulose-Mortalität und der -Morbidität etwa parallel miteinander zu verlaufen. Nach Überwindung der Kriegsfolgen hatten die säkularen Kurven der Tuberkulose-Mortalität überall ihren typischen Verlauf. Die Kurven der Morbiditätsziffern hielten sich aber, auch nachdem die Ausschläge nach oben nach den Not- und Kriegszeiten abgeklungen waren, weiterhin etwa auf gleicher Höhe und sanken nicht ab. Früher konnte man das Tuberkuloseproblem einfach als ein *Mortalitätsproblem* betrachten. Jetzt ist es aber anders. G. J. DROLET, New York (1947) und ICKERT (1948) haben — voneinander unabhängig — als erste auf dieses Phänomen der **Diskrepanz zwischen Tuberkulose-Mortalität und -Morbidität** aufmerksam gemacht. Diese Diskrepanz ist, wie schon erwähnt, nicht nur in Deutschland. sondern in den meisten Ländern der Erde beobachtet worden; als Beispiel geben wir die betreffenden Kurven für *Hawaii* (Abb. 30) aus Am. Rev. Tbc.

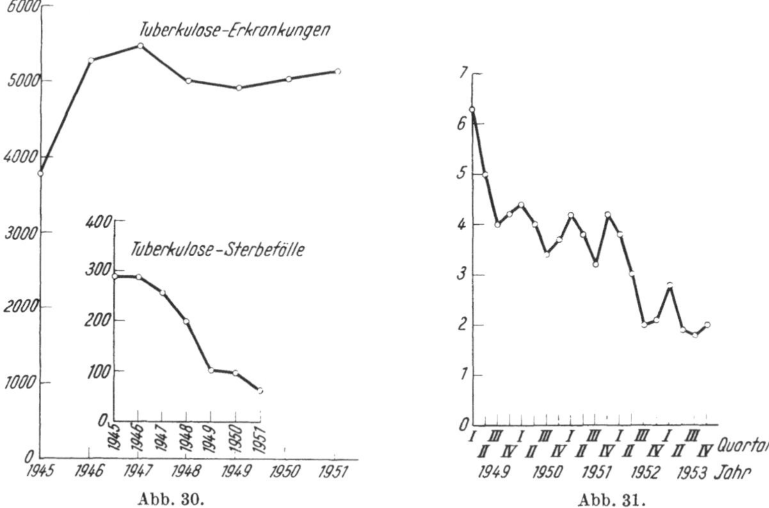

Abb. 30. Abb. 31.

Abb. 30. Diskrepanz zwischen Morbidität und Mortalität, Hawaii 1945—1951 Anstieg der Zahl der Erkrankungen (absolute Zahlen), Abfall der Zahl der Sterbefälle.

Abb. 31. Tuberkulose-Sterblichkeit in der Bundesrepublik Deutschland 1949—1953 nach Quartalen. Es fällt der stärkere Abfall vom I. zum III. Quartal 1952 auf, der auf die Therapie mit den Isoniaziden zurückzuführen ist.

Vol. 68, Nr. 6, S. 850 (1953) wieder. Mit dem starken Absinken der Tuberkulose-Sterblichkeit und der immer noch hohen Morbidität ist die Tuberkulose zu einem *Invaliditätsproblem* geworden.

Wie vielfach bei der Tuberkulose müssen wir auch in bezug auf die „Diskrepanz“ an ein **multiples Ursachengeflecht** denken. Bis jetzt haben sich für die Diskrepanz 3 Erklärungsversuche herausgeschält: a) **die bessere Erfassung der**

Tuberkulosefälle, b) **die Besserung der Umweltsverhältnisse,** c) **die Erfolge durch die Chemotherapie;** auf die betreffenden Ausführungen im Tbc.-Jb. 1950/51, S. 108 darf verwiesen werden.

Während wir im Tbc.-Jb. 1950/51 in bezug auf die Einwirkung der Chemotherapie auf die Tuberkulose-Mortalität und -Morbidität noch etwas skeptisch waren, haben wir im Tbc.-Jb. 1951/52 den im Jahre 1952 zur Anwendung gekommenen **Isoniaziden** eine **entscheidende Bedeutung** für den *plötzlichen Abfall der Mortalitätskurve vom 3. Quartal 1952 an* beigemessen. Wie aus der Abb. 31 hervorgeht, hat sich der Abfall der Tuberkulose-Mortalität weiter fortgesetzt, und für das Jahr 1953 sind in allen Ländern Mortalitätsziffern weit unter denjenigen von 1951 zu erwarten — wie schon erwähnt, sind bei Abschluß des Tbc.-Jb. 1952/53 noch keine endgültigen Ziffern zu erhalten, weil die Bevölkerungszahlen für 1953 noch nicht festliegen.

Die Isoniazide hatten anfangs bei Kranken und Ärzten die größten Hoffnungen erweckt: diese Erwartungen wurden z. T. nicht ganz erfüllt, als bekannt wurde, daß auch bei diesen Tuberkulostatika frühzeitig Bakterienresistenzen auftreten und Rückfälle nach Aussetzen der Chemotherapeutica öfter als bisher beobachtet wurden, sogar bei der sogenannten Kombinationstherapie — siehe u. a. die Tabelle von Knox, S. 31. Tierversuche (z. B. im Tuberkulose-Forschungsinstitut in Borstel) und Beobachtungen am Menschen haben erkennen lassen, daß man *mit den Tuberkulostatika allein* — d. h. ohne die üblichen Hilfsmittel wie Liegekur, Sanatoriumsaufenthalt, Kollapstherapie usw. — eine Tuberkulose nicht zur Ausheilung bringen kann; im Tierversuch gelingt dies nach Gertrud Meissner nur bei kleinsten Tuberkuloseherden. Die Tuberkulostatika sind nämlich nicht imstande, den eigentlichen Tuberkuloseherd, den Nekroseherd, zur Ausheilung zu bringen; dies muß vielmehr der Organismus mit seiner angeborenen und erworbenen Widerstandskraft (Resistenz + Immunität) selbst besorgen.

Dies war die Situation Ende 1952. Seitdem haben auch die Tuberkulose-Morbiditätskurven einen Einbruch im günstigen Sinne erfahren; die *Zahl der Neuerkrankungen* hat seit 1949 um etwa 40% abgenommen, und auch die Bestandszahlen fangen an abzusinken. Es fragt sich, ob wir dieses Phänomen auf die Tuberkulostatika allein zurückzuführen haben.

Die **große Thoraxchirurgie** hatte mit der Thorakoplastik, der Pneumolyse usw. schon immer große Erfolge gezeitigt. In den letzten Jahren kamen die Lungenresektionen, insbesondere die Segmentresektionen, hinzu. Jetzt bieten Penicillin auf der einen Seite, Streptomycin und INH-Präparate auf der anderen Seite einen wirksamen „Operationsschutz“, so daß man heutzutage an Lungenkranken Operationen ausführen kann, welche bislang immer ein großes Risiko mit sich brachten. Viele Lungentuberkulöse können jetzt durch solche Operationen vor vorzeitigem Sterben bewahrt und sogar geheilt werden. Das ist entschieden auch als ein *Erfolg der Tuberkulostatika* zu buchen.

In Kapitel D 5 haben wir ausgeführt, daß in bezug auf die Lungentuberkulose das **mittlere Sterbealter** der Männer sich von 51,6 Jahren (1951) auf 54,0 Jahre (1952), bei den Frauen von 47,3 Jahren (1951) auf 50,4 Jahre (1952) erhöht hat, und auch bei den extrapulmonalen Tuberkulosen haben wir einen Sprung von 32,7 auf 40,8 J. festgestellt. Da diese sprunghafte Verbesserung des mittleren Tuberkulose-Sterbealters auf das Jahr 1952 fällt, kann man wohl mit Recht sagen, daß dies insbesondere den INH-Präparaten zu verdanken sein wird — viele Tuberkulosekranke sind nach Einführung der INH-Präparate am Leben geblieben, und zwar hauptsächlich Kranke in jüngerem und mittlerem Alter.

Im gleichen Kapitel haben wir ausgeführt, daß für die *geschlossenen Lungentuberkulosen* das **mittlere Erkrankungsalter** von 26,8 (1951) auf 29,9 Jahre (1952) bei den Männern und von 23,8 auf 24,8 bei den Frauen für die Jahre 1951/52 angestiegen ist. Diese Besserung kann man freilich nicht auf die Wirkung der Isoniazide oder der Tuberkulostatika überhaupt zurückführen; denn das mittlere Erkrankungsalter erfaßt den *Beginn* der Krankheit, und dieser Beginn der Krankheit kann nicht durch die Tuberkulostatika verschoben worden sein. Man kann vermuten, daß das mittlere Erkrankungsalter dadurch etwas angestiegen ist, weil *die Kindertuberkulosen abgenommen haben* — einige Kinderkliniken berichten zwar das Gegenteil, aber nach den vorliegenden Statistiken haben tatsächlich die Kindertuberkulosen von 1951 auf 1952 nicht zu-, sondern abgenommen.

Auf die Abnahme der **Kindertuberkulosen** im Verlauf der letzten 50 Jahre haben wir im vorliegenden Jahrbuch öfter aufmerksam gemacht. Wir haben freilich feststellen müssen, daß Neuerkrankungen und Bestand bei den Kindertuberkulosen bei uns im Bundesgebiet z. T. noch weit über den Zahlen des Auslandes liegen; siehe u. a. Abb. 12 auf S. 85 betr. die Neuerkrankungen in Niedersachsen und Schweden. Schweden, die anderen nordischen Länder und auch Holland zeichnen sich durch die fortgeschrittene Ausmerzung der Rindertuberkulose und durch die BCG-Schutzimpfung (vor allem der Neugeborenen) aus. Vielleicht müssen wir unsere Vorbeugungsmaßnahmen hinsichtlich des Kindesalters noch mehr denjenigen des Auslandes angleichen. Es hat doch sicher seinen Grund, daß (wie wir auf S. 58 ausgeführt haben) die Säuglingssterblichkeit in der Bundesrepublik Deutschland noch Werte aufweist, die wesentlich nur von Trinidad, Ceylon, Cypern und Österreich übertroffen werden. Trotzdem müssen wir feststellen, daß auch bei uns nach Abb. 23 *die Tuberkulose-Mortalität der Kinder von 1951 auf 1952 ganz wesentlich abgenommen hat.* Da man bei Kindern bislang mit der Verabreichung der Tuberkulostatika etwas vorsichtig war, und da die Kindertuberkulosen seit Beginn des Jahrhunderts bei uns und im Ausland schon ständig abgenommen haben, so kann man diese Abnahme jedenfalls nicht mit den Tuberkulostatika — insbesondere nicht mit den Isoniaziden — ursächlich in Verbindung bringen.

Die **extrapulmonalen Tuberkulosen** (Id-Fälle) pflegen bei der Betrachtung des Tuberkuloseproblems immer etwas in den Hintergrund zu treten. Immerhin machen sie bei den Neuerkrankungen, dem Bestand und der Mortalität etwa $^1/_7$ der Gesamtzahl aus. Auch hier sind die Ziffern für Morbidität und Mortalität im Laufe der Jahre kleiner geworden, wenn auch nicht in dem Maße wie die Ziffern für die Tuberkulose der Atmungsorgane. Es ist fraglich, wie weit diese Abnahme der Mortalität und Morbidität bei den extrapulmonalen Tuberkulosen mit der Chemotherapie in Beziehung zu bringen ist. Einmal hat die Abnahme schon etwa um die Jahrhundertwende eingesetzt; weiterhin ist aber die Wirkung der Tuberkulostatika auf die extrapulmonalen Tuberkulosen — mit Ausnahme der Schleimhauttuberkulose und der tuberkulösen Meningitis — nicht derartig frappant wie bei der Lungentuberkulose. Im Tuberkulose-Forschungsinstitut Borstel hat man sogar festgestellt, daß längere Zeit chemotherapeutisch behandelte tuberkulöse Tiere auffälligerweise oft zu extrapulmonalen Tuberkulosen neigen; es macht den Eindruck, daß die TB aus den Gebieten, wo sie dem

Tuberkulostatikum gut zugänglich sind, in Gebiete abwandern, wo sie nicht zu erreichen sind (s. S. 34 [Arbeitsausschuß für extrapulmonale Tuberkulose]). Die extrapulmonalen Tuberkulosen hatten in der Nachkriegszeit erheblich zugenommen, und zwar entweder als Folge von Generalisationen bei Primärherdtuberkulosen oder als Folge von späteren postprimären Streuungen. Im Abschnitt über die Tuberkulose des Bewegungsapparates wurde berichtet, daß vor allem bis etwa 1950 die Knochen- und Gelenktuberkulosen bei Männern zugenommen hatten, um dann wieder abzunehmen; bei den Frauen war es umgekehrt. Seit etwa 1950 beobachtet man eine *Zunahme* vor allem der Tuberkulosen des Urogenitalapparates und der Augen. Diese verschiedenartige Häufigkeit der einzelnen Formen der extrapulmonalen Tuberkulosen hat sicher nichts mit den Tuberkulostatika zu tun. Einzigartig ist allein die frappante Wirkung der Tuberkulostatika auf die *Schleimhauttuberkulose* und natürlich auf die tuberkulöse *Meningitis* — sagt doch BERNARD, Paris, daß im Augenblick die tuberkulöse Meningitis durch die Kombination von Streptomycin mit INH-Präparaten von allen Tuberkuloseformen die besten Heilungsaussichten aufweise.

Auf Abb. 22 hatten wir die **Änderung der Tuberkulose-Sterblichkeit der Männer von 1951 auf 1952** in Prozent der Zahlen von 1951 dargestellt. Es zeigte sich, daß für die Jahrgänge mit großer Erkrankungshäufigkeit (10—25 Jahre) der stärkste Rückgang der Tuberkulose-Sterblichkeit zu verzeichnen war; in den höheren Altersklassen war der Rückgang wesentlich geringer. Die *jüngeren* Altersklassen werden aber vorwiegend von *akuten* Tuberkulosen betroffen, während sich die *höheren* Altersklassen durch die *chronischen* Lungentuberkulosen auszeichnen, und für die Chemotherapeutika pflegen die frischen exsudativen Tuberkulosen in den jüngeren Altersklassen besonders zugänglich zu sein. Dies ist ebenfalls als ein Erfolg der Chemotherapie zu buchen.

In Abschnitt F 1 (S. 116) haben wir die Berechnungen von MARIE LINDHARDT über die **Letalität** der Tuberkulösen zitiert; die Letalität der Lungentuberkulösen hatte sich für die Zeit von 1941—1948 gegenüber der Zeit von 1925 bis 1932 von 54% auf 37% vermindert; die Tuberkulose-Letalität war also in Dänemark im Zeitraum von 23 Jahren um rd. $^1/_3$ gesunken. Dieses Absinken in der Zeit *vor* der Ära der Tuberkulostatika ist natürlich auf andere Ursachen zurückzuführen.

Es ist kein Zweifel, daß die Tuberkulostatika, vor allem Streptomycin und die INH-Präparate, eine **Wende im Kampf gegen die Tuberkulose** eingeleitet haben, wenn auch nicht verschwiegen werden soll, daß seit etwa 50 Jahren die Mortalität an Tuberkulose und die Letalität sich fortschreitend gebessert haben — die Tuberkulose ist milder geworden. Die ständig absinkende **säkulare Kurve** der Tuberkulose-Mortalität läßt dies eindeutig erkennen; sie stellt eine mathematische Funktion dar und nähert sich nach einem Gipfel vor 70—100 Jahren in Europa und Amerika asymptotisch dem Nullpunkt.

Die Lues hatte um 1500 höchste Mortalitäts- und Letalitätszahlen; allmählich verlief diese Volksseuche *milder*, und ihre (unmittelbaren) Sterbeziffern sind heute gering. Dieser phasen- oder wellenförmige Ablauf ist wohl allen Infektionskrankheiten gemeinsam; er gilt auch für die Tuberkulose.

Zum Vergleich sei auch die Kurve der *Diphtherie-Mortalität* erwähnt. Diese Kurve verläuft — wie alle Epidemiekurven — wellenförmig, also mit Wellenberg und Wellental. Als in den 90er Jahren des vorigen Jahrhunderts das Diphtherie-Antiserum eingeführt wurde, geschah das zu einer Zeit, als gerade die Diphtherie-Mortalität schon im Absinken begriffen war. Das war entschieden günstig für die Einführung des Diphtherie-Antiserums. Ob der Erfolg der gleiche gewesen wäre, wenn die Einführung des Antiserums zu der Zeit geschehen wäre, als die Diphtherie-Mortalität in der Diphtheriewelle sich nach dem Gipfel bewegte, wird von vielen Epidemiologen bezweifelt.

Analog kann man sagen, daß die Einführung der Tuberkulostatika und auch der modernen Methoden der großen Thoraxchirurgie in eine Zeit gefallen ist, in der die säkulare Kurve der Tuberkulose-Mortalität ohnehin begonnen hatte, dem Nullpunkt zuzustreben. Aber, wie gesagt, der Wert der Tuberkulostatika und der Methoden der modernen Thoraxchirurgie wird durch diese Betrachtungen nicht berührt. Nach den statistischen Untersuchungen in unseren Tuberkulose-Jahrbüchern und unserer internationalen epidemiologischen Übersicht im Intern. Tub. Yearbook 1954 der Union Internationale hat sich die *Prognose der Tuberkulose-Erkrankungen weitgehend gebessert* und hat auch Aussicht, sich noch weiterhin zu bessern, weil die Tuberkulosewelle schon von sich aus die Tendenz zum Abklingen hat. Wenn wir bei dieser erfreulichen Tendenz in gezielter und gut abgewogener Weise die neue Chemotherapie und die moderne Thoraxchirurgie weiter ausbauen und auch im Bundesgebiet die im Ausland mit Erfolg erprobten Methoden der Beseitigung der bovinen Tuberkulose und die BCG-Schutzimpfung in größerem Maßstabe als z. Z. in unsere Tuberkulose-Bekämpfungsmaßnahmen einfügen, so ist zu hoffen, daß auch bei uns in Bälde die Zahlen der Neuerkrankungen und des Bestandes an aktiver Tuberkulose stärker absinken werden.

G. Stationäre Behandlung.

Wie im Tbc.-Jb. 1951/52 genauer ausgeführt ist, teilen wir die Krankenanstalten für Tuberkulöse jetzt folgendermaßen ein:

a) Tuberkulose-Krankenhäuser und Tuberkulose-Heilstätten,

b) Tuberkulose-Heime,

c) Tuberkulose-Stationen in allgemeinen Krankenhäusern.

In den Statistiken werden freilich die Gruppen a) und b) im allgemeinen zusammengefaßt, zumal sich durch die Erfolge mit den Tuberkulostatika bei Chronisch-Tuberkulösen im Sinne der Besserung des Zustandes die Grenzen zwischen den Gruppen a) und b) zu verwischen beginnen; man muß dabei berücksichtigen, daß die sogenannten Tuberkulose-Heime an und für sich nur bis zu 50% mit nicht mehr heilstättenfähigen Fällen, sogenannten „Bewahrungsfällen“, belegt werden sollen, während die andere Hälfte aus sogenannten „Wartefällen“ bestehen soll, welche auf ein Bett in einem Tuberkulose-Krankenhaus oder einer Heilstätte warten. (Siehe Arbeitsausschuß für stationäre Behandlung der Tuberkulose, S. 46.)

Auf Tab. 54 sind zunächst die Zahlen der *Krankenanstalten* im Bundesgebiet, der planmäßigen und belegten *Betten* für *1950*, *1951* und *1952* aufgeführt. Von 1950—1952 hat sich die Zahl der Krankenbetten im Bundesgebiet nur wenig verändert.

Auf Tab. 55 sind die Zahlen der **planmäßigen Tuberkulosebetten** im Bundesgebiet zusammengestellt. 1951 waren nach dem Tbc.-Jb. 1951/52 (S. 105) 49580 Betten in Tuberkulose-Krankenhäusern, Heilstätten und Tuberkulose-Heimen vorhanden, 1952 nach Tab. 55 nur noch 48945. In Tuberkulose-Abteilungen in

Tabelle 54. *Die Krankenanstalten im Bundesgebiet 1950, 1951 und 1952.*

Stand am 31. Dezember des jeweiligen Jahres. Entnommen aus „Wirtschaft und Statistik" **4**, 456 (1952).

Art der Krankenanstalten Land	1950				1951					1952		
	Kranken-anstalten	Betten (nur planmäßige)		belegte Betten[2]	Kranken-anstalten	Betten (nur planmäßige)		belegte Betten[3], [4]		Kranken-anstalten	Betten (nur planmäßige)	
		insgesamt	auf 1000 der Bevölkerung			insgesamt	auf 1000 der Bevölkerung				insgesamt	auf 1000 der Bevölkerung
	Anzahl			v. H.	Anzahl			Anzahl	v. H.	Anzahl		
Insgesamt	3271	510237	*10,7*	*81,7*	3273	515946	*10,7*	351705	*78,5*	3296	502547	*10,3*
Davon:												
Schleswig-Holstein	152	30796	*12,0*	*85,2*	152	29155	*11,7*	24449	*83,9*	152	27398	*11,3*
Hamburg[1]	70	20174	*12,4*	*68,6*	69	20102	*12,1*	14453	*71,9*	79	19310	*11,5*
Niedersachsen[5]	466	68208	*10,1*	*87,9*	459	68077	*10,1*	—	—	449	58696	*8,8*
Bremen	30	7635	*13,4*	*72,6*	29	7830	*13,5*	5218	*66,6*	15	7046	*11,9*
Nordrhein-Westfalen	837	158857	*12,0*	*88,6*	832	161642	*11,9*	137568	*85,1*	795	157668	*11,4*
Hessen	242	40081	*9,2*	*73,5*	244	41855	*9,5*	29925	*71,5*	293	45965	*10,4*
Rheinland-Pfalz	227	28565	*9,4*	*70,1*	225	29152	*9,4*	19950	*68,4*	229	29781	*9,4*
Baden-Württemberg	505	70848	*10,9*	*74,6*	526	71561	*10,9*	52620	*73,5*	517	70621	*10,5*
Bayern	742	85073	*9,2*	*80,1*	737	86572	*9,4*	67522	*78,0*	767	86062	*9,4*
West-Berlin	124	28332	*13,2*	*78,9*	127	28091	*12,9*	19756	*70,3*	145	31171	*14,3*

[1] 1951 ohne Hamburger Anstalten und Heilstätten außerhalb von Hamburg. [2] Ohne Baden. [3] Ohne Niedersachsen. [4] Einschließlich Notbetten von Württemberg-Baden. [5] Besondere Krankenhäuser für Infektionskrankheiten sind 1951 nicht vorhanden. Betten für Infektions- und Geschlechtskranke (3400) bei allgemeinen Krankenhäusern ausgewiesen.

Tabelle 55. *Die planmäßigen Tuberkulose-Betten.* Aus den Länderstatistiken.

Land	Tuberkulose-Anstalten						Allgemeine Krankenhäuser					
	Zahl der Tbc.-Anstalten		Zahl der planmäßigen Betten		Summe der Verpflegungstage		Zahl aller allgemeinen u. sonstigen Krankenhäuser mit Tbc.-Betten		Zahl der Tbc.-Betten dieser Krankenanstalten		Summe der Verpflegungstage der Tuberkulösen	
	Erwachsene	Kinder	Erwachsene	Kinder	Erwachsene	Kinder	Erwachsene	Kinder	Erwachsene	Kinder	Erwachsene	Kinder
Schleswig-Holstein	31	—	5468	—	—	—	29	—	1913	—	—	—
Hamburg[1]	2	1	589	230	—	—	3	5[2]	356	168	—	—
Niedersachsen	71	11	8136	1380	—	—	450	3	2875	125	—	—
Bremen	7	1	725	105	204522	22168	13	3	263	123	237700	37984
Nordrhein-Westfalen	55	9	7597	1524	—	—	673	26	6296	408	—	—
Hessen	25	5	3813	822	1423372	296766	9	1	566	56	196934	16790
Rheinland-Pfalz[3]	14	3	1497	304	356351	84820	42		732		—	—
Baden-Württemberg[4]	20	3	2694	239	1474	212	28		1728		—	—
Württemberg-Hohenzollern	29		3256		—	—	72		308		—	—
Bayern	58	14	8915	1651	3140772	585816	47	8	1154	157	—	—
Bundesgebiet	283	47										
West-Berlin	5[5]	—	970[6]	191	—	—	136[7]	—	3253	—	—	—

[1] Die Freie und Hansestadt Hamburg unterhält auf niedersächsischem Gebiet 2 „Hamburger Krankenhäuser" in Bevensen und Wintermoor. [2] 1 Krankenhaus bereits bei den Erwachsenen mitgezählt. [3] Teilweise keine Angaben der Summe der Verpflegungstage. [4] Baden-Württemberg ohne Südbaden und Württemberg-Hohenzollern. [5] Unter den 5 Tuberkuloseanstalten sind 2 für Kinder enthalten. [6] Belegungsfähige Betten. [7] In den 136 sind alle Krankenanstalten enthalten (auch ohne Tbc.-Abt.), 3253 ist die Gesamtzahl der Betten.

allgemeinen Krankenhäusern waren 1951 22656 Betten vorhanden, 1952 nach Tab. 55 17228. Das alles bedeutet einen Verlust von 6937 Krankenbetten für Tuberkulöse in einem Jahr. Vor allem haben verschiedene allgemeine Krankenanstalten ihre Tuberkulose-Abteilungen eingehen lassen. Es sind auch aus vielen Teilen des Bundesgebietes Klagen gekommen, daß die Heilstätten nicht ausreichend mit Tuberkulösen belegt werden konnten. Von 100 zur Heilstättenkur einberufenen Tuberkulösen sind manchmal nur 75 der Aufforderung, in der Heilstätte einzutreffen, nachgekommen, und 25% der Betten blieben dann unbelegt, bis andere Kranke für die Weggebliebenen einberufen werden konnten. Das hat zu einer großen Unruhe bei den Landesversicherungsanstalten geführt, welche über die meisten Heilstätten verfügen. Das DZK hat deshalb am 17.7.53 an alle Träger von Heilstätten ein Memorandum geschickt, in welchem gewarnt wird, vorzeitig die Zahl der Tuberkulosebetten zu verringern, da sich die Situation wegen der sich mehrenden Rückfälle nach der Behandlung mit den Tuberkulostatika noch nicht übersehen läßt. Siehe darüber auch Arbeitsausschuß für stationäre Behandlung der Tuberkulose, S. 46. Der Text des Memorandums ist auf S.217 abgedruckt. Siehe auch den Bericht über „Tuberkulosehilfe“ auf S.26.

Auf Tab. 56 ist verzeichnet, wieviel Prozent des Bestandes der Gruppen Ia, Ib, Ic und Id sich während des Jahres 1952 in stationärer Behandlung befanden. Die Prozentzahlen für 1951 und 1952 bewegen sich in den aufgeführten Ländern und auch für die einzelnen Krankheitsgruppen in ähnlichen Größenverhältnissen.

Tabelle 56. *Stationäre Behandlung 1951/1952.*

	Ia	Ib	Ic	Id	Ia—Id
	Niedersachsen[1]				
Bestand 1952	16462	5485	35352	8957	66256
davon in stationärer Behandlung	4493	875	3199	1218	9785
in v. H.	*27,3%*	*16,0%*	*9,0%*	*13,6%*	*14,8%*
1951	*28,2%*	*13,7%*	*7,5%*	*12,0%*	*13,3%*
	Bayern[2]				
Bestand 1952	16153	6934	33824	7892	64803
davon in stationärer Behandlung	5930	793	2448	885	10056
in v. H.	*36,7%*	*11,4%*	*7,2%*	*11,2%*	*15,5%*
1951	*39,0%*	*11,5%*	*7,8%*	*13,1%*	*16,3%*
	Hessen[3]				
Bestand 1952	8046	1814	17533	5922	33315
davon in stationärer Behandlung	2994		2051	949	5994
in v. H.	*30,4%*		*11,7%*	*16,0%*	*18,0%*
1951	*30,2%*		*10,5%*	*15,6%*	*17,2%*
	Rheinland-Pfalz[4]				
Bestand 1952	5384	3285	13921	5536	28126
davon in stationärer Behandlung	1556	410	995	541	3502
in v. H.	*28,9%*	*12,5%*	*7,1%*	*9,8%*	*12,6%*

H. Die bovine Tuberkulose beim Menschen.

Für einen Vortrag beim Herrn Bundesminister für Ernährung, Landwirtschaft und Forsten am 5. 3. 54 wurde der Anteil der bovinen Tuberkulose beim Menschen

[1] Aus „Tuberkulose in Niedersachsen“, Tab. 7.
[2] Aus „Die Tuberkulose in Bayern 1952“; Informationsdienst, Tab. 11.
[3] Nach Angaben des Statistischen Landesamtes Hessen.
[4] Nach Angaben des Statistischen Landesamtes Rheinland-Pfalz.

an der Gesamtheit der Tuberkulosefälle in der Bundesrepublik Deutschland auf Grund der Zahlen von 1952 von neuem berechnet — die statistischen Unterlagen für diese Berechnungen siehe S. 197 ff. Danach mußte angenommen werden, daß der Anteil der bovinen Tuberkulose beim Menschen im Bundesgebiet im Durchschnitt auf etwa *10%* für *1952* zu schätzen war. Daraus ergab sich

der Bestand an aktiven bovinen Tuberkulosen mit 40000 Fällen,

die Zahl der Neuerkrankungen an aktiven bovinen Tuberkulosen mit 9400 Fällen jährlich,

die Sterbefälle an boviner Tuberkulose mit 1100—1300 Fällen.

Der Anteil der bovinen Tuberkulose ist im *Kindesalter* am höchsten; er ist aber auch für Personen von 15—30 Jahre noch beträchtlich höher als für jene über 30 Jahre. Am meisten gefährdet erscheint die *Altersstufe von 2—4 Jahren.* Bei Säuglingen ist die bovine Tuberkulose weniger häufig; Säuglinge werden entweder gestillt oder erhalten abgekochte Milch, während den Kindern über 2 Jahre häufig Milch ungekocht verabreicht wird.

Nach den gesetzlichen Bestimmungen aus dem Jahre 1949 darf im Bundesgebiet *Trinkmilch* aus Molkereien — mit Ausnahme von „Vorzugsmilch“ und „Milch ab Hof“ — nur *pasteurisiert* abgegeben werden. Man müßte danach erwarten, daß seit 1949 im Bundesgebiet die bovine Tuberkulose beim Menschen rasch hätte abnehmen müssen. Die oben mitgeteilten Zahlen an Erkrankungen an boviner Tuberkulose beim Menschen sprechen nicht für eine solche Abnahme, auch nicht die Untersuchungsergebnisse der Hygiene-Institute der Universität München und der Tierärztlichen Hochschule Hannover aus den Jahren 1952—1954 (s. auf S. 197).

In einem Vortrag vor dem „Bundeskuratorium zur Förderung der Bekämpfung der Rindertuberkulose“ in Bonn am 9. 12. 53 hat Prof. MEYN Mitteilungen über den Stand der Rindertuberkulose-Bekämpfung in der Bundesrepublik vom *1.7.53* gemacht. Am 1. 7. 53 waren im Bundesgebiet insgesamt 449832 Rinderbestände (= 30,14% aller vorhandenen Rinderbestände) mit 3690804 Rindern (= 31,70% aller vorhandenen Rinder) dem staatlichen Tuberkulose-Bekämpfungsverfahren angeschlossen. Von den angeschlossenen Beständen waren 229828 (= 15,4% aller vorhandenen Bestände) mit 1696306 Tieren (= 14,57% aller vorhandenen Rinder) staatlich anerkannt tuberkulosefrei. Die Zahl der dem Bekämpfungsverfahren angeschlossenen Bestände hat in der Zeit vom 1.7.52 bis zum 1.7.53 um 139888 (= 9,54% aller Bestände) und die Zahl der damit angeschlossenen Tiere um 1336686 (= 11,7% aller Tiere) zugenommen. 80321 Bestände (= 5,5% aller Bestände) mit 637627 Tieren (= 5,37% aller Tiere) wurden im Berichtsjahr neu als tuberkulosefrei anerkannt. Staatlich als tuberkulosefrei anerkannt sind im Bundesgebiet in Prozenten der Gesamtzahl der Rinderbestände (siehe nebenstehende Tabelle).

in	insgesamt	in den ERP-Unterprojekten
Bayern	5,7	14,9
Baden-Württemberg	25,5	45,2
Niedersachsen	28,2	81,1
Nordrhein-Westfalen	27,4	45,0
Rheinland-Pfalz	1,3	19,9
Hessen	5,2	60,9
Schleswig-Holstein	4,9	22,1
Hamburg	2,0	—
Bremen	5,5	—
Bundesrepublik	15,4	32,01

Prof. MEYN stellt fest, daß am 1. 7. 53 rd. 640000 tuberkulosefreie Rinder mehr in staatlich anerkannten tuberkulosefreien Beständen standen als am 1.7.52.

Prof. WAGENER (Hyg. Institut der Tierärztlichen Hochschule Hannover) hat uns noch folgende Ergebnisse der Untersuchung von tuberkulösem Material (von Menschen auf bovine Bacillen) mitgeteilt:

Daten	Anzahl der Proben	bovine TB in %	die Proben stammen von ... Patienten	davon mit bovinen TB %
11. 10. 51	1426	8,0	689	9,1
1. 1. 52	1900	8,9	1075	10,3
4. 6. 52	2085	8,8	1264	10,0
7. 1. 53	2847	9,4	1561	10,7
3. 6. 53	2643	9,6	1635	10,1
5. 10. 53	2730	10,0	1689	11,4
24. 2. 54	2804	11,0	1756	12,5
			Kinder-Tbc.	12,0

I. Umwelt und Tuberkulose

Die Umweltfaktoren gliedern wir in 1. Ernährung, 2. Arbeit und Einkommen und 3. Wohnung. Die *Ernährungsverhältnisse* im Bundesgebiet haben sich nach den Berichten des Bundesministeriums für Ernährung, Landwirtschaft und Forsten in den Jahren 1952 und 1953 weiterhin gebessert. Auch die *Arbeitslosigkeit* hat sich nach den Ausführungen in Abschnitt III/A, S. 54 gebessert. Über die **Wohnungsverhältnisse** gibt — wie alljährlich — die „BRAEUNING*sche Treppe*" Tab. 57 Auskunft. Die Zahlen der *einwandfreien* und *überfüllten* Wohnungen mit ansteckenden Tuberkulösen sind auf Tab. 58 zusammengefaßt. Es geht daraus hervor, daß die *einwandfreien* Wohnungen für die Jahre 1950—52

Tabelle 57. *Zahl der einwandfreien und überfüllten Wohnungen mit ansteckenden Tuberkulösen.* Nach BRAEUNING.

Übersicht über die von den Haushaltungen mit ansteckenden Tuberkulösen benutzten Räume (BRAEUNINGsche Treppe) der Länder ohne Hessen, Rheinland und Südbaden.

Personen in einem Haushalt	Zahl der Haushaltungen von							Summe der Haushaltungen
	1	2	3	4	5	6	7	
	bewohnbaren Räumen einschließlich Küche							
1	9734	1132	215	31	15	7	2	11136
2	4665	9924	5536	823	122	13	2	21085
3	2320	7502	9794	3557	476	88	7	23744
4	768	4336	7367	4473	1076	188	41	18249
5	282	1745	3530	2982	1172	294	72	10077
6	96	529	1500	1576	741	235	98	4775
7	42	193	599	701	390	190	92	2207
8	17	80	256	279	178	104	70	984
9	6	33	99	106	94	44	34	416
10	39	26	65	94	58	31	45	358
Summe[1]	8235	14444	2519	94				

[1] Summe der überfüllten Wohnungen durch Addition der Zahlen unterhalb der stark gezeichneten Linie. Die Angaben beziehen sich auf rd. 37 Mill. Einwohner.

Tabelle 58. *Auswertung der Tabelle 57.*

„Einwandfreie" und „überfüllte" Wohnungen, zusammengestellt nach dem Schema von BRAEUNING für die Länder: Schleswig-Holstein, Hamburg, Niedersachsen, Bremen, Nordrhein-Westfalen, Nordbaden, Bayern und Berlin 1952.

Bewohnbare Räume einschließlich Küche	1	2	3	4	5	6	7	Zusammen
Zahl der aufgenommenen Haushaltungen insgesamt	17969	25500	28961	14622	4322	1194	463	93031
% der Gesamtzahl 1952	*19,3*	*27,4*	*31,1*	*15,7*	*4,7*	*1,3*	*0,5*	*100,0*
dagegen ... 1951	*19,5*	*29,0*	*31,3*	*14,4*	*4,2*	*1,2*	*0,4*	*100,0*
und 1950	*18,3*	*31,1*	*31,6*	*14,1*	*3,5*	*1,0*	*0,4*	*100,0*
Zahl der „einwandfr." Wohnungen 1952. .	9734	11056	26442	14528	4322	1194	463	67739
in % 1952	*14,4*	*16,3*	*39,0*	*21,4*	*6,4*	*1,8*	*0,7*	*100,0*
dagegen . . 1951	*14,3*	*17,9*	*40,0*	*19,9*	*5,8*	*1,5*	*0,6*	*100,0*
und . . 1950	*12,4*	*18,8*	*41,6*	*20,2*	*5,0*	*1,5*	*0,5*	*100,0*
Zahl der „überfüllten" Wohnungen . 1952	8235	14444	2519	94	—	—	—	25292
in % . . 1952	*32,5*	*57,1*	*10,0*	*0,4*				*100,0*
dagegen . . 1951	*31,6*	*56,5*	*9,1*	*2,8*				*100,0*
und . . 1950	*31,5*	*58,8*	*9,4*	*0,3*				*100,0*
„Überfüllte" Wohnungen in % der Haushaltungen insgesamt	*45,8*	*56,6*	*8,7*	*0,6*				*27,2*
dagegen ... 1951	*47,6*	*55,6*	*8,2*	*0,6*				*28,2*
und 1950	*53,1*	*58,1*	*9,1*	*0,6*				*30,7*

vor allem in den Gruppen der Wohnungen *mit 3 und 4 Zimmern* zu finden sind, die *überfüllten* Wohnungen in den Gruppen der Wohnungen *mit 1 und 2 Zimmern.* Immerhin hat sich der prozentuale Anteil der überfüllten Wohnungen an den Haushalten seit 1950 von 53,1 auf 45,8% bei den 1-Zimmer-Wohnungen und von 58,1 auf 56,6% bei den 2-Zimmer-Wohnungen *gebessert.* Aber es leben noch *27% der Offentuberkulösen* in *überfüllten* Wohnungen. Auch 1952 hatten nicht alle ansteckenden Tuberkulösen ein eigenes Bett. Die Zahlen haben sich gegen 1951 wenig geändert, siehe Tab. 59.

Tabelle 59. *Ansteckende Tuberkulosekranke ohne eigenes Bett im Jahre 1951/52.*

Entnommen aus den Länderstatistiken.

Land	Ansteckend Tuberkulöse ohne eigenes Bett		Ia+Ib-Bestand am Jahresende 1952	% der ansteckenden Tuberkulösen hatten am Jahresende kein eigenes Bett			
		und zwar aus Platzmangel				und zwar aus Platzmangel	
				1951	1952	1951	1952
Schleswig-Holstein ...	100	64	8472	2,4	1,2	1,1	0,8
Hamburg	99	81	7350	1,4	1,2	1,1	1,1
Niedersachsen	436	296	21947	2,5	2,0	1,7	1,4
Bremen	67	45	2505	2,5	2,7	2,3	1,8
Nordrhein-Westfalen . .	1590	1221	42515	3,4	3,8	2,5	1,9
Bayern	309	196	23087	—	1,3	—	0,9
Zusammen	2601	1903	105876		2,46		1,80
Berlin-West	79	56	12342		0,64		0,45

Tabelle 60. *BCG-Schutzimpfung,* MORO- *und* MANTOUX-*Probe in Nordrhein-Westfalen 1952.*

Zahl der Kleinkinder (0—6 J.)	Zahl der Schulkinder (6—14 J.)	Vorkontrolle								BCG-Schutzimpfungen (Stoßaktion)			Nachkontrolle							
		MORO-Probe				MANTOUX-Probe							MORO-Probe				MANTOUX-Probe			
		Ges.-Zahl	positiv	negativ	nicht erschienen	Ges.-Zahl	positiv	negativ	nicht erschienen	Ges.-Zahl	Kleinkinder	Schulkinder	Ges.-Zahl	positiv	negativ	nicht erschienen	Ges.-Zahl	positiv	negativ	nicht erschienen
1139811	1645380	91343	32422	56247	2674	28114	4035	22607	1472	22363	505	21858	9497	8783	521	193	—	—	—	—

K. Die BCG-Schutzimpfung.

1. Der Tuberkulin-Kataster von PERETTI.

Im Tbc.-Jb. 1950/51, S. 61 hatten wir den PERETTIschen Tuberkulin-Kataster bei Schulkindern veröffentlicht, durchgeführt bis 1950. Obermed.-Rat Dr. PERETTI, Grevenbroich, hat uns jetzt die Fortführung des Katasters bis 1952 zur Verfügung gestellt. Aus dem Bericht entnehmen wir folgendes:

Bei den folgenden Zahlen sind bewußt alle BCG-geimpften Kinder, ob mit oder ohne Erfolg geimpft, fortgelassen. Von den Kindern des 1. Schuljahres reagierten bei der Perkutanprobe *positiv:*

1951 von 1601 . . . . 29,7%
1952 von 1427 . . . . 22,8%
1953 von 1971 . . . . 20,6%

und zwar: 1951 . . . 30,0% Knaben und 29,5% Mädchen
1952 . . . 21,2% „ „ 24,4% „
1953 . . . 20,8% „ „ 20,4% „

Von den Kindern des *2.—7. Schuljahres* erwiesen sich als *frisch infiziert:*

1951 . . . . 6,8%
1952 . . . . 5,5%
1953 . . . . 6,4%

Von den Kindern des *letzten Schuljahres* reagierten *positiv:*

1951 von 1854 . . . . . 66,9%
1952 von 2031 . . . . . 57,8%
1953 von 1932 . . . . . 58,5%

und zwar: 1951 . . . 59,9% Knaben und 74,0% Mädchen
1952 . . . 56,6% „ „ 59,0% „
1953 . . . 58,0% „ „ 59,0% „

Die hohen Zahlen bei den Mädchen im Jahre 1951 sind wahrscheinlich darauf zurückzuführen, daß in den Jahren 1950 und 1951 mehrere größere Schulmädchen an einer offenen Tuberkulose erkrankt waren.

2. BCG-Schutzimpfung.

BCG-Schutzimpfungen im Sinne einer Stoßaktion sind im Jahre 1952 anscheinend in größerem Maßstab nur in *Nordrhein-Westfalen* durchgeführt worden. Die Ergebnisse sind in Tab. 60 aufgezeichnet.

Die **Schutzimpfung von Neugeborenen** hat im Bundesgebiet glücklicherweise mehr Fuß gefaßt als zuvor. Die Zahl der Impfungen und der Impfzentralen sind in Tab. 61 zusammengestellt. Dr. DANNENBAUM machte in seiner Zusammenstellung darauf aufmerksam, daß in allen Ländern bei *BCG-geimpften Neugeborenen die tuberkulöse Meningitis nur ganz ausnahmsweise* zu beobachten gewesen ist. Es ist im übrigen bekannt, daß eine rite durchgeführte Schutzimpfung vor den Auswirkungen von hämatogenen Aussaaten weitgehend schützt.

Über die *Erfolge von BCG-Impfungen* berichten 2 Aufsätze in der „Monatsschrift für Kinderheilkunde", **101,** H. 11 und 12 (1953), und zwar von MARIA DAELEN und ELISABETH DIX, Wiesbaden, und H. ENELL, Stockholm.

Nach diesen Berichten erkrankten in 23 hessischen Kreisen von 70424 BCG-geimpften 3—18jährigen innerhalb eines Beobachtungszeitraumes von 4 Jahren 45 an Tuberkulose. Im gleichen Zeitraum erkrankten von 92145 ungeimpften Kontrollpersonen derselben Kreise in der gleichen Altersgruppe 318.

Unter Zugrundelegung der absoluten Zahlen und unter Abzug der beiden Fälle, die in der anteallergischen Phase geimpft wurden, beträgt die Morbidität der BCG-Geimpften 0,6, die der Nichtgeimpften 3,5 auf je 1000 beobachtete Kinder. Das ergibt ein Morbiditätsverhältnis von 1:5,8 der BCG-Geimpften zu den Nichtgeimpften.

Seit 1945 sind 40000 Schüler in *Stockholms Volksschulen* vacciniert worden. Bei einer Nachuntersuchung von 4000 Kindern, von welchen 79% BCG-vacciniert waren, sind nur 3% tuberkulinnegativ gewesen.

Tabelle 61. *Zahlen der BCG-Schutzimpfung bei Neugeborenen 1952.*

Land	Intracutan in den Impfzentralen	Einzelimpfung anderweitig	Einzelimpfung im Ges.-Amt	Scarification	Impfzentralen
Hamburg 1. 4.—31. 12. 52 .	1646				3
Niedersachsen	7000	1700			23
Nordrhein-Westfalen . . .	Zahlen noch nicht ermittelt				12
Bayern			122		
Berlin	143				6

Von insgesamt 4000 Kindern waren 328 spontanpositiv, und von diesen hatten 150 eine klinische Tuberkulose. Bei 24% der spontanpositiven Schüler wurde der Tuberkulinumschlag während des ersten Schuljahres konstatiert, was zeigt, daß das tuberkulöse Infektionsrisiko zunimmt, wenn das Kind aus dem engeren Heimmilieu herauskommt. Von den tuberkulinnegativen nicht BCG-vaccinierten Kindern haben 42 oder 6,5% nach dem Schulbeginn eine klinische Tuberkulose erworben, während bei den vaccinierten, tuberkulin-positiv gewordenen Schülern die entsprechende Anzahl 5 Kinder oder 0,16% betraf.

Prof. ĆEPULIĆ hebt in „Poseban Otisak Liječnički Vijesnik" God. LXXV, Zagreb 1953, Broj 11—12, folgendes hervor: Durch vergleichende Untersuchungen der MORO-Pflasterprobe in der Infraclaviculargegend und der MANTOUX-*Probe* am Unterarm mit der MORO- und MANTOUX-*Probe* an der BCG-Impfnarbe bei den BCG-Geimpften auf die Weise, daß bei der MORO-Probe das Pflaster mit der Tuberkulinsalbe direkt an die Impfnarbe appliziert war und bei der MANTOUX-Probe 0,1 ccm 10 T. E. PPD 4—5 mm von der Impfnarbe entfernt in die Haut eingespritzt wurde, stellte man an der BCG-Impfnarbe mehr positive Tuberkulinreaktionen als an den übrigen Stellen der Haut des BCG-Geimpften fest. Bei verschiedenen Gruppen BCG-Geimpfter hat man 5,7 bis über 10% mehr positive MORO-Reaktionen an der Impfnarbe als MORO-Reaktionen in der Infraclaviculargegend, 3,7—5,6% mehr positive MANTOUX-Reaktionen an der Impfnarbe als MANTOUX-Reaktionen am Unterarm und 9,7—15,6% mehr positive MANTOUX-Reaktionen an der Impfnarbe als MORO-Reaktionen in der Infraclaviculargegend festgestellt. Es gab jedoch seltenere Fälle, bei denen die MORO- oder die MANTOUX-Probe an der BCG-Impfnarbe negativ ausfiel und die MORO-Probe in der Infraclaviculargegend oder die MANTOUX-Probe am Unterarm positiv war. Als Retest der BCG-Geimpften genügt auch weiterhin wegen der Unschädlichkeit der Wiederimpfung schon BCG-geimpfter Personen die MANTOUX-Probe am Unterarm mit der PPD-Lösung 1:10.

IV. Tabellenanhang.

Tabelle I. *Wohnbevölkerung der Länder des Bundesgebietes*

Angaben der

Land		Insgesamt	0—1	1—5	5—10	10—15	15—20	20—25	25—30	30—35
Schleswig-Holstein	m	1126330	17372	73522	88736	126403	102651	71759	61966	59640
	w	1298648	16458	69583	84705	121152	99740	74754	82966	86602
	zus.	2424978	33830	143105	173441	247555	202391	146513	144932	146242
Hamburg	m	784574	8496	37219	52800	64714	56246	50544	48996	47757
	w	902616	7976	35139	50278	62400	56440	52893	61391	63026
	zus.	1687190	16472	72358	103078	127114	112686	103437	110387	110783
Niedersachsen	m	3123457	53566	215079	235730	326916	277860	228552	202747	175890
	w	3527263	50246	202086	225638	313379	265409	227545	250098	245434
	zus.	6650720	103812	417165	461368	640295	543269	456097	452845	421324
Bremen	m	280637	3776	15784	20589	24600	20628	19052	17962	17824
	w	313349	3552	14668	19532	23749	20955	19612	22262	23180
	zus.	593986	7328	30452	40121	48349	41583	38664	40224	41004
Nordrhein-Westfalen	m	6610778	105964	403390	446308	593368	572023	571005	484151	409398
	w	7267078	100230	382548	428113	568469	537006	508006	556799	530106
	zus.	13877856	206194	785938	874421	1161837	1109029	1079011	1040950	939504
Hessen	m	2077762	32837	134151	144961	186403	166206	158178	146892	128638
	w	2353555	30771	127191	138997	178080	161526	152575	174348	173123
	zus.	4431317	63608	261342	283958	364483	327732	310753	321240	301761
Rheinland-Pfalz	m	1490180	28471	106695	98514	140332	131472	122699	105796	87609
	w	1680042	26713	101162	95186	135611	126944	116601	128946	118931
	zus.	3170222	55184	207857	193700	275943	258416	239300	234742	206540
Baden-Württbg.	m	3118745	54063	207112	223866	304354	272365	259331	218216	185138
	w	3578011	51087	197807	214984	294170	264248	245458	265110	259937
	zus.	6696756	105150	404919	438850	598524	536613	504789	483326	445075
Bayern	m	4258866	71839	281903	317515	421857	367124	329494	289764	257072
	w	4916814	68348	268405	305594	406290	355985	329511	363372	358527
	zus.	9175680	140187	550308	623109	828147	723109	659005	653136	615599
West-Berlin	m	929960	9082	41551	56919	82003	66814	50754	45697	45708
	w	1257168	8537	39578	55306	79407	67685	55400	65336	74143
	zus.	2187128	17619	81129	112225	161410	134499	106154	111033	119851

und von West-Berlin nach Alter und Geschlecht 31. 12. 1952.

Statistischen Landesämter.

35—40	40—45	45—50	50—55	55—60	60—65	65—70	70—75	75—80	80—85	85 u. mehr
56516	79926	83649	75718	59576	51664	43712	33878	24074	15568	
79791	105263	96755	89077	80003	67244	54473	41789	28351	19942	
136307	185189	180404	164795	139579	118908	98185	75667	52425	35510	
44072	62598	68172	63257	49726	43441	35840	26583	15476	8637	
55701	76739	76213	72343	67712	55743	42535	32108	20518	13461	
99773	139337	144385	135600	117438	99184	78375	58691	35994	22098	
162361	226776	232432	213172	158044	129989	106540	83428	58432	26053	9890
221825	285213	261114	239717	208564	172386	138764	104237	69763	32104	13741
384186	511989	493546	452889	366608	302375	245304	187665	128195	58157	23631
16631	22861	23594	20622	15030	13330	11402	8562	5450	2940	
20395	26620	25184	22474	19853	16961	13549	10309	6475	4019	
37026	49481	48778	43096	34883	30291	24951	18871	11925	6959	
359145	487100	526156	478049	335902	270899	226325	172489	111019	43998	14089
469575	609364	582436	516075	434594	355997	279018	205214	128930	54238	20360
828720	1096464	1108592	994124	770496	626896	505343	377703	239949	98236	34449
110603	155614	164167	148014	108710	90357	76106	61339	41362	23224	
146008	196314	187329	169564	145048	120330	97351	76471	49271	29258	
256611	351928	351496	317578	253758	210687	173457	137810	90633	52482	
76718	106921	113844	103489	73879	59385	50854	41860	27307	10902	3415
102666	135476	130135	117226	98299	80173	65065	50300	32098	13531	4979
179384	242397	243979	220715	172178	139558	115919	92160	59405	24433	8394
162292	232177	234921	211182	150985	123026	108153	87393	54985	29186	
224340	297517	275279	245383	208343	171049	143030	110848	68991	40430	
386632	529694	510200	456565	359328	294075	251183	198241	123976	69616	
224718	314733	319118	293516	216884	174635	146286	115017	75876	31873	9642
307227	401985	373074	343853	296929	242145	196870	148856	94984	40677	14182
531945	716718	692192	637369	513813	416780	343156	263873	170860	72550	23824
47506	75978	88480	82080	65177	59109	50134	35427	19213	8328	
75477	115334	118637	112583	108755	97192	77402	54651	33129	18616	
122983	191312	207117	194663	173932	156301	127536	90078	52342	26944	

Tabelle II. *Bestätigte Neuerkrankungen und Bestand der an aktiver Tuberkulose Erkrankten im Bundesgebiet 1948—1952; absolute und relative Zahlen.*

Angaben des Statistischen Bundesamtes.

Zeit	Tuberkulose der Atmungsorgane					Tuberkulose anderer Organe	Tuberkulose aller Formen insgesamt
	ansteckend (offen)			nicht ansteckend (aktiv geschlossen)	insgesamt		
	mit Bacillennachweis	ohne Bacillennachweis	insgesamt				
	Neuerkrankungen						
1948[1]	24558	12622	37180	124773	161953	23669	185622
1949[2]	23183	10950	34133	92197	126330	20671	147001
1950[3]	23227	10105	33332	73204	106536	16392	122928
1951[3]	23294	9182	32476	68824	101300	16246	117546
1952[4]	22275	8006	30281	65195	95476	15321	110797
	Verhältniszahlen auf 10000 der Bevölkerung.						
1948[1]	5,97	3,07	9,04	30,34	39,38	5,75	45,13
1949[2]	5,19	2,45	7,65	20,65	28,30	4,63	32,93
1950[3]	5,00	2,18	7,18	15,76	22,94	3,53	26,47
1951[3]	4,97	1,96	6,93	14,69	21,62	3,47	25,09
1952[4]	4,71	1,69	6,41	13,79	20,20	3,24	23,44
	Bestand.						
1948[1]	69122	42433	111565	298306	409871	64038	473909
1949	83757[5]	47773[5]	131530[5]	314411[6]	439834[7]	77316[6]	516056[7]
1950	89575	47683	137258	286397	423655	74518	498173
1951	94555	46490	141045	273345	414390	73157	487547
1952	99061	42157	141218	265082	406300	68405	474705
	Verhältniszahlen auf 10000 der Bevölkerung.						
1948[1]	15,60	9,58	25,18	67,31	92,49	14,45	106,94
1949	17,70[5]	10,09[5]	27,79[5]	66,56[6]	95,16[7]	15,10[6]	111,65[7]
1950	18,69	9,95	28,65	59,77	88,42	15,55	103,97
1951	19,57	9,62	29,19	56,56	85,75	15,14	100,88
1952	20,34	8,65	28,99	54,42	83,41	14,04	97,46

[1] Ohne Bremerhaven, Rheinland-Pfalz, Reg.-Bez. Südbaden, Südwürttemberg-Hohenzollern und Lindau. — [2] Ohne Reg.-Bez. Südbaden, Südwürttemberg-Hohenzollern und Lindau. — [3] Ohne Reg.-Bez. Südwürttemberg-Hohenzollern und Lindau. — [4] Ohne Reg.-Bez. Südwürttemberg-Hohenzollern. — [5] Ohne Kreis Reutlingen. — [6] Ohne Kreis Reutlingen und Biberach. — [7] Ohne Reg.-Bez. Südwürttemberg-Hohenzollern und Lindau.

Tabelle III. *Neuerkrankungen und Bestand an aktiver Tuberkulose im Bundesgebiet und West-Berlin, vierteljahrsweise 1952 und 1953, auf 10000 Einwohner.*

Angaben des Statistischen Bundesamtes.

Gebiet, Berichtszeit	Tuberkulose der Atmungsorgane					Tuberkulose anderer Organe	Tuberkulose aller Formen insgesamt
	ansteckend (offen)			nicht ansteckend (aktiv geschlossen)	insgesamt		
	mit Bacillennachweis	ohne Bacillennachweis	insgesamt				
	Neuerkrankungen[1] auf 10000 der Bevölkerung und 1 Jahr						
Bundesgebiet							
1952							
1. Vierteljahr	5,09	1,88	6,97	14,59	21,56	3,44	25,00
2. Vierteljahr	5,05	1,81	6,86	14,90	21,76	3,70	25,46
3. Vierteljahr	4,66	1,64	6,30	13,76	20,06	3,03	23,09
4. Vierteljahr	4,06	1,46	5,52	11,97	17,49	2,82	20,31
1953							
1. Vierteljahr	4,79	1,57	6,36	13,10	19,46	3,23	22,69
2. Vierteljahr	4,81	1,78	6,59	13,74	20,33	3,28	23,62
3. Vierteljahr	4,43	1,46	5,89	12,86	18,74	3,02	21,75
4. Vierteljahr	3,89	1,20	5,09	11,85	16,94	2,59	19,52
West-Berlin							
1952							
1. Vierteljahr	6,75	7,21	13,96	19,98	33,94	2,85	36,79
2. Vierteljahr	7,32	7,71	15,03	19,08	34,11	2,97	37,08
3. Vierteljahr	7,46	5,83	13,29	17,94	31,23	2,54	33,77
4. Vierteljahr	7,40	4,82	12,23	18,44	30,68	2,50	33,17
1953							
1. Vierteljahr	8,14	5,56	13,70	21,15	34,84	2,88	37,72
2. Vierteljahr	8,33	6,77	15,10	22,16	37,26	2,60	39,85
3. Vierteljahr	7,32	4,71	12,02	21,10	33,12	2,08	35,20
4. Vierteljahr	6,48	4,12	10,60	20,14	30,74	2,57	33,32
	Bestand[2] auf 10000 der Bevölkerung						
Bundesgebiet							
1952							
1. Vierteljahr	19,70	9,28	28,99	55,69	84,68	14,42	99,10
2. Vierteljahr	20,03	9,15	29,18	56,07	85,25	14,56	99,82
3. Vierteljahr	20,46	9,08	29,53	56,37	85,90	14,54	100,44
4. Vierteljahr	20,34	8,65	28,99	54,42	83,41	14,00	97,42
1953							
1. Vierteljahr	20,40	8,47	28,86	54,08	82,95	13,98	96,92
2. Vierteljahr	20,56	8,51	29,07	54,36	83,42	14,05	97,47
3. Vierteljahr	20,70	8,38	29,08	54,64	83,72	14,06	97,79
4. Vierteljahr	20,39	7,72	28,11	53,87	81,98	13,71	95,68

[1] Nur Neuzugänge, keine Zugänge aus anderen Gruppen. — [2] Bestand am Ende des Vierteljahres. Bestandsmeldungen von West-Berlin können z. Z. nicht gemacht werden, da Überprüfung des Bestandes an Erkrankten durch Nachuntersuchungen erfolgt.

Tabelle IV. *Bestand an Tuberkulosekranken in Bayern 1950, 1951 und 1952.*

Aus: Informationsdienst des Bayerischen Statistischen Landesamtes, Reihe II/C/2/18. „Die Tuberkulose in Bayern 1952." (S. 54/55.)

Land	Am Ende des Jahres	Tuberkulose der Atmungsorgane										Sonstige aktive Tbc. (Haut, Knochen, Drüsen, Meningitis) Id-Fälle		Aktive Tbc. zusammen Ia—Id-Fälle	
		bakteriol. offen Ia-Fälle		klinisch offen Ib-Fälle		bakteriol. und klinisch offen Ia+Ib-Fälle		aktiv geschlossen Ic-Fälle		Tuberkulose der Atmungsorgane Ia—Ic-Fälle					
		absolut	auf 10000 der Bevölkerung-	absolut	auf 10000 der Bevölkerung	absolut	auf 10000 der Bevölkerung	absolut	auf 10000 der Bevölkerung	absolut	auf 10000 der Bevölkerung	absolut	auf 10000 der Bevölkerung	absolut	auf 10000 der Bevölkerung
Oberbayern	1950	4188	16,86	2190	8,82	6378	25,68	7276	29,29	13654	54,97	1748	7,04	15402	62,01
	1951	4584	18,40	2070	8,31	6654	26,71	7016	28,16	13670	54,87	1728	6,94	15398	61,81
	1952	4754	19,10	1316	5,29	6070	24,39	7919	31,81	13989	56,20	1652	6,63	15641	62,83
Niederbayern	1950	1466	13,56	982	9,08	2448	22,64	3427	31,70	5875	54,34	877	8,11	6752	62,45
	1951	1541	14,51	1011	9,52	2552	24,03	3158	29,73	5710	53,76	908	8,55	6618	62,31
	1952	1577	15,12	1073	10,28	2650	25,40	2940	28,18	5590	53,58	840	8,05	6430	61,63
Oberpfalz	1950	1562	17,39	997	11,10	2559	28,49	3052	33,99	5611	62,48	613	6,83	6224	69,31
	1951	1639	18,33	1069	11,96	2708	30,29	2925	32,73	5633	63,02	638	7,14	6271	70,16
	1952	1837	20,66	980	11,02	2817	31,68	2711	30,49	5528	62,17	623	7,01	6151	69,18
Oberfranken	1950	1887	16,91	1390	12,46	3277	29,37	7397	66,29	10674	95,66	1105	9,90	11779	105,56
	1951	1941	17,47	1404	12,64	3345	30,11	6855	61,69	10200	91,80	1026	9,23	11226	101,03
	1952	1934	17,50	1242	11,24	3176	28,74	6421	58,11	9597	86,85	1044	9,45	10641	96,30
Mittelfranken	1950	2050	15,96	1084	8,44	3134	24,40	6409	49,90	9543	74,30	1154	8,99	10697	83,29
	1951	2196	16,99	1109	8,58	3305	25,57	5854	45,29	9159	70,86	1178	9,11	10337	79,97
	1952	2348	18,10	952	7,34	3300	25,44	5841	45,03	9141	70,47	1239	9,55	10380	80,02
Unterfranken	1950	1276	12,25	699	6,71	1975	18,96	3004	28,84	4979	47,80	1166	11,19	6145	58,99
	1951	1395	13,46	695	6,70	2090	20,16	3112	30,02	5202	50,18	1075	10,37	6277	60,55
	1952	1383	13,29	640	6,15	2023	19,44	3014	28,97	5037	48,41	977	9,39	6014	57,80
Schwaben	1950	2056	16,30	1447	11,47	3503	27,77	6061	48,05	9564	75,82	1806	14,32	11370	90,14
	1951	2152	17,15	889	7,09	3041	24,24	5173	41,23	8214	65,47	1566	12,48	9780	77,95
	1952	2228	17,86	671	5,38	2899	23,24	4742	38,00	7641	61,24	1443	11,56	9084	72,80
Bayer. Kreis Lindau/Bodensee	1952	89	14,69	60	9,91	149	24,60	235	38,79	384	63,39	75	12,38	459	75,77
Bayern	1950	14485	15,80	8789	9,59	23274	25,39	36626	39,96	59900	65,35	8469	9,24	68369	74,59
	1951	15448	16,90	8247	9,02	23695	25,92	34093	37,29	57788	63,21	8119	8,88	65907	72,09
	1952	16150	17,60	6934	7,55	23084	25,16	33823	36,86	56907	62,02	7893	8,60	64800	70,62

Die Relativzahlen sind mit der Bevölkerungszahl von 1952 neu berechnet worden.

Tabelle VI. *Bestand der an aktiver Tuberkulose Erkrankten in den Jahren 1950, 1951 und 1952 in den Regierungsbezirken von Niedersachsen.*

Absolut und relativ (auf 10000 Einwohner).

Regierungs- bzw. Verwaltungsbezirk	Jahr	Aktive Tuberkulose der Atmungsorgane								Aktive Tbc. der anderen Organe I d		Ia—Id-Fälle insgesamt	
		Ia		Ib		Ia+Ib		Ic					
		absolut	auf 10000 der Bevölkerung	absolut	auf 10000 der Bevölkerung	absolut	auf 10000 der Bevölkerung	absolut	auf 10000 der Bevölkerung	absolut	auf 10000 der Bevölkerung	absolut	auf 10000 der Bevölkerung
1	2	3	4	5	6	7	8	9	10	11	12	13	14
Hannover . . .	1950	3350	*24,2*	1376	*10,0*	4726	*34,2*	7618	*55,1*	1959	*14,2*	14303	*103,5*
	1951	3457	*25,0*	946	*6,8*	4403	*31,8*	6907	*49,8*	1681	*12,1*	12991	*93,7*
	1952	3507	*25,3*	696	*5,0*	4203	*30,3*	6592	*47,6*	1386	*10,0*	12181	*87,9*
Hildesheim . . .	1950	2203	*21,7*	457	*4,5*	2660	*26,2*	6401	*63,0*	1620	*15,9*	10681	*105,1*
	1951	2321	*22,8*	461	*4,5*	2782	*27,3*	6695	*65,7*	1581	*15,5*	11058	*108,5*
	1952	2320	*23,5*	562	*5,7*	2882	*29,2*	6014	*61,0*	1475	*15,0*	10371	*105,2*
Lüneburg . . .	1950	2103	*21,0*	820	*8,2*	2923	*29,2*	5838	*58,4*	1277	*12,8*	10038	*100,4*
	1951	2236	*22,5*	795	*8,0*	3031	*30,5*	4720	*47,6*	1190	*12,0*	8941	*90,1*
	1952	2361	*24,7*	657	*6,9*	3018	*31,6*	4781	*50,0*	1024	*10,7*	8823	*92,3*
Stade	1950	1256	*19,3*	992	*15,2*	2248	*34,5*	2791	*42,8*	1218	*18,7*	6257	*96,0*
	1951	1421	*21,7*	1196	*18,3*	2617	*40,0*	3369	*51,5*	1266	*19,4*	7252	*110,9*
	1952	1400	*22,4*	933	*15,0*	2333	*37,4*	2525	*40,5*	1038	*16,6*	5896	*94,5*
Osnabrück . .	1950	1355	*20,0*	870	*12,8*	2225	*32,8*	4040	*59,5*	1163	*17,1*	7428	*109,4*
	1951	1534	*22,5*	868	*12,8*	2402	*35,3*	3902	*57,3*	1183	*17,4*	7487	*110,0*
	1952	1502	*22,0*	790	*11,6*	2292	*33,6*	3206	*46,9*	909	*13,3*	6407	*93,8*
Aurich	1950	737	*19,2*	531	*13,8*	1268	*33,0*	2818	*73,4*	754	*19,6*	4840	*126,0*
	1951	797	*20,7*	513	*13,3*	1310	*34,0*	3009	*78,1*	800	*20,8*	5119	*132,9*
	1952	949	*25,4*	324	*8,7*	1273	*34,1*	2129	*56,9*	719	*19,2*	4121	*110,2*
Braunschweig .	1950	2069	*23,8*	876	*10,1*	2945	*33,9*	4598	*52,9*	1014	*11,7*	8557	*98,4*
	1951	2208	*25,3*	885	*10,2*	3093	*35,5*	4581	*52,6*	1092	*12,5*	8766	*100,6*
	1952	2332	*27,2*	694	*8,1*	3026	*35,3*	4850	*56,6*	1024	*11,9*	8900	*103,8*
Oldenburg . . .	1950	1812	*22,3*	1114	*13,7*	2926	*36,0*	7697	*94,8*	1642	*20,2*	12265	*151,0*
	1951	2075	*25,6*	1026	*12,7*	3101	*38,3*	6309	*77,7*	1538	*19,0*	10948	*135,0*
	1952	2091	*26,5*	829	*10,5*	2920	*37,0*	5255	*66,6*	1382	*17,5*	9557	*121,1*
Niedersachsen .	1950	14885	*21,9*	7036	*10,4*	21921	*32,3*	41801	*61,5*	10647	*15,7*	74369	*109,5*
	1951	16049	*23,6*	6690	*9,8*	22739	*33,4*	39492	*58,1*	10331	*15,2*	72562	*106,7*
	1952	16462	*24,7*	5485	*8,2*	21947	*32,9*	35352	*53,1*	8957	*13,5*	66256	*99,5*

Tabelle V. *Bestand der an aktiver Tuberkulose Erkrankten in Hessen 1952 nach Regierungsbezirken, absolute und relative Zahlen (auf 10000 Einwohner).*

Aus: Mitteilungen des Hess. Stat. Landesamtes A I e/2/52/5 v. 24. 4. 1953.

Reg.-Bez.	Bestand									
	Ia		Ib		Ic		Id		Ia—Id	
	absolut	auf 10000	absolut	auf 10000	absolut	auf 10000	absolut	auf 10000	absolut	auf 10000
Darmstadt .	2232	16,2	579	4,2	4812	35,0	1877	13,7	9500	69,1
Kassel . . .	2263	17,9	425	3,4	4040	32,1	1592	12,6	8320	66,0
Wiesbaden .	3551	19,8	810	4,5	8681	48,3	2453	13,6	15495	86,2
Hessen . . .	8046	18,1	1814	4,1	17533	39,6	5922	13,4	33315	75,2

Tabelle VIIa. *Neuerkrankungen und Bestand an Tuberkulose in Nordrhein-Westfalen.* 1948—52, männlich und weiblich.

		Neumeldungen an Tuberkulose				Bestand an Tuberkulose am 31. 12.			
		m	w	zusammen	auf 10000	m	w	zusammen	auf 10000
1948		7828	4729	12557	10,0	23150	14508	37658	30,0
1949		6516	3890	10406	8,1	24669	14980	39649	30,7
1950	Ia u. Ib	6046	3655	9701	7,4	25263	15251	40514	31,0
1951		5970	3567	9537	7,1	26155	15729	41884	31,2
1952		5981	3239	9220	6,7	26808	15707	42515	30,7
1948		21245	16923	38168	30,5	54812	44012	98824	78,9
1949		14998	12075	27073	21,0	54765	43725	98490	76,4
1950	Ic	10415	8696	19111	14,6	50121	39982	90103	68,7
1951		9574	8430	18004	13,4	46229	37524	83753	62,3
1952		9493	8269	17762	12,9	45274	36902	82176	59,3
1948		3647	4364	8011	6,4	11148	13466	24614	19,7
1949		2837	3425	6262	4,8	11911	14736	26647	20,7
1950	Id	2010	2579	4589	3,5	11333	13966	25299	19,3
1951		2065	2562	4627	3,4	10986	13669	24655	18,3
1952		1851	2566	4417	3,2	10448	13328	23776	17,1
1948		32720	26016	58736	46,9	89110	71986	161096	128,6
1949		24351	19390	43741	33,9	91345	73441	164786	127.8
1950	Ia—Id	18471	14930	33401	25,5	86717	69199	155916	119,0
1951		17609	14559	32168	23,9	83370	66922	150292	111,8
1952		17325	14074	31399	22,8	82530	65937	148467	107,1
1948		213	205	418	0,29			96	0,07
1949		242	246	488	0,38	112	120	232	0,18
1950	Meningitis	205	254	459	0,35	157	188	345	0,26
1951		233	221	454	0,33	196	195	391	0,29
1952		165	198	363	0,26	222	228	450	0,33
1951	Miliartbc.	79	106	185	0,13	47	44	91	0,07
1952		66	103	169	0,12	80	88	168	0,12

Tabelle VIIb. *Neuerkrankungen und Bestand an Tuberkulose in Nordrhein-Westfalen, 1952.*

Nach Regierungsbezirken. Absolut und auf 10000 Einwohner. Angaben des Sozialministeriums des Landes Nordrhein-Westfalen.

Reg.-Bezirk		Neuerkrankungen 1952						Bestand am 31. 12. 52					
		Ia + Ib	Ic	Id	Ia—Id	Meningitis	Miliar-tbc.	Ia + Ib	Ic	Id	Ia—Id	Meningitis	Miliar-tbc.
Aachen	m	312	540	126	978	9	4	1380	2423	654	4457	12	4
	w	170	472	163	805	11	5	739	2072	841	3652	11	2
	zus.	482	1012	289	1783	20	9	2119	4495	1495	8109	23	6
	auf 10000	5,9	12,6	3,6	22,1	0,3	0,1	26,0	55,2	18,4	99,6	0,3	0,07
Arnsberg	m	1334	2304	397	4035	34	15	5863	12601	2484	20948	43	9
	w	636	1974	574	3184	41	16	3061	9204	2988	15253	39	14
	zus.	1970	4278	971	7219	75	31	8924	21805	5472	36201	82	23
	auf 10000	6,2	13,6	3,1	22,9	0,2	0,1	27,9	68,4	17,2	113,5	0,3	0,1
Detmold	m	522	1022	234	1778	18	8	2651	4599	1136	8386	17	14
	w	328	931	362	1621	29	17	1727	4398	1401	7526	29	13
	zus.	850	1953	596	3399	47	25	4378	8997	2537	15912	46	27
	auf 10000	5,6	12,9	3,9	22,4	0,3	0,2	28,8	59,2	16,7	104,7	0,3	0,2
Düsseldorf	m	2154	2817	552	5523	56	21	9854	13001	3315	26170	79	31
	w	1109	2404	683	4196	53	35	5769	10862	4354	20985	90	37
	zus.	3263	5221	1235	9719	109	56	15623	23863	7669	47155	169	68
	auf 10000	7,2	11,6	2,7	21,5	0,2	0,1	34,2	52,2	16,8	103,2	0,4	0,2
Köln	m	763	1304	194	2261	28	6	3367	5549	1223	10139	42	13
	w	495	1197	299	1991	27	16	2104	5044	1564	8712	33	12
	zus.	1258	2501	493	4252	55	22	5471	10593	2787	18851	75	25
	auf 10000	7,2	14,2	2,8	24,2	0,3	0,1	30,9	59,8	15,7	106,4	0,4	0,1
Münster	m	896	1506	348	2750	20	12	3693	7101	1636	12430	29	9
	w	501	1291	485	2277	37	14	2307	5322	2180	9809	26	10
	zus.	1397	2797	833	5027	57	26	6000	12423	3816	22239	55	19
	auf 10000	7,1	14,1	4,2	25,4	0,3	0,2	30,1	62,3	19,1	111,5	0,3	0,1
Nordrhein-Westfalen	m	5981	9493	1851	17325	165	66	26808	45274	10448	82530	222	80
	w	3239	8269	2566	14074	198	103	15707	36902	13328	65937	228	88
zus.	zus.	9220	17762	4417	31399	363	169	42515	82176	23776	148467	450	168
	auf 10000	6,7	12,9	3,2	22,8	0,26	0,12	30,7	59,3	17,1	107,1	0,33	0,12

Tabelle VIIc. *Neuerkrankungen an aktiver Tuberkulose in Nordrhein-Westfalen 1948—1952 nach Altersgruppen und Geschlecht.*

Jahr Altersgruppe		Tuberkulose der Atmungsorgane ansteckend		Tuberkulose der Atmungsorgane nicht ansteckend, aber aktiv		Aktive Tuberkulose anderer Organe		Neuerkrankungen insgesamt		auf 10000 der Bevölkerung	
		männlich	weiblich	männlich	weiblich	männlich	weiblich	männlich	weiblich	männlich	weiblich
1948	0—5	77	84	2632	2326	296	249	3005	2659	70,4	65,2
	5—15	235	248	8130	7073	920	899	9285	8220	87,0	80,4
	15—25	1617	1237	2430	2319	685	864	4732	4420	53,2	45,3
	25—40	2311	1590	2758	2535	815	1057	5884	5182	56,6	34,2
	40—60	2536	961	3977	1875	662	881	7175	3717	45,0	19,7
	60 u. m.	1052	609	1309	795	269	414	2630	1818	34,8	20,9
Zusammen		7828	4729	21236	16923	3647	4364	32711	26016	56,7	38,9
1949	0—1	10	5	76	93	18	19	104	117	10,7	12,8
	1—5	49	35	1787	1686	203	193	2039	1914	61,7	60,7
	5—15	125	163	4972	4373	701	694	5798	5230	53,4	50,2
	15—25	1384	1159	1954	2130	623	727	3961	4016	41,9	41,8
	25—40	1906	1352	2116	2067	577	831	4599	4250	40,8	28,1
	40—60	2170	735	3139	1245	511	650	5820	2630	34,9	13,5
	60 u. m.	872	441	954	481	204	311	2030	1233	26,1	13,5
Zusammen		6516	3890	14998	12075	2837	3425	24351	19390	40,4	28,6
1950	0—1	12	11	68	69	18	25	98	105	9,8	11,1
	1—5	43	35	1141	1109	156	158	1340	1302	38,4	39,2
	5—15	80	129	2649	2390	432	409	3161	2928	29,5	28,4
	15—25	1368	1220	1735	2032	465	645	3568	3897	35,3	39,9
	25—45	2190	1469	2280	2189	543	784	5013	4442	30,1	21,0
	45—65	1828	515	2120	713	302	425	4250	1653	28,6	9,5
	65—75	420	220	357	159	69	89	846	468	21,8	10,4
	75 u. m.	97	56	64	33	25	40	186	129	12,8	7,4
Zusammen		6038	3655	10414	8694	2010	2575	18462	14924	29,7	21,6
1951	0—1	16	8	95	92	38	34	149	134	14,9	14,1
	1—5	45	29	1291	1184	179	148	1515	1361	40,3	38,2
	5—15	68	88	2136	1931	428	366	2632	2385	24,9	23,6
	15—25	1277	1062	1645	2072	465	643	3387	3777	31,7	37,7
	25—45	2205	1549	2131	2233	525	833	4861	4615	28,7	21,5
	45—65	1896	544	1905	725	317	386	4118	1655	26,8	9,2
	65—75	365	227	303	151	81	100	749	478	19,1	10,3
	75 u. m.	98	60	68	42	32	52	198	154	12,7	8,3
Zusammen		5970	3567	9574	8430	2065	2562	17609	14559	27,6	20,6
1952	0—1	3	8	105	99	37	27	145	134	14,0	13,7
	1—5	28	27	1342	1221	145	127	1515	1375	38,4	36,8
	5—10	17	17	1310	1143	156	156	1483	1316	33,2	30,7
	10—15	56	88	711	751	200	214	967	1053	16,2	18,4
	15—25	1137	948	1644	1883	409	602	3190	3433	28,5	33,3
	25—45	2185	1354	2143	2273	492	868	4820	4495	28,0	20,8
	45—55	1270	293	1220	490	207	244	2697	1027	27,3	9,5
	55—65	762	225	674	248	110	165	1546	638	25,9	8,2
	65—75	399	202	264	130	64	119	727	451	18,3	9,5
	75 u. m.	124	77	80	31	31	44	235	152	14,3	7,7
Zusammen		5981	3239	9493	8269	1851	2566	17325	14074	26,5	19,6

Tabelle VIII. *Bestand der an aktiver Tuberkulose Erkrankten 1952 in den Regierungsbezirken von Rheinland-Pfalz.*

Aus der Landesstatistik von Rheinland-Pfalz. 1952.

Regierungs- bzw. Verwaltungsbezirk	Aktive Tuberkulose der Atmungsorgane										Aktive Tbc. anderer Organe Id		Ia—Id-Fälle insgesamt	
	Ia		Ib		Ia + Ib		Ic		Ia—Ic					
	absolut	auf 10000 der Bevölkerung	absolut	auf 10000 der Bevölkerung	absolut	auf 10000 der Bevölkerung	absolut	auf 10000 der Bevölkerung	absolut	auf 10000 der Bevölkerung	absolut	auf 10000 der Bevölkerung	absolut	auf 10000 der Bevölkerung
	1	2	3	4	5	6	7	8	9	10	11	12	13	14
Koblenz	1836	*19,4*	1191	*12,6*	3027	*32,0*	4860	*51,5*	7887	*83,5*	2073	*22,0*	9960	*105,5*
Trier	867	*19,4*	370	*8,3*	1237	*27,7*	2257	*50,4*	3494	*78,1*	726	*16,2*	4220	*94,3*
Montabaur . . .	457	*18,5*	359	*14,6*	816	*33,1*	1282	*52,1*	2098	*85,2*	619	*25,1*	2717	*110,3*
Rheinhessen . .	598	*14,7*	281	*6,9*	879	*21,6*	1347	*33,0*	2226	*54,6*	557	*13,7*	2783	*68,3*
Pfalz	1626	*14,5*	1084	*9,6*	2710	*24,1*	4175	*37,1*	6885	*61,2*	1561	*13,9*	8446	*75,1*
1952 Rheinl.-Pfalz	5384	*17,0*	3285	*10,3*	8669	*27,3*	13921	*43,9*	22590	*71,2*	5536	*17,5*	28126	*88,7*
1951		*15,9*		*10,5*		*26,4*		*48,8*		*75,2*		*18,3*		*93,5*

Tabelle IX. *Neuerkrankungen in den Ländern des Bundesgebietes und*

Entnommen aus den Länderstatistiken 1952.

Länder	Geschlecht	Tuberkulose der Atmungsorgane							
		Ia		Ib		Ic		Ia—Ic	
Schleswig-Holstein . . .	K[1] m + w	33	*0,55*	25	*0,42*	2271	*37,98*	2329	*38,95*
	E[2] m	803	*9,79*	381	*4,64*	2001	*24,39*	3185	*38,82*
	w	372	*3,70*	230	*2,28*	2005	*19,91*	2607	*25,89*
Hamburg	K m + w	11	*0,35*	12	*0,38*	2109	*66,10*	2132	*66,90*
	E m	601	*9,65*	327	*5,25*	1540	*24,80*	2468	*39,75*
	w	314	*4,21*	183	*2,46*	1242	*16,60*	1739	*23,30*
Niedersachsen	K m + w	70	*0,43*	55	*0,34*	3252	*20,05*	3377	*20,80*
	E m	2242	*9,80*	971	*4,24*	4096	*17,82*	7309	*31,90*
	w	1142	*4,19*	633	*2,25*	3759	*13,80*	5534	*20,24*
Bremen	K m + w	3	*0,24*	4	*0,32*	416	*33,00*	423	*33,56*
	E m	120	*5,60*	54	*2,50*	405	*18,90*	579	*27,00*
	w	85	*3,34*	46	*1,82*	326	*12,90*	456	*18,06*
Nordrhein-Westfalen . .	K m + w	155	*0,51*	89	*0,29*	6682	*22,10*	6926	*22,90*
	E m	4787	*9.45*	1090	*2,16*	6025	*11,95*	11902	*23,56*
	w	2385	*4,12*	714	*1,24*	5055	*8,71*	8154	*14,05*
Hessen.	K m + w	34	*0,35*	23	*0,23*	1323	*13,60*	1380	*14,20*
	E m	1078	*6,80*	340	*2,15*	1677	*10,60*	3095	*19,55*
	w	651	*3,48*	211	*1,13*	1262	*6,77*	2124	*11,38*
Rheinland-Pfalz.	K m + w	18	*0,25*	28	*0,38*	1147	*15,65*	1193	*16,28*
	E m	961	*8,61*	427	*3,83*	1086	*9,73*	2474	*22,17*
	w	485	*3,67*	271	*2,05*	804	*6,08*	1560	*11,80*
Baden-Württemberg[3] . .	K m + w	32	*0,34*	7	*0,07*	2061	*22,17*	2100	*22,58*
	E m	922	*6,23*	282	*1,90*	1966	*13,28*	3170	*21,41*
	w	555	*3,15*	141	*0,79*	1725	*9,78*	2421	*13,72*
Bayern[4]	K m + w	34	*0,16*	34	*0,16*	3445	*16,08*	3513	*16,40*
	E m	2495	*7,88*	773	*2,44*	3309	*10,46*	6577	*20,77*
	w	1262	*3,26*	516	*1,34*	2516	*6,50*	4294	*11,10*
Zusammen	K m + w	390	*0,37*	277	*0,26*	22706	*21,68*	23373	*22,32*
	E m	14009	*8,57*	4645	*2,84*	22105	*13,52*	40759	*24,92*
	w	7251	*3,74*	2945	*1,52*	18694	*9,66*	28889	*14,92*
West-Berlin	K m + w	31	*0,83*	111	*3,00*	1427	*38,30*	1569	*42,13*
	E m	945	*12,76*	675	*9,12*	1374	*18,56*	2994	*40,44*
	w	593	*5,52*	599	*5,58*	1289	*12,00*	2481	*23,10*

[1] K = Kinder bis 15 Jahre. [2] E = Erwachsene (über 15 Jahre). [3] Nur Nordbaden und Nord-Württemberg. [4] „Id-sonstige" in den anderen Id-Fällen enthalten. [5] Ohne Rheinland-Pfalz. [6] Ohne Baden-Württemberg. [7] Nur von Niedersachsen und Nordrhein-Westfalen angegeben.

West-Berlin 1952, absolute und relative Zahlen (auf 10000 Einwohner).

Kinder und Erwachsene über 15 Jahre.

Tuberkulose anderer Organe														Summe Ia—Id	
Knochen und Gelenke		Drüsen		Haut		Meningitis		Miliartbc.		Sonstige		Id gesamt			
59	*0,99*	134	*2.24*	8	*0,13*	60	*1,00*		—	37	*0,62*	298	*4,98*	2627	*43,93*
91	*1,11*	57	*0,69*	30	*0,37*	12	*0,15*		—	91	*1,11*	281	*3,43*	3466	*42,25*
116	*1,15*	108	*1,07*	48	*0,48*	10	*0,10*		—	133	*1,32*	415	*4,12*	3022	*30,01*
42	*1,32*	35	*1,10*	10	*0,32*	16	*0,44*		—	21	*0,66*	124	*3,85*	2256	*70,75*
62	*1,00*	26	*0,42*	20	*0,33*	2	*0,03*		—	49	*0,80*	159	*2,58*	2627	*42,33*
65	*0,88*	48	*0,64*	56	*0,75*	2	*0,03*		—	70	*0.94*	241	*3,24*	1980	*26,55*
125	*0,77*	224	*1,48*	29	*0,18*	131	*0,81*	15	*0,09*	72	*0,43*	596	*3,76*	3973	*24,56*
197	*0,86*	94	*0,41*	73	*0,32*	40	*0,17*	11	*0,05*	202	*0,88*	617	*2,69*	7926	*34,60*
249	*0,91*	199	*0,73*	127	*0,47*	39	*0,14*	17	*0,06*	357	*1,31*	988	*3,62*	6522	*23,90*
17	*1,35*	53	*4,21*	2	*0,16*	9	*0,71*		—	14	*1,11*	95	*7,54*	518	*41,10*
25	*1,16*	25	*1,16*	4	*0,19*	6	*0,28*		—	51	*2,36*	111	*5,15*	690	*32,15*
28	*1,11*	27	*1,07*	9	*0,35*	3	*0,15*		—	95	*3,78*	162	*6,46*	618	*24,52*
198	*0,66*	374	*1,24*	41	*0,14*	238	*0,78*	92	*0,31*	119	*0,39*	1062	*3,52*	7988	*26,42*
451	*0,89*	245	*0,48*	102	*0,21*	51	*0,10*	33	*0,07*	431	*0,85*	1313	*2,60*	13215	*26,16*
476	*0,82*	466	*0,81*	263	*0,46*	74	*0,13*	44	*0,08*	719	*1,24*	2042	*3,54*	10196	*17,59*
73	*0,75*	148	*1,52*	11	*0,11*	75	*0,77*		—	70	*0,72*	377	*3,88*	1757	*18,10*
126	*0,80*	77	*0,49*	43	*0.27*	17	*0,11*		—	188	*1,19*	451	*2,86*	3546	*22,41*
127	*0,65*	145	*0,78*	98	*0,52*	26	*0,14*		—	256	*1,36*	652	*3,45*	2776	*14,83*
74	*1,01*	188	*2,56*		—		—		—	110	*1,51*	372	*5,08*	1565	*21,36*
125	*1,12*	81	*0,72*		—		—		—	198	*1,77*	404	*3,61*	2878	*25,78*
108	*0,82*	143	*1,08*		—		—		—	238	*1,80*	489	*3,70*	2049	*15,50*
	—		—		—		—		—		—	232	*2,50*	2332	*25,08*
	—		—		—		—		—		—	415	*2,80*	3585	*24,21*
	—		—		—		—		—		—	598	*3,39*	3019	*17,11*
157	*0,73*	335	*1,56*	87	*0,36*	122	*0,58*		—	—	—	692	*3,23*	4205	*19,63*
289	*0,91*	138	*0,43*	241	*0,76*	31	*0,10*		—	—	—	699	*2,20*	7276	*22,98*
264	*0,68*	271	*0,70*	355	*0,92*	44	*0.11*		—	—	—	934	*2,41*	5228	*13,51*
745		1491		178		651		107		443		3848	*3,67*	27221	*25,99*
1366[6]		743[6]		513[5]		159[5]		44[7]		1210[4]		4450	*2,72*	45209	*27,64*
1433		1407		956[6]		198[6]		61[6]		1868[6]		6521	*3,37*	35410	*18,29*
36	*0,97*	55	*1,48*	6	*0,16*	28	*0,75*		—	54	*1,45*	179	*4,81*	1748	*46,94*
78	*1,05*	23	*0,31*	19	*0,26*	8	*0,11*		—	47	*0,63*	175	*2,36*	3169	*42,80*
55	*0,51*	38	*0.35*	61	*0,57*	4	*0.04*		—	77	*0,72*	235	*2,19*	2716	*25,28*

Tabelle X. *Neuerkrankungen an Tuberkulose nach Alter und in Schleswig-Holstein, Hamburg, Niedersachsen,*

Entnommen aus den

	0—5				5—10				10—15				15—25			
	m		w		m		w		m		w		m		w	
																Schleswig-Holstein
Ia	6	*0,7*	2	*0,2*	4	*0,5*	2	*0,2*	7	*0,6*	12	*1,0*	123	*7,1*	44	*2,5*
Ib	1	*0,1*	2	*0,2*	2	*0,2*	1	*0,1*	8	*0,6*	11	*0,9*	69	*4,0*	62	*3,5*
Ic	352	*38,7*	306	*35,5*	470	*53,0*	405	*47,7*	367	*29,0*	371	*30,6*	473	*27,1*	563	*30,7*
Id	44	*4,8*	27	*3,1*	47	*5,3*	40	*4,7*	62	*4,9*	78	*6,4*	102	*5,9*	146	*8,4*
																Hamburg
Ia	1	*0,2*	—	—	2	*0,4*	—	—	4	*0,6*	4	*0,6*	85	*8,0*	73	*6,7*
Ib	1	*0,2*	5	*1,2*	1	*0,2*	—	—	3	*0,5*	2	*0,3*	58	*5,4*	45	*4,1*
Ic	456	*99,7*	421	*97,7*	400	*75,8*	396	*78,8*	232	*35,8*	204	*32,7*	339	*31,8*	400	*36,6*
Id	17	*3,7*	13	*3,0*	22	*4,2*	24	*4,8*	23	*3,6*	25	*4,0*	49	*4,6*	67	*6,1*
																Niedersachsen
Ia	9	*0,3*	6	*0,2*	4	*0,4*	8	*0,4*	17	*0,5*	26	*0,8*	368	*7,3*	266	*5,4*
Ib	9	*0,3*	10	*0,4*	3	*0,1*	8	*0,4*	5	*0,2*	20	*0,6*	148	*2,9*	152	*3,1*
Ic	723	*26,9*	593	*23,5*	557	*23,7*	557	*24,8*	407	*12,5*	415	*13,3*	1063	*21,0*	1167	*23,6*
Id	101	*3,8*	87	*3,4*	102	*4,3*	87	*3,9*	105	*3,2*	114	*3,6*	183	*3,6*	275	*5,6*
																Bremen
Ia	—	—	—	—	—	—	1	*0,5*	1	*0,4*	1	*0,4*	28	*7,1*	17	*4,2*
Ib	1	*0,5*	—	—	—	—	—	—	1	*0,4*	2	*0,8*	7	*1,8*	12	*3,0*
Ic	71	*36,3*	67	*36,8*	99	*48,1*	69	*35,3*	58	*23,6*	52	*21,9*	102	*25,7*	102	*25,1*
Id	10	*5,1*	8	*4,4*	21	*9,7*	10	*5,1*	22	*8,9*	24	*10,1*	42	*10,6*	44	*10,8*
																Nordrhein-Westfalen
Ia	15	*0,3*	16	*0,3*	8	*0,2*	13	*0,3*	44	*0,7*	59	*1,0*	896	*7,8*	712	*6,8*
Ib	16	*0,3*	19	*0,4*	9	*0,2*	4	*0,1*	12	*0,2*	29	*0,5*	241	*2,1*	236	*2,3*
Ic	1447	*28,4*	1320	*27,4*	1310	*29,4*	1143	*26,9*	711	*12,0*	751	*13,2*	1644	*14,4*	1883	*18,0*
Id	182	*3,6*	154	*3,2*	156	*3,5*	156	*3,6*	200	*3,4*	214	*3,8*	409	*3,6*	602	*5,8*
																Hessen
Ia	6	*0,4*	3	*0,2*	4	*0,3*	2	*0,1*	4	*0,2*	15	*0,8*	166	*5,1*	169	*5,4*
Ib	2	*0,1*	3	*0,2*	4	*0,3*	3	*0,2*	5	*0,3*	6	*0,3*	60	*1,8*	64	*2,1*
Ic	301	*18,0*	251	*15,9*	271	*18,7*	224	*16,1*	148	*7,9*	128	*7,2*	434	*13,4*	397	*12,6*
Id	63	*3,8*	48	*3,0*	58	*4,0*	63	*4,5*	84	*4,5*	61	*3,4*	133	*4,1*	178	*5,7*

Geschlecht, absolute und relative Zahlen (auf 10000 Einwohner) Bremen, Nordrhein-Westfalen und Hessen 1952.

Länderstatistiken 1952.[1]

25—45				45—55				55—65				über 65				Zusammen			
m		w		m		w		m		w		m		w		m		w	
285	*11,0*	196	*5,5*	192	*12,0*	39	*2,1*	98	*8,8*	35	*2,4*	105	*9,0*	58	*4,0*	820	*7,3*	388	*3,0*
114	*4,4*	96	*2,7*	80	*5,0*	30	*1,6*	54	*4,9*	17	*1,2*	64	*5,5*	25	*1,7*	392	*3,5*	244	*1,9*
696	*26,9*	847	*23,9*	405	*25,4*	257	*13,8*	244	*21,9*	196	*13,3*	183	*15,6*	142	*9,8*	3190	*28,3*	3087	*23,8*
92	*3,6*	132	*3,7*	45	*2,8*	46	*2,5*	23	*2,1*	50	*3,4*	19	*1,6*	41	*2,8*	434	*3,9*	560	*4,3*
231	*11,4*	145	*5,6*	140	*10,6*	41	*2,8*	89	*9,5*	19	*1,5*	56	*6,5*	36	*3,2*	608	*7,8*	318	*3,5*
131	*6,4*	88	*3,4*	75	*5,7*	27	*1,8*	45	*4,8*	12	*1,0*	18	*2,1*	11	*1,0*	332	*4,2*	190	*2,1*
614	*30,2*	551	*21,4*	313	*23,8*	156	*10,5*	199	*21,3*	85	*6,9*	75	*8,6*	50	*4,6*	2628	*33,5*	2263	*25,1*
55	*2,7*	89	*3,5*	31	*2,4*	41	*2,8*	10	*1,1*	22	*1,8*	14	*1,6*	22	*2,0*	221	*2,9*	303	*3,4*
834	*10,9*	524	*5,2*	441	*9,9*	100	*2,0*	285	*9,9*	100	*2,6*	314	*11,0*	152	*4,2*	2272	*7,3*	1182	*3,4*
304	*4,0*	239	*2,4*	174	*3,9*	81	*1,6*	157	*5,4*	72	*1,9*	188	*6,6*	89	*2,5*	988	*3,2*	671	*1,9*
1500	*19,5*	1699	*16,9*	779	*17,5*	448	*9,0*	450	*15,6*	264	*6,9*	304	*10,7*	181	*5,0*	5783	*18,5*	5324	*15,1*
234	*3,0*	358	*3,6*	100	*2,2*	164	*3,3*	51	*1,8*	103	*2,7*	49	*1,7*	88	*2,5*	925	*3,0*	1276	*3,6*
47	*6,2*	35	*3,8*	23	*5,2*	9	*1,9*	10	*3,5*	6	*1,6*	12	*4,2*	17	*5,0*	121	*4,3*	86	*2,7*
21	*2,8*	17	*1,8*	10	*2,3*	7	*1,5*	9	*3,2*	5	*1,4*	7	*2,5*	5	*1,5*	55	*2,0*	48	*1,5*
162	*21,5*	146	*16,0*	70	*15,8*	36	*7,5*	34	*12,0*	25	*6,8*	37	*13,1*	17	*5,0*	633	*22,6*	514	*16,4*
32	*4,2*	67	*7,2*	20	*4,5*	27	*5,7*	13	*4,5*	14	*3,8*	4	*1,4*	10	*2,9*	164	*5,9*	204	*6,5*
1804	*10,4*	1045	*4,8*	1030	*10,2*	233	*2,1*	621	*10,1*	166	*2,1*	436	*7,7*	229	*3,3*	4854	*7,3*	2473	*3,4*
381	*2,2*	309	*1,4*	240	*2,4*	60	*0,5*	141	*2,3*	59	*0,7*	87	*1,5*	50	*0,7*	1127	*1,7*	766	*1,1*
2143	*12,3*	2273	*10,5*	1220	*12,2*	490	*4,5*	674	*11,1*	248	*3,1*	344	*6,1*	161	*2,3*	9493	*14,3*	8269	*11,4*
492	*2,8*	868	*4,0*	207	*2,1*	244	*2,2*	110	*1,8*	165	*2,1*	95	*1,7*	163	*2,4*	1851	*2,8*	2566	*3,3*
444	*8,2*	273	*4,0*	233	*7,5*	69	*1,9*	118	*5,9*	55	*2,1*	117	*5,8*	85	*3,4*	1092	*5,3*	671	*2,9*
128	*2,5*	91	*1,3*	73	*2,3*	26	*0,7*	41	*2,0*	16	*0,6*	38	*1,9*	14	*0,6*	351	*1,7*	223	*0,9*
663	*12,2*	595	*8,6*	305	*9,8*	121	*3,4*	174	*8,7*	90	*3,4*	101	*5,0*	59	*2,3*	2397	*11,5*	1865	*7,9*
168	*3,1*	249	*3,6*	71	*2,3*	86	*2,4*	39	*1,9*	72	*2,7*	40	*2,0*	67	*2,6*	656	*3,1*	824	*3,5*

[1] Einige Zahlen weichen geringfügig von den Angaben des Stat. Bundesamtes ab.

Tabelle XI. *Neuerkrankungen an Tuberkulose in Hamburg 1952 nach Alter und Geschlecht; absolute und relative Zahlen (auf 10000 Einwohner).* Entnommen aus den Länderstatistiken.

Alter	Geschlecht	Tuberkulose der Atmungsorgane								Tuberkulose anderer Organe										Id gesamt		Summe Ia—Id	
		Ia		Ib		Ic		Ia—Ic		Knochen u. Gelenke		Drüsen		Haut		Meningitis		sonstige					
0—1	m	—	—	—	—	120	*14,10*	120	*14,10*	—	—	—	—	—	—	—	—	—	—	—	—	12	*14,10*
	w	—	—	—	—	14	*17,55*	14	*17,55*	—	—	—	—	—	—	—	—	1	*1,25*	1	*1,25*	15	*18,80*
	zus.	—	—	—	—	26	*16,21*	26	*16,21*	—	—	—	—	—	—	—	—	1	*0,62*	1	*0,62*	27	*16,83*
1—5	m	1	*0,27*	1	*0,27*	444	*119,29*	446	*119,83*	6	*1,61*	4	*1,07*	1	*0,27*	2	*0,54*	4	*1,08*	17	*4,57*	463	*124,40*
	w	—	—	5	*1,42*	407	*115,83*	412	*117,25*	1	*0,28*	3	*0,84*	1	*0,28*	7	*2,02*	—	—	12	*3,42*	424	*120,67*
	zus.	1	*0,14*	6	*0,83*	851	*118,10*	858	*119,07*	7	*0,97*	7	*0,97*	2	*0,28*	9	*1,25*	4	*0,56*	29	*4,03*	887	*123,00*
5—10	m	2	*0,38*	1	*0,19*	400	*75,76*	403	*76,33*	7	*1,32*	7	*1,32*	4	*0,76*	2	*0,38*	2	*0,38*	22	*4,16*	425	*80,49*
	w	—	—	—	—	396	*78,76*	396	*78,76*	6	*1,19*	9	*1,80*	2	*0,40*	1	*0,20*	6	*1,19*	24	*4,78*	420	*83,54*
	zus.	2	*0,20*	1	*0,10*	796	*77,10*	799	*77,40*	13	*1,26*	16	*1,55*	6	*0,60*	3	*0,30*	8	*0,80*	46	*4,50*	845	*81,90*
10—15	m	4	*0,62*	3	*0,46*	232	*35,85*	239	*36,93*	11	*1,70*	7	*1,08*	1	*0,15*	2	*0,30*	2	*0,30*	23	*3,53*	262	*40,46*
	w	4	*0,64*	2	*0,32*	204	*32,69*	210	*33,65*	11	*1,76*	5	*0,80*	1	*0,16*	2	*0,32*	6	*0,96*	25	*4,00*	235	*37,65*
	zus.	8	*0,63*	5	*0,39*	436	*34,30*	449	*35,31*	22	*1,73*	12	*0,95*	2	*0,16*	4	*0,32*	8	*0,65*	48	*3,81*	497	*39,11*
15—25	m	85	*7,95*	58	*5,43*	339	*31,74*	482	*45,12*	21	*1,97*	9	*0,84*	1	*0,09*	1	*0,09*	17	*1,59*	49	*4,58*	531	*49,70*
	w	73	*6,67*	45	*4,12*	400	*36,58*	518	*47,38*	14	*1,28*	20	*1,83*	8	*0,73*	2	*0,18*	23	*2,10*	67	*6,12*	585	*53,50*
	zus.	158	*7,31*	103	*4,76*	739	*34,10*	1000	*46,27*	35	*1,62*	29	*1,34*	9	*0,42*	3	*0,14*	40	*1,86*	116	*5,38*	1116	*51,65*
25—45	m	231	*11,35*	131	*6,44*	614	*30,18*	976	*47,97*	20	*0,98*	13	*0,64*	4	*0,20*	—	—	18	*0,88*	55	*2,70*	1031	*50,67*
	w	145	*5,64*	88	*3,43*	551	*21,45*	784	*30,52*	25	*0,97*	17	*0,66*	18	*0,70*	—	—	29	*1,13*	89	*3,46*	873	*33,98*
	zus.	376	*8,18*	219	*4,76*	1165	*25,40*	1760	*38,34*	45	*0,98*	30	*0,65*	22	*0,48*	—	—	47	*1,02*	144	*3,13*	1904	*41,47*
45—55	m	140	*10,65*	75	*5,70*	313	*23,81*	528	*40,16*	9	*0,68*	4	*0,30*	10	*0,76*	—	—	8	*0,61*	31	*2,35*	559	*42,51*
	w	41	*2,76*	27	*1,81*	156	*10,50*	224	*15,07*	16	*1,08*	4	*0,27*	13	*0,87*	—	—	8	*0,54*	41	*2,76*	265	*17,83*
	zus.	181	*6,46*	102	*3,64*	469	*16,78*	752	*26,88*	25	*0,89*	8	*0,29*	23	*0,82*	—	—	16	*0,58*	72	*2,58*	824	*29,46*
55—65	m	89	*9,55*	45	*4,83*	199	*21,35*	333	*35,73*	3	*0,32*	—	—	2	*0,21*	1	*0,11*	4	*0,44*	10	*1,08*	343	*36,81*
	w	19	*1,54*	12	*0,97*	85	*6,88*	116	*9,39*	6	*0,49*	3	*0,24*	7	*0,57*	—	—	6	*0,49*	22	*1,78*	138	*11,17*
	zus.	108	*4,98*	57	*2,62*	284	*13,10*	449	*20,70*	9	*0,42*	3	*0,14*	9	*0,42*	1	*0,05*	10	*0,46*	32	*1,49*	481	*22,19*
65—75	m	40	*6,40*	14	*2,24*	58	*9,30*	112	*17,94*	5	*0,80*	—	—	2	*0,32*	—	*0,16*	1	*1,28*	8	*1,28*	120	*19,22*
	w	24	*3,21*	8	*1,07*	36	*4,83*	68	*9,11*	2	*0,27*	2	*0,27*	8	*1,07*	—	—	4	*0,54*	16	*2,15*	84	*11,26*
	zus.	64	*4,67*	22	*1,61*	94	*6,85*	180	*13,13*	7	*0,52*	2	*0,15*	10	*0,73*	—	—	5	*0,36*	24	*1,76*	204	*14,89*
75 u. m.	m	16	*6,64*	4	*1,60*	17	*7,11*	37	*15,35*	4	*1,66*	—	—	1	*0,41*	—	—	1	*0,41*	6	*2,48*	43	*17,83*
	w	12	*3,53*	3	*0,88*	14	*4,12*	29	*8,53*	2	*0,59*	2	*0,59*	2	*0,59*	—	—	—	—	6	*1,77*	35	*10,30*
	zus.	28	*4,83*	7	*1,21*	31	*5,32*	66	*11,36*	6	*1,04*	2	*0,34*	3	*0,52*	—	—	1	*0,17*	12	*2,05*	78	*13,41*
Zus.	m	608	*7,71*	332	*4,24*	2628	*33,50*	3568	*45,45*	86	*1,11*	44	*0,56*	26	*0,34*	8	*0,01*	57	*0,73*	221	*2,75*	3789	*48,20*
	w	318	*3,52*	190	*2,11*	2263	*25,12*	2771	*30,75*	83	*0,92*	65	*0,72*	60	*0,67*	12	*0,13*	83	*0,92*	303	*3,36*	3074	*34,11*
	zus.	926	*5,50*	522	*3,10*	4891	*28,90*	6339	*37,50*	169	*1,00*	109	*0,65*	86	*0,51*	20	*0,12*	140	*0,83*	524	*3,12*	6863	*40,62*

Abweichungen bei den Relativzahlen durch Aufrunden.

Tabelle XIIb. *Neuerkrankungen an Tuberkulose in Hessen 1952 nach Alter und Geschlecht, absolute und relative Zahlen (auf 10000 Einwohner).* Entnommen den Länderstatistiken.

Alter	Geschlecht	Tuberkulose der Atmungsorgane: Ia		Ib		Ic		Ia—Ic		Tuberkulose anderer Organe: Knochen u. Gelenke		Drüsen		Haut		Meningitis		Sonstige		Id gesamt		Summe Ia—Id	
0—5	m	6	*0,36*	2	*0,12*	301	*18,10*	309	*18,58*	9	*0,54*	22	*1,32*	—	—	20	*1,20*	12	*0,72*	63	*3,77*	372	*22,33*
	w	3	*0,19*	3	*0,19*	251	*15,90*	257	*16,28*	5	*0,32*	14	*0,83*	—	—	19	*1,26*	10	*0,63*	48	*3,04*	305	*19,32*
	zus.	9	*0,28*	5	*0,16*	552	*17,00*	566	*17,44*	14	*0,43*	36	*1,12*	—	—	39	*1,21*	22	*0,68*	111	*3,44*	677	*20,88*
5—10	m	4	*0,28*	4	*0,30*	271	*18,70*	279	*19,30*	11	*0,76*	27	*1,86*	2	*0,14*	8	*0,55*	10	*0,69*	58	*4,00*	337	*23,30*
	w	2	*0,14*	3	*0,22*	224	*16,1*	229	*16,46*	11	*0,79*	25	*1,80*	1	*0,07*	15	*1,08*	11	*0,79*	63	*4,52*	292	*20,98*
	zus.	6	*0,21*	7	*0,25*	495	*17,50*	508	*17,95*	22	*0,78*	52	*1,84*	3	*0,11*	23	*0,82*	21	*0,74*	121	*4,29*	629	*22,25*
10—15	m	4	*0,22*	5	*0,29*	148	*7,95*	157	*8,46*	20	*1,08*	35	*1,86*	5	*0,27*	7	*0,38*	17	*0,92*	84	*4,51*	241	*13,00*
	w	15	*0,84*	6	*0,34*	128	*7,20*	149	*8,38*	17	*0,95*	25	*1,41*	3	*0,17*	6	*0,34*	10	*0,56*	61	*3,42*	210	*11,80*
	zus.	19	*0,52*	11	*0,30*	276	*7,59*	306	*8,41*	37	*1,02*	60	*1,65*	8	*0,22*	13	*0,36*	27	*0,74*	145	*4,00*	451	*12,40*
15—25	m	166	*5,10*	60	*1,85*	434	*13,40*	660	*20,35*	47	*1,45*	37	*1,14*	7	*0,22*	6	*0,20*	36	*1,11*	133	*4,12*	793	*24,47*
	w	169	*5,44*	64	*2,04*	397	*12,60*	630	*20,06*	21	*0,67*	61	*1,94*	17	*0,54*	16	*0,51*	63	*2,00*	178	*5,66*	808	*25,74*
	zus.	335	*5,20*	124	*1,90*	831	*13,10*	1290	*20,20*	68	*1,06*	98	*1,54*	24	*0,38*	22	*0,34*	99	*1,55*	311	*4,87*	1601	*25,07*
25—45	m	444	*8,16*	128	*2,35*	663	*12,20*	1235	*22,70*	34	*0,62*	21	*0,39*	16	*0,29*	6	*0,11*	91	*1,67*	168	*3,08*	1403	*25,78*
	w	273	*3,96*	91	*1,35*	595	*8,65*	959	*13,95*	46	*0,67*	51	*0,73*	27	*0,45*	5	*0,07*	120	*1,74*	249	*3,65*	1208	*17,60*
	zus.	717	*5,81*	219	*1,78*	1258	*10,18*	2194	*17,80*	80	*0,65*	72	*0,58*	43	*0,35*	11	*0,09*	211	*1,71*	417	*3,38*	2611	*21,19*
45—55	m	233	*7,45*	73	*2,34*	305	*9,80*	611	*19,60*	18	*0,58*	8	*0,26*	11	*0,29*	4	*0,13*	30	*0,97*	71	*2,27*	682	*21,90*
	w	69	*1,93*	26	*0,73*	121	*3,38*	216	*6,05*	18	*0,50*	12	*0,33*	16	*0,44*	4	*0,11*	36	*1,03*	86	*2,41*	302	*8,46*
	zus.	302	*4,54*	99	*1,48*	426	*6,38*	827	*12,40*	36	*0,54*	20	*0,30*	27	*0,40*	8	*0,12*	66	*0,99*	157	*2,35*	984	*14,75*
55—65	m	118	*5,92*	41	*2,06*	174	*8,71*	333	*16,70*	10	*0,50*	5	*0,25*	5	*0,25*	1	*0,05*	18	*0,91*	39	*1,96*	372	*18,63*
	w	55	*2,07*	16	*0,60*	90	*3,40*	161	*6,07*	11	*0,40*	15	*0,57*	23	*0,87*	—	—	23	*0,87*	72	*2,71*	233	*8,80*
	zus.	173	*3,74*	57	*1,23*	264	*5,70*	494	*10,67*	21	*0,45*	20	*0,43*	28	*0,60*	1	*0,02*	41	*0,88*	111	*2,38*	605	*13,05*
über 65	m	117	*5,80*	38	*1,88*	101	*5,00*	256	*12,65*	17	*0,84*	6	*0,30*	4	*0,19*	—	—	13	*0,64*	40	*1,97*	296	*14,60*
	w	85	*3,36*	14	*0,55*	59	*2,34*	158	*6,25*	31	*1,22*	6	*0,24*	15	*0,60*	1	*0,04*	14	*0,55*	67	*2,65*	225	*8,90*
	zus.	202	*4,46*	52	*1,14*	160	*3,53*	414	*9,13*	48	*1,06*	12	*0,26*	19	*0,42*	1	*0,02*	27	*0,59*	107	*2,35*	521	*11,47*
Zusammen	m	1092	*5,30*	351	*1,69*	2397	*11,51*	3840	*18,50*	166	*0,80*	161	*0,78*	50	*0,24*	52	*0,25*	227	*1,09*	656	*3,16*	4496	*21,65*
	w	671	*2,85*	223	*0,95*	1865	*7,99*	2759	*11,78*	160	*0,68*	209	*0,89*	102	*0,44*	66	*0,28*	287	*1,22*	824	*3,51*	3583	*15,29*
	zus.	1763	*3,99*	574	*1,30*	4262	*9,62*	6599	*14,91*	326	*0,74*	370	*0,84*	152	*0,34*	118	*0,27*	514	*1,16*	1480	*3,34*	8079	*18,25*

Tabelle XIIa. *Bestand der an aktiver Tuberkulose Erkrankten*

a = absolute Zahlen,

Aus: „Mitteilungen des Hessischen

Altersklassen Jahre		Offene Tuberkulose der Atmungsorgane						Aktive geschlossene Tbc. der Atmungsorgane					
		bakteriologisch			klinisch						Knochen und Gelenke		
		m	w	zus.	m	w	zus.	m	w	zus.	m	w	zus.
0—5	a	11	4	15	3	5	8	614	542	1156	27	26	53
	r	*0,66*	*0,25*	*0,46*	*0,18*	*0,32*	*0,25*	*36,75*	*34,35*	*35,57*	*1,62*	*1,64*	*1,63*
5—10	a	13	20	33	9	10	19	753	624	1377	63	82	145
	r	*0,90*	*1,44*	*1,16*	*0,62*	*0,72*	*0,66*	*51,85*	*44,88*	*48,50*	*4,34*	*5,90*	*5,11*
10—15	a	30	53	83	15	10	25	444	436	880	87	62	149
	r	*1,61*	*2,98*	*2,34*	*0,81*	*0,56*	*0,69*	*23,81*	*24,48*	*24,11*	*4,66*	*3,48*	*4,09*
15—25	a	677	630	1307	125	156	281	1501	1472	2973	208	127	335
	r	*20,86*	*20,02*	*20,42*	*3,85*	*4,96*	*4,40*	*46,26*	*46,85*	*46,51*	*6,40*	*4,04*	*5,25*
25—45	a	2219	1345	3564	346	280	626	3496	2962	6458	332	284	616
	r	*40,85*	*19,50*	*28,95*	*6,39*	*4,06*	*5,08*	*64,46*	*42,98*	*52,46*	*6,13*	*4,12*	*5,01*
45—55	a	1180	402	1582	242	92	334	1685	795	2480	137	132	269
	r	*37,79*	*11,27*	*23,65*	*7,74*	*2,58*	*4,99*	*53,91*	*22,26*	*37,02*	*4,38*	*3,70*	*4,02*
55—65	a	646	222	868	152	79	231	802	481	1283	72	70	142
	r	*32,48*	*7,99*	*18,70*	*7,53*	*2,98*	*4,97*	*40,23*	*18,14*	*27,63*	*3,61*	*2,64*	*3,06*
65 u. m.	a	372	222	594	190	100	290	592	334	926	87	113	200
	r	*18,41*	*8,79*	*13,08*	*9,90*	*3,96*	*6,39*	*29,35*	*13,26*	*20,39*	*4,30*	*4,48*	*4,40*
insgesamt	a	5148	2898	8046	1082	732	1814	9887	7646	17533	1013	896	1909
	r	*24,78*	*12,32*	*18,17*	*5,22*	*3,11*	*4,09*	*47,65*	*32,48*	*39,80*	*4,88*	*3,81*	*4,31*

am 31. 12. 52 nach Geschlecht und Altersgruppen in Hessen.
r = Relativzahlen (auf 10000 Einwohner).
Statistischen Landesamtes“ vom 24. April 1953.

Aktive Tuberkulose anderer Organe												Insgesamt		
Drüsen			Haut			Meningitis			Sonstige					
m	w	zus.	m	w	zus.	m	w	zus.	m	w	zus.	m	w	zus.
48	31	79	—	3	3	24	27	51	21	21	42	748	659	1407
2,88	*1,96*	*2,43*	—	*0,19*	*0,09*	*1,44*	*1,71*	*1,57*	*1,26*	*1,33*	*1,29*	*44,79*	*41,75*	*43,29*
75	92	167	8	11	19	17	13	30	42	30	72	980	882	1862
5,17	*6,62*	*5,88*	*0,55*	*0,79*	*0,67*	*1,17*	*0,94*	*1,06*	*2,90*	*2,18*	*2,53*	*67,50*	*63,47*	*65,57*
79	83	162	15	11	26	9	8	17	36	42	78	715	705	1420
4,24	*4,66*	*4,44*	*0,81*	*0,62*	*0,71*	*0,48*	*0,45*	*0,47*	*1,93*	*2,36*	*2,14*	*38,35*	*39,59*	*38,99*
99	173	272	30	46	76	11	15	26	114	187	301	2765	2806	5571
3,05	*5,50*	*4,26*	*0,92*	*1,46*	*1,19*	*0,34*	*0,48*	*0,41*	*3,51*	*5,96*	*4,72*	*85,19*	*89,27*	*87,16*
118	180	298	72	130	202	5	8	13	334	421	755	6922	5610	12532
2,18	*2,61*	*2,42*	*1,33*	*1,88*	*1,64*	*0,09*	*0,12*	*0,11*	*6,16*	*6,10*	*6,14*	*127,59*	*81,37*	*101,81*
42	56	98	92	140	232	3	3	6	161	152	313	3542	1772	5314
1,34	*1,57*	*1,46*	*2,94*	*3,92*	*3,47*	*0,10*	*0,08*	*0,09*	*5,15*	*4,26*	*4,68*	*113,35*	*49,64*	*79,38*
11	50	61	36	107	143	—	—	—	78	87	165	1797	1096	2893
0,55	*1,89*	*1,31*	*1,81*	*4,03*	*3,08*	—	—	—	*3,91*	*3,28*	*3,55*	*90,12*	*40,95*	*62,30*
26	46	72	42	108	150	—	—	—	35	49	84	1344	972	2316
1,29	*1,82*	*1,58*	*2,08*	*4,28*	*3,38*	—	—	—	*1,73*	*1,94*	*1,85*	*67,06*	*38,53*	*51,07*
498	711	1209	295	556	851	69	74	143	821	989	1810	18813	14502	33315
2,40	*3,02*	*2,73*	*1,42*	*2,36*	*1,92*	*0,33*	*0,31*	*0,32*	*3,95*	*4,21*	*4,08*	*90,63*	*61,62*	*75,42*

Tabelle XIIc. *Neuzugänge (1) und Zugänge aus anderen Diagnosegruppen (2) von an aktiver Tuberkulose Erkrankten in Hessen im Jahre 1953 nach Geschlecht und Altersgruppen.*

Absolute Zahlen.

Angaben des Statistischen Bundesamtes Hessen.

Geschlecht und Alter	Offene Tuberkulose der Atmungsorgane				Aktive geschlossene Tuberkulose der Atmungsorgane		Aktive Tuberkulose anderer Organe									
	bakteriologisch		klinisch				Knochen und Gelenke		Drüsen		Haut		Meningitis		Sonstige	
	1	2	1	2	1	2	1	2	1	2	1	2	1	2	1	2
männlich																
0—5	2	6	2	—	273	49	9	1	16	4	—	—	24	2	10	2
5—10	3	4	2	—	223	61	14	8	29	7	2	1	13	—	13	3
10—15	5	6	3	1	115	62	20	6	33	5	4	—	5	1	5	3
15—25	150	147	69	24	397	310	38	4	34	11	11	—	5	3	44	3
25—45	376	399	142	94	720	987	48	15	30	3	16	6	7	1	81	20
45—55	208	185	70	76	359	453	33	7	9	2	11	3	1	3	38	12
55—65	124	114	50	52	224	247	16	4	6	2	4	4	—	1	22	7
65 u. mehr	122	72	37	25	110	108	15	3	4	1	4	2	1	—	17	1
weiblich																
0—5	2	2	1	1	225	62	7	2	19	4	2	—	10	2	11	2
5—10	3	5	2	—	175	45	6	5	23	4	3	1	6	1	8	—
10—15	9	7	7	4	114	76	10	1	37	7	5	1	2	—	22	3
15—25	146	114	62	37	395	341	23	9	59	9	12	2	7	2	71	10
25—45	257	231	72	79	606	756	37	12	55	12	23	6	8	2	138	23
45—55	50	60	36	27	139	210	26	2	22	6	14	3	1	—	47	5
55—65	54	38	22	11	106	95	22	5	12	—	19	7	—	—	37	4
65 u. mehr	85	24	16	12	79	69	22	2	12	—	13	3	—	—	12	1
männlich zusammen	990	933	375	272	2421	2277	193	48	161	35	52	16	56	11	230	51
weiblich zusammen	606	481	218	171	1839	1654	153	38	239	42	91	23	34	7	346	48
insgesamt	1596	1414	593	443	4260	3931	346	86	400	77	143	39	90	18	576	99

Tabelle XIId. *Bestand der an aktiver Tuberkulose Erkrankten in Hessen 1953.* Absolute Zahlen. Entnommen aus den Länderstatistiken 1953.

Alter und Geschlecht		Tuberkulose der Atmungsorgane				Tuberkulose anderer Organe						Summe Ia—Id
		Ia	Ib	Ic	Ia—Ic	Knochen u. Gelenke	Drüsen	Haut	Meningitis	Sonstige	Id gesamt	
		1	2	3	4	5	6	7	8	9	10	11
0—1	m	—	—	7	7	—	1	—	3	—	4	11
	w	—	—	9	9	—	—	—	—	—	—	9
1—5	m	8	3	456	467	22	29	—	17	21	89	556
	w	6	4	391	401	16	32	2	19	18	87	488
5—10	m	13	7	783	803	48	79	6	24	36	193	996
	w	14	8	620	642	59	82	7	18	25	191	833
10—15	m	16	9	468	493	97	94	12	14	32	249	742
	w	25	14	400	439	58	88	17	16	48	227	666
15—20	m	167	40	503	710	84	61	12	6	46	209	919
	w	194	43	564	801	67	88	22	8	76	261	1062
20—25	m	362	61	757	1180	91	39	16	6	66	218	1398
	w	320	89	798	1207	57	82	20	4	81	244	1451
25—30	m	655	91	1327	2073	123	45	19	5	102	294	2367
	w	463	98	1095	1656	74	74	33	3	155	339	1995
30—35	m	564	83	1098	1745	94	38	18	—	90	240	1985
	w	384	73	1005	1462	81	62	39	3	156	341	1803
35—40	m	392	57	656	1105	56	18	22	—	71	167	1272
	w	199	54	559	812	46	31	22	3	68	170	982
40—45	m	494	74	749	1317	64	20	19	—	65	168	1485
	w	230	50	531	811	63	32	34	1	97	227	1038
45—50	m	698	107	885	1690	89	29	41	2	97	258	1948
	w	198	59	539	796	71	54	69	—	96	290	1086
50—55	m	574	114	812	1500	65	19	43	1	71	199	1699
	w	166	40	360	566	68	24	58	1	76	227	793
55—60	m	441	121	638	1200	44	11	36	—	57	148	1348
	w	155	32	309	496	57	35	69	—	86	247	743
60—65	m	295	80	425	800	34	5	15	—	40	94	894
	w	112	36	198	346	35	21	50	—	43	149	495
65—70	m	241	93	332	666	47	13	21	2	33	116	782
	w	113	54	196	363	53	39	72	—	35	199	562
70—75	m	159	59	192	410	28	5	13	—	13	59	469
	w	82	31	118	231	36	11	33	—	10	90	321
75—80	m	62	37	111	210	10	1	7	—	3	21	231
	w	50	15	58	123	29	5	16	—	7	57	180
über 80	m	16	14	29	59	2	—	3	—	2	7	66
	w	19	7	20	46	8	3	6	—	3	20	66
insgesamt	m	5157	1050	10228	16435	998	507	303	80	845	2733	19168
	w	2730	707	7770	11207	878	763	569	76	1080	3366	14573

Tabelle XIII. *Tuberkulose-Neuerkrankungen auf Grund der Wochenmeldungen 1952 in Niedersachsen.* Absolute und relative Zahlen (auf 10000 Einwohner).

Aus: „Die Tuberkulose in Niedersachsen 1952", Tab. 36.

Altersgruppe	Geschlecht		Tuberkulose der Atmungsorgane				Tuberkulose anderer Organe							Summe Ia—Id
			Ia	Ib	Ic	Ia—Ic	Knochen und Gelenke	Drüsen	Haut	Meningitis	Miliare Tbc.	Sonstige	I d gesamt	
0—1	m	a	1	—	66	67	—	3	—	8	—	2	13	80
		r	*0,2*	—	*12,3*	*12,5*	—	*0,6*	—	*1,5*	—	*0,4*	*2,4*	*15,0*
	w	a	1	4	34	39	1	—	1	10	1	1	14	53
		r	*0,2*	*0,8*	*6,8*	*7,8*	*0,2*	—	*0,2*	*2,0*	*0,2*	*0,2*	*2,8*	*10,6*
	zus.	a	2	4	100	106	1	3	1	18	1	3	27	133
		r	*0,2*	*0,4*	*9,7*	*10,3*	*0,1*	*0,3*	*0,1*	*1,7*	*0,1*	*0,3*	*2,6*	*12,9*
1—5	m	a	8	9	657	674	20	16	5	38	4	5	88	762
		r	*0,4*	*0,4*	*30,5*	*31,3*	*0,9*	*0,7*	*0,2*	*1,8*	*0,2*	*0,2*	*4,1*	*35,4*
	w	a	5	6	559	570	13	20	1	31	4	4	73	643
		r	*0,2*	*0,3*	*27,6*	*28,1*	*0,6*	*1,0*	*0,1*	*1,5*	*0,2*	*0,2*	*3,6*	*31,8*
	zus.	a	13	15	1216	1244	33	36	6	69	8	9	161	1405
		r	*0,3*	*0,4*	*29,2*	*29,9*	*0,8*	*0,9*	*0,1*	*1,7*	*0,2*	*0,2*	*3,8*	*33,7*
5—10	m	a	4	3	557	564	24	50	4	16	1	7	102	666
		r	*0,2*	*0,1*	*23,6*	*23,9*	*1,0*	*2,1*	*0,2*	*0,7*	*0,04*	*0,3*	*4,4*	*28,2*
	w	a	8	8	557	573	16	41	4	13	2	11	87	660
		r	*0,4*	*0,4*	*24,7*	*25,5*	*0,7*	*1,8*	*0,2*	*0,6*	*0,1*	*0,5*	*3,9*	*29,3*
	zus.	a	12	11	1114	1137	40	91	8	29	3	18	189	1326
		r	*0,3*	*0,2*	*24,1*	*24,6*	*0,9*	*2,0*	*0,2*	*0,6*	*0,1*	*0,4*	*4,1*	*28,7*
10—15	m	a	17	5	407	429	28	45	5	8	1	18	105	534
		r	*0,5*	*0,2*	*12,5*	*13,2*	*0,9*	*1,4*	*0,2*	*0,2*	*0,03*	*0,6*	*3,2*	*16,4*
	w	a	26	20	415	461	23	49	9	7	2	24	114	575
		r	*0,8*	*0,6*	*13,3*	*14,7*	*0,7*	*1,6*	*0,3*	*0,2*	*0,1*	*0,8*	*3,6*	*18,3*
	zus.	a	43	25	822	890	51	94	14	15	3	42	219	1109
		r	*0,7*	*0,4*	*12,8*	*13,9*	*0,8*	*1,5*	*0,2*	*0,2*	*0,05*	*0,7*	*3,4*	*17,3*
15—25	m	a	368	148	1063	1579	53	46	8	22	4	50	183	1762
		r	*7,3*	*2,9*	*21,0*	*31,2*	*1,0*	*0,9*	*0,2*	*0,4*	*0,1*	*1,0*	*3,6*	*34,8*
	w	a	266	152	1167	1585	49	79	11	13	11	112	275	1860
		r	*5,4*	*3,1*	*23,6*	*32,1*	*1,0*	*1,6*	*0,2*	*0,3*	*0,2*	*2,3*	*5,6*	*37,7*
	zus.	a	634	300	2230	3164	102	125	19	35	15	162	458	3622
		r	*6,3*	*3,0*	*22,3*	*31,6*	*1,0*	*1,2*	*0,2*	*0,4*	*0,2*	*1,6*	*4,6*	*36,2*
25—45	m	a	834	304	1500	2638	83	30	24	13	—	84	234	2872
		r	*10,9*	*3,9*	*19,5*	*34,3*	*1,1*	*0,4*	*0,3*	*0,2*	—	*1,1*	*3,0*	*37,4*
	w	a	524	239	1699	2462	87	64	39	10	3	155	358	2820
		r	*5,2*	*2,4*	*16,9*	*24,5*	*0,9*	*0,6*	*0,4*	*0,1*	*0,03*	*1,6*	*3,6*	*28,1*
	zus.	a	1358	543	3199	5100	170	94	63	23	3	239	592	5692
		r	*7,7*	*3,1*	*18,1*	*28,9*	*1,0*	*0,5*	*0,4*	*0,1*	*0,02*	*1,4*	*3,4*	*32,3*
45—55	m	a	441	174	779	1394	26	6	24	4	2	38	100	1494
		r	*9,9*	*3,9*	*17,5*	*31,3*	*0,6*	*0,1*	*0,5*	*0,1*	*0,04*	*0,8*	*2,2*	*33,5*
	w	a	100	81	448	629	40	19	35	13	1	56	164	793
		r	*2,0*	*1,6*	*9,0*	*12,6*	*0,8*	*0,4*	*0,7*	*0,3*	*0,02*	*1,1*	*3,3*	*15,9*
	zus.	a	541	255	1227	2023	66	25	59	17	3	94	264	2287
		r	*5,7*	*2,7*	*13,0*	*21,4*	*0,7*	*0,3*	*0,6*	*0,2*	*0,03*	*1,0*	*2,8*	*24,2*
55—65	m	a	285	157	450	892	19	5	10	1	1	15	51	943
		r	*9,9*	*5,4*	*15,6*	*30,9*	*0,7*	*0,2*	*0,3*	*0,03*	*0,03*	*0,5*	*1,8*	*32,6*
	w	a	100	72	264	436	30	15	28	3	—	27	103	539
		r	*2,6*	*1,9*	*6,9*	*11,4*	*0,8*	*0,4*	*0,7*	*0,1*	—	*0,7*	*2,8*	*14,2*
	zus.	a	385	229	714	1328	49	20	38	4	1	42	154	1482
		r	*5,8*	*3,4*	*10,6*	*19,8*	*0,7*	*0,3*	*0,6*	*0,1*	*0,01*	*0,6*	*2,3*	*22,2*

Tabelle XIII. (Fortsetzung.)

Altersgruppe	Geschlecht		Tuberkulose der Atmungsorgane				Tuberkulose anderer Organe							Summe Ia—Id
			Ia	Ib	Ic	Ia—Ic	Knochen und Gelenke	Drüsen	Haut	Meningitis	Miliare Tbc.	Sonstige	Id gesamt	
65—75	m	a	211	142	239	592	12	4	7	—	3	12	38	630
		r	*11,1*	*7,5*	*12,6*	*31,2*	*0,6*	*0,2*	*0,4*	—	*0,2*	*0,6*	*2,0*	*33,2*
	w	a	108	64	133	305	30	15	11	—	2	5	63	368
		r	*4,5*	*2,6*	*5,5*	*12,6*	*1,2*	*0,6*	*0,5*	—	*0,1*	*0,2*	*2,6*	*15,2*
	zus.	a	319	206	372	897	42	19	18	—	5	17	101	998
		r	*7,4*	*4,8*	*8,6*	*20,8*	*1,0*	*0,4*	*0,4*	—	*0,1*	*0,4*	*2,3*	*23,1*
über 75	m	a	103	46	65	214	4	3	—	—	1	3	11	225
		r	*10,9*	*4,9*	*6,9*	*22,7*	*0,4*	*0,3*	—	—	*0,1*	*0,3*	*1,2*	*23,9*
	w	a	44	25	48	117	13	7	3	—	—	2	25	142
		r	*3,8*	*2,2*	*4,2*	*10,2*	*1,1*	*0,6*	*0,3*	—	—	*0,2*	*2,2*	*12,4*
	zus.	a	147	71	113	331	17	10	3	—	1	5	36	367
		r	*7,0*	*3,4*	*5,4*	*15,8*	*0,8*	*0,5*	*0,1*	—	*0,05*	*0,2*	*1,7*	*17,5*
Insges.	m	a	2272	988	5783	9043	269	208	87	110	17	234	925	9968
		r	*7,3*	*3,2*	*18,5*	*29,0*	*0,9*	*0,6*	*0,3*	*0,4*	*0,1*	*0,7*	*3,0*	*32,0*
	w	a	1182	671	5324	7177	302	309	142	100	26	397	1276	8453
		r	*3,4*	*1,9*	*15,1*	*20,4*	*0,8*	*0,9*	*0,4*	*0,3*	*0,1*	*1,1*	*3,6*	*24,0*
	zus.	a	3454	1659	11107	16220	571	517	229	210	43	631	2201	18421
		r	*5,1*	*2,5*	*16,7*	*24,3*	*0,9*	*0,8*	*0,3*	*0,3*	*0,1*	*0,9*	*3,3*	*27,6*

Abweichungen bei den Relativzahlen durch Aufrunden.

Tabelle XVb. *Bestand an Personen mit extrapulmonaler Tuberkulose nach Alter und Geschlecht 1953 in Niedersachsen.* Absolute Zahlen.

Altersklasse	Id-Fälle												
	Knochen		Drüsen		Haut		Meningitis		Sonstige		Id-Fälle zusammen		
	männl.	weibl.	männl.	weibl.	männl.	weibl.	männl.	weibl.	männl.	weibl.	männl.	weibl.	zus.
1	2		3		4		5		6		7		
0—1	—	1	2	1	—	—	—	1	—	—	2	3	5
1—5	21	25	32	26	1	—	34	29	16	14	104	94	198
5—10	126	87	98	86	8	10	27	17	23	25	282	225	507
10—15	198	160	128	151	13	23	14	16	40	55	393	405	798
15—20	150	142	75	117	15	24	16	21	54	66	310	370	680
20—25	162	118	69	92	11	29	8	16	79	153	329	408	737
25—30	192	169	48	101	20	40	8	10	115	193	383	513	896
30—35	135	112	33	65	26	43	4	6	95	190	293	416	709
35—40	96	88	27	44	21	52	1	4	73	124	218	312	530
40—45	112	92	31	45	40	79	2	1	89	95	274	312	586
45—50	93	72	17	25	69	92	2	3	69	79	250	271	521
50—55	76	72	18	29	50	81	—	—	63	87	207	269	476
55—60	45	57	15	25	35	86	—	1	48	50	143	219	362
60—65	43	43	9	30	23	77	2	1	20	33	97	184	281
65—70	30	46	7	15	17	71	—	—	17	17	71	149	220
70—75	18	31	4	7	15	42	—	—	14	7	51	87	138
75—80	12	16	3	6	7	28	—	—	9	5	31	55	86
über 80	5	11	3	5	4	6	—	—	1	4	13	26	39
Insgesamt	1514	1342	619	870	375	783	118	126	825	1197	3451	4318	7769

Tabelle XIV. *Neuerkrankungen und Todesfälle 1953 in Niedersachsen.*

Alter von — unter Jahren	Geschlecht	Tbc. der Atmungsorgane					Tuberkulose anderer Organe = Id-Fälle												Zusammen Ia+Ib+Ic+Id	
		Ia	Ib	Ic	Ia—Ic zusammen		Knochen und Gelenke		Drüsen		Haut		Meningitis		Sonstige		Id zusammen			
		E	E	E	E	T	E	T	E	T	E	T	E	T	E	T	E	T	E	T
0— 1	m		1	54	55	1							5	2			5	2	60	3
	w	2	1	40	43	1	1		1				4	1			6	1	49	2
1— 5	m	5	2	556	563	2	6		17	1			29	15	8	1	60	17	623	19
	w	4	4	533	541	1	8		18				25	12	12	1	63	13	604	14
5—10	m	2	7	523	532	3	16		27		3		15	5	6	2	67	7	599	10
	w	2	7	493	502	2	14		36		2		6	1	10		68	1	570	3
10—15	m	3	7	346	356		23		41		2		7	3	9		82	3	438	3
	w	22	10	305	337	6	29	1	44		4		7	1	19		103	2	440	8
15—20	m	111	37	353	501	2	37		25	1	4	1	7		30		103	2	604	4
	w	96	48	397	541	4	35		44		4		12	1	33	1	128	2	669	6
20—25	m	194	88	457	739	21	27	1	22		3		3	2	19	2	74	5	813	26
	w	119	70	545	734	19	27		26		7		10	2	53	2	123	4	857	23
25—30	m	204	76	372	652	29	28		13		1		4	2	27	1	73	3	725	32
	w	134	70	513	717	26	25	1	22		6		6	2	53		112	3	829	29
30—35	m	174	68	354	596	32	11		9		6		1	1	27		54	1	650	33
	w	119	43	425	587	38	19	1	23	1	6		2		52		102	2	689	40
35—40	m	121	47	231	399	32	18		4		3				20	2	45	2	444	34
	w	72	35	266	373	30	11		12		5		3	1	31	2	62	3	435	33
40—45	m	180	59	318	557	53	14	1	7		8		2	1	25	2	56	4	613	57
	w	63	22	311	396	23	18	2	9		6		3	2	27	2	63	6	459	29
45—50	m	185	73	349	607	72	10	1	8		6		2	1	10	3	36	5	643	77
	w	58	23	213	294	20	10	1	14	2	7		3	2	26	3	60	8	354	28
50—55	m	188	65	363	616	99	20	2	4		7		2	2	13	1	46	5	662	104
	w	56	26	217	299	21	18		8		6				30	4	62	4	361	25
55—60	m	147	74	233	454	94	6		4		5				5		20		474	94
	w	48	25	148	221	27	10		10		9				22	3	51	3	272	30

60—65	m	138	53	213	404	103	8	1	3		1				4		16	1	420	104
	w	69	25	148	242	36	10	2	8		3	1	1		14	4	36	7	278	43
65—70	m	97	40	114	251	92	5	1	1		2				4	2	12	3	263	95
	w	52	22	84	158	36	14		3		2				10		29		187	36
70—75	m	89	43	98	230	84	5	2			3	2			8	1	16	5	246	89
	w	55	24	66	145	43	9	1	5		5		1	2	3	1	23	4	168	47
75—80	m	48	41	64	153	67	4		2	1	3	1			3	1	12	3	165	70
	w	39	20	45	104	29	1	1	3	1	5	2			3	1	12	5	116	34
über 80	m	17	12	25	54	35	2	2	2		1				1		6	2	60	37
	w	18	7	22	47	17	3	3	4	1	1	1			5		13	5	60	22
zus.	m	1903	793	5023	7719	821	240	11	189	3	58	4	77	34	219	18	783	70	8502	891
	w	1028	482	4771	6281	379	262	13	290	5	78	4	83	27	403	24	1116	73	7397	452
Insges.		2931	1275	9794	14000	1200	502	24	479	8	136	8	160	61	622	42	1899	143	15899	1343

E = Erkrankungen, T = Todesfälle.

Tabelle XVa. *Bestand an Personen mit aktiver Tuberkulose nach Alter und Geschlecht in Niedersachsen 1953, absolute Zahlen.*

Altersklassen	Ia-Fälle			Ib-Fälle			Ic-Fälle			Ia bis Ic-Fälle			Id-Fälle			Ia bis Id-Fälle zusammen		
	männl.	weiblich	zus.	männl.	weiblich	zus.	männl.	weiblich	zus.	männl.	weiblich	zus.	männl.	weiblich	zus.	männl.	weiblich	zus.
1	2	3	4	5	6	7	8	9	10	11	12	13	14	15	16	17	18	19
0— 1	—	1	1	1	2	3	31	11	42	32	14	46	2	3	5	34	17	51
1— 5	13	10	23	3	4	7	1003	870	1873	1019	884	1903	104	94	198	1123	978	2101
5—10	13	10	23	10	11	21	1282	1156	2438	1305	1177	2482	282	225	507	1587	1402	2989
10—15	34	62	96	22	18	40	936	893	1829	992	973	1965	393	405	798	1385	1378	2763
15—20	268	374	642	74	92	166	853	1166	2019	1195	1632	2827	310	370	680	1505	2002	3507
20—25	827	657	1484	183	171	354	1707	1960	3667	2717	2788	5505	329	408	737	3046	3196	6242
25—30	1342	865	2207	245	187	432	2060	2212	4272	3647	3264	6911	383	513	896	4030	3777	7807
30—35	1177	859	2036	219	151	370	1640	1894	3534	3036	2904	5940	293	416	709	3329	3320	6649
35—40	779	532	1311	137	106	243	1091	1189	2280	2007	1827	3834	218	312	530	2225	2139	4364
40—45	1180	538	1718	207	127	334	1376	1196	2572	2763	1861	4624	274	312	586	3037	2173	5210
45—50	1242	379	1621	218	94	312	1339	901	2240	2799	1374	4173	250	271	521	3049	1645	4694
50—55	1162	303	1465	212	85	297	1337	763	2100	2711	1151	3862	207	269	476	2918	1420	4338
55—60	865	261	1126	183	75	258	967	527	1494	2015	863	2878	143	219	362	2158	1082	3240
60—65	685	263	948	163	75	238	670	434	1104	1518	772	2290	97	184	281	1615	956	2571
65—70	436	195	631	132	69	201	441	301	742	1009	565	1574	71	149	220	1080	714	1794
70—75	301	132	433	117	60	177	272	200	472	690	392	1082	51	87	138	741	479	1220
75—80	151	112	263	86	43	129	178	114	292	415	269	684	31	55	86	446	324	770
über 80	49	25	74	36	27	63	73	52	125	158	104	262	13	26	39	171	130	301
Insgesamt	10524	5578	16102	2248	1397	3645	17256	15839	33095	30028	22814	52842	3451	4318	7769	33479	27132	60611

Tabelle XVI. *Neuerkrankungen an extrapulmonaler Tuberkulose 1951 in Niedersachsen (nach den Wochenmeldungen).*
a = absolute Zahlen, r = Relativzahlen (auf 10000 Einwohner).
(Aus: Tuberkulose in Niedersachsen 1951, Tabelle 41.)

Altersklassen		Knochen			Drüsen			Haut			Meningitis			Sonstige			Insgesamt		
		m	w	zus.	m	w	zus.	m	w	zus.	m	w	zus.	m	w	zus.	m	w	zus.
0—1	a	2	1	3	1	2	3	1	—	1	6	12	18	4	1	5	14	16	30
	r	*0,4*	*0,2*	*0,3*	*0,2*	*0,4*	*0,3*	*0,2*	—	*0,1*	*1,1*	*2,2*	*1,6*	*0,7*	*0,2*	*0,4*	*2,5*	*3,0*	*2,7*
1—5	a	14	18	32	21	26	47	—	2	2	43	43	86	16	12	28	94	101	195
	r	*0,7*	*0,9*	*0,8*	*1,0*	*1,4*	*1,2*	—	*0,1*	*0,05*	*2,0*	*2,3*	*2,2*	*0,8*	*0,6*	*0,7*	*4,6*	*5,3*	*4,9*
5—15	a	66	67	133	101	134	235	11	12	23	35	24	59	33	23	56	246	260	506
	r	*1,1*	*1,1*	*1,1*	*1,6*	*2,3*	*1,9*	*0,2*	*0,2*	*0,2*	*0,5*	*0,4*	*0,5*	*0,5*	*0,4*	*0,5*	*4,0*	*4,4*	*4,2*
15—25	a	89	65	154	59	100	159	8	9	17	21	34	55	77	105	182	254	313	567
	r	*1,7*	*1,3*	*1,5*	*1,2*	*2,0*	*1,6*	*0,2*	*0,2*	*0,2*	*0,4*	*0,7*	*0,5*	*1,5*	*2,1*	*1,8*	*5,0*	*6,2*	*5,6*
25—40	a	73	82	155	37	77	114	16	27	43	14	13	27	91	133	224	231	332	563
	r	*1,3*	*1,1*	*1,1*	*0,6*	*1,0*	*0,8*	*0,3*	*0,3*	*0,3*	*0,2*	*0,2*	*0,2*	*1,6*	*1,7*	*1,7*	*4,0*	*4,3*	*4,2*
40—60	a	70	69	139	17	52	69	34	52	86	14	6	20	63	87	150	198	266	464
	r	*0,8*	*0,7*	*0,8*	*0,2*	*0,5*	*0,4*	*0,4*	*0,5*	*0,5*	*0,2*	*0,06*	*0,1*	*0,8*	*0,9*	*0,8*	*2,4*	*2,7*	*2,6*
über 60	a	29	44	73	7	15	22	14	35	49	1	4	5	23	25	48	74	123	197
	r	*0,7*	*0,9*	*0,8*	*0,2*	*0,3*	*0,2*	*0,3*	*0,7*	*0,5*	*0,02*	*0,1*	*0,06*	*0,6*	*0,5*	*0,5*	*1,8*	*2,4*	*2.2*
Insges.	a	343	346	689	243	406	649	84	137	221	134	136	270	307	386	693	1111	1411	2522
	r	*1,1*	*1,0*	*1,0*	*0,8*	*1,1*	*1,0*	*0,3*	*0,4*	*0,3*	*0,4*	*0,4*	*0,4*	*1,0*	*1,1*	*1,0*	*3,5*	*3,9*	*3,7*

Tabelle XVIII. *Neuerkrankungen an aktiver Tuberkulose in Nordrhein-Westfalen 1948—1952 nach Altersgruppen und Geschlecht.* Absolute Zahlen.

Jahr, Altersgruppe	Tuberkulose der Atmungsorgane				Aktive Tuberkulose anderer Organe		Insgesamt			
	ansteckende		nicht ansteck. aber aktive				absolute Zahlen		auf 10000 der Bevölkerung	
	männl.	weiblich	männl.	weiblich	männl.	weiblich	männl.	weiblich	männl.	weiblich
1948 0—5	77	84	2632	2326	296	249	3005	2659	70,4	65,2
5—15	235	248	8130	7073	920	899	9285	8220	87,0	80,4
15—25	1617	1237	2430	2319	685	864	4732	4420	53,2	45,3
25—40	2311	1590	2758	2535	815	1057	5884	5182	56,6	34,2
40—60	2536	961	3977	1875	662	881	7175	3717	45,0	19,7
60 u. m.	1052	609	1309	795	269	414	2630	1818	34,8	20,9
zusammen	7828	4729	21236	16923	3647	4364	32711	26016	56,7	38,9
1949 0—1	10	5	76	93	18	19	104	117	10,7	12,8
1—5	49	35	1787	1686	203	193	2039	1914	61,7	60,7
5—15	125	163	4972	4373	701	694	5798	5230	53,4	50,2
15—25	1384	1159	1954	2130	623	727	3961	4016	41,9	41,8
25—40	1906	1352	2116	2067	577	831	4599	4250	40,8	28,1
40—60	2170	735	3139	1245	511	650	5820	2630	34,9	13,5
60 u. mehr	872	441	954	481	204	311	2030	1233	26,1	13,5
zusammen	6516	3890	14998	12075	2837	3425	24351	19390	40,4	28,6
1950 0—1	12	11	68	69	18	25	98	105	9,8	11,1
1—5	43	35	1141	1109	156	158	1340	1302	38,4	39,2
5—15	80	129	2649	2390	432	409	3161	2928	29,5	28,4
15—25	1368	1220	1735	2032	465	645	3568	3897	35,3	39,9
25—45	2190	1469	2280	2189	543	784	5013	4442	30,1	21,0
45—65	1828	515	2120	713	302	425	4250	1653	28,6	9,5
65—75	420	220	357	159	69	89	846	468	21,8	10,4
75 u. mehr	97	56	64	33	25	40	186	129	12,8	7,4
zusammen	6038	3655	10414	8694	2010	2575	18462	14924	29,7	21,6
1951 0—1	16	8	95	92	38	34	149	134	14,9	14,1
1—5	45	29	1291	1184	179	148	1515	1361	40,3	38,2
5—15	68	88	2136	1931	428	366	2632	2385	24,9	23,6
15—25	1277	1062	1645	2072	465	643	3387	3777	31,7	37,7
25—45	2205	1549	2131	2233	525	833	4861	4615	28,7	21,5
45—65	1896	544	1905	725	317	386	4118	1655	26,8	9,2
65—75	365	227	303	151	81	100	749	478	19,1	10,3
75 u. mehr	98	60	68	42	32	52	198	154	12,7	8,3
zusammen	5970	3567	9574	8430	2065	2562	17609	14559	27,6	20,6
1952 0—1	3	8	105	99	37	27	145	134	14,0	13,7
1—5	28	27	1342	1221	145	127	1515	1375	38,4	36,8
5—10	17	17	1310	1143	156	156	1483	1316	33,2	30,7
10—15	56	88	711	751	200	214	967	1053	16,2	18,4
15—25	1137	948	1644	1883	409	602	3190	3433	28,5	33,3
25—45	2185	1354	2143	2273	492	868	4820	4495	28,0	20,8
45—55	1270	293	1220	490	207	244	2697	1027	27,3	9,5
55—65	762	225	674	248	110	165	1546	638	25,9	8,2
65—75	399	202	264	130	64	119	727	451	18,3	9,5
75 u. mehr	124	77	80	31	31	44	235	152	14,3	7,7
zusammen	5981	3239	9493	8269	1851	2566	17325	14074	26,5	19,6

Tabelle XVII. *Neuerkrankungen an Tuberkulose in*

Absolute und relative Zahlen (auf 10000 Einwohner).

Alter	Geschlecht	Tuberkulose der Atmungsorgane							
		Ia		Ib		Ic		Ia—Ic	
0—1	m	1	*0,09*	2	*0,19*	105	*9,90*	108	*10,20*
	w	7	*0,70*	1	*0,10*	99	*9,90*	107	*10,70*
	zusammen	8	*0,39*	3	*0,15*	204	*9,90*	215	*10,44*
1—5	m	14	*0,35*	14	*0,35*	1342	*33,20*	1370	*33,90*
	w	9	*0,24*	18	*0,48*	1221	*32,00*	1248	*32,72*
	zusammen	23	*0,29*	32	*0,41*	2563	*32,60*	2618	*33,30*
5—10	m	8	*0,18*	9	*0,20*	1310	*29,30*	1327	*29,70*
	w	13	*0,30*	4	*0,09*	1143	*26,90*	1160	27,29
	zusammen	21	*0,24*	13	*0,15*	2453	*28,10*	2487	*28,50*
10—15	m	44	*0,74*	12	*0,20*	711	*12,00*	767	*12,94*
	w	59	*1,04*	29	*0,51*	751	*13,30*	839	*14,85*
	zusammen	103	*0,89*	41	*0,35*	1462	*12,60*	1606	*13,84*
15—25	m	896	*7,84*	241	*2,11*	1644	*14,38*	2781	*24,33*
	w	712	*6,80*	236	*2,20*	1883	*17,90*	2831	*26,90*
	zusammen	1608	*7,35*	477	*2,17*	3527	*16,20*	5612	*25,70*
25—45	m	1804	*10,40*	381	*2,20*	2143	*12,40*	4328	*25,00*
	w	1045	*4,81*	309	*1,42*	2273	*10,40*	3627	*16,63*
	zusammen	2849	*7,30*	690	*1,76*	4416	*11,35*	7955	*20,40*
45—55	m	1030	*10,30*	240	*2,40*	1220	*12,20*	2490	*24,90*
	w	233	*2,11*	60	*0,54*	490	*4,45*	783	*7,10*
	zusammen	1263	*6,02*	300	*1,42*	1710	*8,15*	3273	*15,60*
55—65	m	621	*10,20*	141	*2,33*	674	*11,12*	1436	*23,65*
	w	166	*2,10*	59	*0,74*	248	*3,13*	473	*5,97*
	zusammen	787	*5,62*	200	*1,43*	922	*6,61*	1909	*13,66*
65—75	m	337	*8,45*	62	*1,56*	264	*6,60*	663	*16,60*
	w	162	*3,35*	40	*0,83*	130	*2,68*	332	*6,85*
	zusammen	499	*5,65*	102	*1,15*	394	*4,45*	995	*11,25*
über 75	m	99	*5,85*	25	*1,48*	80	*4,72*	204	*12,05*
	w	67	*3,28*	10	*0,49*	31	*1,52*	108	*5,30*
	zusammen	166	*4,45*	35	*0,94*	111	*2,98*	312	*8,40*
Insgesamt	m	4854	*7,33*	1127	*1,71*	9493	*14,35*	15474	*23,40*
	w	2473	*3,41*	766	*1,06*	8269	*11,38*	11508	*15,85*
	zusammen	7327	*5,29*	1893	*1,36*	17762	*12,70*	26982	*19,35*

Abweichungen bei den Relativzahlen durch Aufrunden.

Nordrhein-Westfalen 1952, nach Alter und Geschlecht.
(Entnommen aus den Länderstatistiken.)

Tuberkulose anderer Organe														Summe Ia—Id	
Knochen und Gelenke		Drüsen		Haut		Meningitis		Miliartbc.		Sonstige		Id gesamt			
2	*0,19*	4	*0,38*	1	*0,09*	18	*1,70*	10	*0,94*	2	*0,19*	37	*3,49*	145	*13,70*
—	—	2	*0,20*	—	—	12	*1,20*	13	*1,30*	—	—	27	*2,70*	134	*13,40*
2	*0,10*	6	*0,30*	1	*0,05*	30	*1,46*	23	*1,12*	2	*0,10*	64	*3,10*	279	*13,50*
26	*0,65*	39	*0,97*	4	*0,10*	51	*1,26*	11	*0,27*	14	*0,35*	145	*3,60*	1515	*37,50*
11	*0,29*	20	*0,52*	3	*0,08*	64	*1,67*	22	*0,58*	7	*0,15*	127	*3,32*	1375	*35,92*
37	*0,47*	59	*0,75*	7	*0,08*	115	*1,47*	33	*0,42*	21	*0,27*	272	*3,46*	2890	*36,75*
41	*0,92*	61	*1,36*	4	*0,09*	30	*0,67*	6	*0,14*	14	*0,31*	156	*3,51*	1483	*33,20*
34	*0,79*	59	*1,38*	8	*0,19*	28	*0,65*	8	*0,19*	19	*0,45*	156	*3,65*	1316	*30,94*
75	*0,86*	120	*1,38*	12	*0,14*	58	*0,66*	14	*0,16*	33	*0,38*	312	*3,57*	2799	*32,07*
45	*0,76*	91	*1,53*	8	*0,14*	15	*0,25*	6	*0,11*	35	*0,58*	200	*3,37*	967	*16,30*
39	*0,69*	98	*1,73*	13	*0,23*	20	*0,35*	16	*0,28*	28	*0,49*	214	*3,77*	1053	*18,62*
84	*0,72*	189	*1,61*	21	*0,18*	35	*0,30*	22	*0,19*	63	*0,54*	414	*3,54*	2020	*17,38*
151	*1,32*	110	*0,96*	17	*0,15*	26	*0,23*	14	*0,12*	91	*0,79*	409	*3,57*	3190	*27,90*
114	*1,08*	193	*1,86*	45	*0,43*	38	*0,36*	19	*0,18*	193	*1,83*	602	*5,74*	3433	*32,64*
265	*1,21*	303	*1,38*	62	*0,28*	64	*0,29*	33	*0,15*	284	*1,30*	1011	*4,61*	6623	*30,30*
148	*0,85*	83	*0,48*	35	*0,20*	12	*0,07*	6	*0,03*	208	*1,20*	492	*2,83*	4820	*27,83*
200	*0,93*	168	*0,78*	95	*0,44*	26	*0,12*	14	*0,07*	365	*1,68*	868	*4,02*	4495	*20,65*
348	*0,89*	251	*0,64*	130	*0,33*	38	*0,10*	20	*0,05*	573	*1,47*	1360	*3,48*	9315	*23,85*
76	*0,76*	23	*0,23*	19	*0,19*	9	*0,09*	6	*0,06*	74	*0,74*	207	*2,07*	2697	*26,97*
53	*0,48*	44	*0,40*	46	*0,42*	5	*0,05*	2	*0,02*	94	*0,85*	244	*2,22*	1027	*9,32*
129	*0,61*	67	*0,32*	65	*0,31*	14	*0,07*	8	*0,04*	168	*0,80*	451	*2,14*	3724	*17,75*
36	*0,59*	10	*0,17*	18	*0,30*	3	*0,05*	5	*0,08*	38	*0,63*	110	*1,82*	1546	*25,47*
42	*0,53*	31	*0,39*	39	*0,49*	4	*0,05*	3	*0,04*	46	*0,58*	165	*2,08*	638	*8,05*
78	*0,56*	41	*0,29*	57	*0,41*	7	*0,05*	8	*0,06*	84	*0,60*	275	*1,97*	2184	*15,63*
27	*0,67*	12	*0,30*	11	*0,27*	1	*0,03*	2	*0,06*	11	*0,27*	64	*1,63*	727	*18,23*
47	*0,97*	19	*0,39*	27	*0,56*	1	*0,02*	5	*0,10*	20	*0,41*	119	*2,45*	451	*9,31*
74	*0,84*	31	*0,35*	38	*0,49*	2	*0,02*	7	*0,08*	31	*0,35*	183	*2,10*	1178	*13,35*
13	*0,76*	7	*0,42*	2	*0,12*	—	—	—	—	9	*0,53*	31	*1,83*	235	*13,90*
20	*0,98*	11	*0,54*	11	*0,54*	—	—	1	*0,05*	1	*0,05*	44	*2,16*	152	*7,46*
33	*0,89*	18	*0,48*	13	*0,35*	—	—	1	*0,03*	10	*0,27*	75	*2,02*	387	*10,42*
565	*0,86*	440	*0,66*	119	*0,17*	165	*0,25*	66	*0,10*	496	*0,75*	1851	*2,79*	17325	*26,20*
560	*0,77*	645	*0,89*	287	*0,40*	198	*0,27*	103	*0,14*	773	*1,06*	2566	*3,53*	14074	*19,40*
1125	*0,81*	1085	*0,78*	406	*0,29*	363	*0,26*	169	*0,12*	1269	*0,91*	4417	*3,18*	31399	*22,51*

Abweichungen bei den Relativzahlen durch Aufrunden.

Tabelle XIX. *Bestand der an aktiver Tuberkulose Erkrankten am 31. 12. 1952 in Nordrhein-Westfalen nach Alter und Geschlecht.* Absolute und relative Zahlen (auf 10000 Einwohner).

Altersklassen		Ia			Ib			Ic			Ia—Ic			Id gesamt			Ia—Id		
		m	w	zus.	m	w	zus.	m	w	zus.	m	w	zus.	m	w	zus.	m	w	zus.
0—1	a	5	4	9	7	6	13	209	169	378	221	179	400	33	23	56	254	202	456
	r	*0,47*	*0,40*	*0,44*	*0,66*	*0,60*	*0,63*	*19,72*	*16,86*	*18,33*	*20,85*	*17,86*	*19,40*	*3,11*	*2,30*	*2,72*	*23,97*	*20,16*	*22,12*
1—5	a	59	33	92	72	67	139	2940	2722	5662	3071	2822	5893	333	314	647	3404	3136	6540
	r	*1,46*	*0,86*	*1,17*	*1,79*	*1,75*	*1,77*	*72,88*	*71,15*	*72,04*	*76,13*	*73,76*	*74,98*	*8,25*	*8,21*	*8,21*	*84,38*	*81,97*	*83,19*
5—10	a	60	46	106	68	74	142	4576	4014	8590	4704	4134	8838	801	843	1644	5505	4977	10482
	r	*1,35*	*1,07*	*1,21*	*1,53*	*1,73*	*1,63*	*102,53*	*93,76*	*98,24*	*105,41*	*96,56*	*101,08*	*17,95*	*19,69*	*18,80*	*123,36*	*116,25*	*119,88*
10—15	a	176	185	361	138	131	269	3852	3558	7410	4166	3874	8040	1058	1138	2196	5224	5012	10236
	r	*2,97*	*3,25*	*3,11*	*2,33*	*2,30*	*2,32*	*64,91*	*62,58*	*63,78*	*70,21*	*68,13*	*69,21*	*17,83*	*20,01*	*18,90*	*88,05*	*88,14*	*88,11*
15—25	a	2787	2291	5078	1186	1241	2427	6672	7544	14216	10645	11076	21721	1954	2469	4423	12599	13545	26144
	r	*24,38*	*21,92*	*23,21*	*10,37*	*11,88*	*11,09*	*58,37*	*72,19*	*64,97*	*93,12*	*105,99*	*99,27*	*17,09*	*23,63*	*20,21*	*110,21*	*129,62*	*119,48*
25—45	a	7518	4679	12197	2829	2234	5063	11985	11419	23404	22332	18332	40664	3149	4276	7425	25481	22608	48089
	r	*43,21*	*21,63*	*31,23*	*16,26*	*10,31*	*12,96*	*68,89*	*52,72*	*59,92*	*128,36*	*84,66*	*104,17*	*18,10*	*19,74*	*19,01*	*146,46*	*104,40*	*123,18*
45—55	a	4442	1416	5858	1618	745	2363	7413	3577	10990	13473	5738	19211	1540	1923	3463	15013	7661	22674
	r	*44,23*	*12,89*	*27,86*	*16,11*	*6,78*	*11,24*	*73,82*	*32,56*	*52,26*	*134,16*	*52,23*	*91,36*	*15,34*	*17,51*	*16,47*	*149,50*	*69,74*	*107,83*
55—65	a	2547	891	3438	990	496	1486	4687	2297	6984	8224	3684	11908	957	1393	2350	9181	5077	14258
	r	*41,97*	*11,27*	*24,60*	*16,31*	*6,27*	*10,63*	*77,24*	*29,05*	*49,97*	*135,52*	*46,59*	*85,20*	*15,77*	*17,62*	*16,81*	*151,29*	*64,21*	*102,01*
65—75	a	1305	566	1871	557	337	894	2490	1339	3829	4352	2242	6594	498	719	1217	4850	2961	7811
	r	*32,73*	*11,68*	*21,18*	*13,96*	*6,96*	*10,13*	*62,43*	*27,66*	*43,36*	*109,12*	*46,30*	*74,67*	*12,48*	*14,85*	*13,78*	*121,60*	*61,15*	*88,45*
über 75	a	289	159	448	155	106	261	450	263	713	894	528	1422	125	230	355	1019	758	1777
	r	*17,09*	*7,81*	*12,02*	*9,17*	*5,21*	*7,00*	*26,61*	*12,92*	*19,14*	*52,87*	*25,94*	*38,16*	*7,39*	*11,30*	*9,53*	*60,26*	*37,24*	*47,69*
Insges.	a	19188	10270	29458	7620	5437	13057	45274	36902	82176	72082	52609	124691	10448	13328	23776	82530	65937	148467
	r	*29,02*	*14,13*	*21,23*	*11,53*	*7,49*	*9,41*	*68,49*	*50,77*	*59,21*	*109,04*	*72,39*	*89,85*	*15,80*	*18,34*	*17,13*	*124,84*	*90,73*	*106,98*

Tabelle XX. *Neuerkrankungen an Tuberkulose in Rheinland-Pfalz 1952 nach Alter und Geschlecht.* Absolute und relative Zahlen (auf 10000 Einwohner). Aus den Länderstatistiken.

Alter	Geschlecht	Tuberkulose der Atmungsorgane								Tuberkulose anderer Organe								Summe Ia—Id	
		Ia		Ib		Ic		Ia—Ic		Knochen und Gelenke		Drüsen		Sonstige		Id zusammen			
0—15	zus.	18	*0,15*	28	*0,38*	1147	*15,70*	1193	*16,23*	74	*1,01*	188	*2,56*	110	*1,50*	372	*5,07*	1565	*21,30*
über 15	m	961	*8,60*	427	*3,85*	1086	*9,72*	2474	*22,17*	125	*1,12*	81	*0,73*	198	*1,77*	404	*3,62*	2878	*25,79*
	w	485	*3,67*	271	*2,05*	804	*6,08*	1560	*11,80*	108	*0,82*	143	*1,08*	238	*1,80*	489	*3,70*	2049	*15,50*
	zus.	1446	*5,95*	698	*2,86*	1890	*7,76*	4034	*16,57*	233	*0,96*	224	*0,92*	436	*1,79*	893	*3,67*	4927	*20,24*
insgesamt	m w zus.	1464	*4,63*	726	*2,20*	3037	*9,57*	5227	*16,42*	307	*0,97*	412	*1,30*	546	*1,72*	1265	*3,99*	6492	*20,41*

Tabelle XXI. *Neuerkrankungen an Tuberkulose in Schleswig-Holstein 1952 nach Alter und Geschlecht.*
Absolute und relative Zahlen (auf 10000 Einwohner).
Entnommen aus den Länderstatistiken 1952.

Alter	Geschlecht	Tuberkulose der Atmungsorgane								Tuberkulose anderer Organe												Summe Ia—Id	
		Ia		Ib		Ic		Ia—Ic		Knochen und Gelenke		Drüsen		Haut		Meningitis		Sonstige		Id gesamt			
0—1	m	2	*1,16*	—	—	31	*17,90*	33	*19,05*	—	—	—	—	—	—	1	*0,58*	1	*0,58*	2	*1,16*	35	*20,20*
	w	1	*0,61*	—	—	16	*9,75*	17	*10,40*	—	—	—	—	—	—	2	*1,22*	—	—	2	*1,22*	19	*11,60*
	zus.	3	*0,89*	—	—	47	*13,80*	50	*14,70*	—	—	—	—	—	—	3	*0,89*	1	*0,30*	4	*1,18*	54	*15,90*
1—5	m	4	*0,54*	1	*0,13*	321	*43,50*	326	*44,20*	7	*0,94*	14	*1,88*	—	—	19	*2,56*	2	*0,27*	42	*5,66*	368	*49,80*
	w	1	*0,14*	2	*0,28*	290	*41,40*	293	*41,80*	2	*0,28*	11	*1,57*	1	*0,14*	10	*1,40*	1	*0,14*	25	*3,57*	318	*45,40*
	zus.	5	*0,35*	3	*0,21*	611	*42,70*	619	*43,30*	9	*0,63*	25	*1,75*	1	*0,07*	29	*2,03*	3	*0,21*	67	*4,69*	686	*48,00*
5—10	m	4	*0,45*	2	*0,22*	470	*52,80*	476	*53,50*	15	*1,70*	19	*2,14*	2	*0,22*	7	*0,89*	4	*0,45*	47	*5,20*	523	*58,70*
	w	2	*0,24*	1	*0,12*	405	*47,60*	408	*48,00*	5	*0,59*	21	*2,47*	—	—	8	*0,94*	6	*0,71*	40	*4,71*	448	*52,70*
	zus.	6	*0,34*	3	*0,17*	875	*50,60*	884	*51,10*	20	*1,16*	40	*2,31*	2	*0,12*	15	*0,87*	10	*0,58*	87	*5,04*	971	*56,14*
10—15	m	7	*0,56*	8	*0,63*	367	*29,10*	382	*30,30*	9	*0,71*	32	*2,54*	1	*0,08*	7	*0,56*	13	*1,03*	62	*4,92*	444	*35,20*
	w	12	*0,99*	11	*0,90*	371	*30,60*	394	*32,50*	21	*1,74*	37	*3,06*	4	*0,33*	6	*0,50*	10	*0,83*	78	*6,45*	472	*39,96*
	zus.	19	*0,77*	19	*0,77*	738	*29,80*	776	*31,34*	30	*1,21*	69	*2,78*	5	*0,20*	13	*0,52*	23	*0,93*	140	*5,64*	916	*36,98*
15—25	m	123	*7,05*	69	*3,95*	473	*27,20*	665	*38,20*	29	*1,67*	38	*2,18*	3	*0,17*	7	*0,40*	25	*1,44*	102	*5,85*	767	*44,05*
	w	44	*2,53*	62	*3,56*	563	*32,50*	669	*38,50*	37	*2,13*	50	*2,86*	1	*0,06*	5	*0,29*	53	*3,05*	146	*8,40*	815	*46,90*
	zus.	167	*4,80*	131	*3,76*	1036	*29,70*	1334	*38,25*	66	*1,90*	88	*2,53*	4	*0,12*	12	*0,35*	78	*2,25*	248	*7,15*	1582	*45,40*
25—45	m	285	*11,00*	114	*4,41*	696	*27,00*	1095	*42,40*	37	*1,43*	6	*0,23*	7	*0,27*	4	*0,15*	38	*1,47*	92	*3,55*	1187	*46,00*
	w	196	*5,51*	96	*2,71*	847	*23,80*	1139	*32,00*	31	*0,87*	28	*0,79*	15	*0,42*	5	*0,14*	53	*1,49*	132	*3,71*	1271	*35,70*
	zus.	481	*7,88*	210	*3,42*	1543	*25,20*	2234	*36,50*	68	*1,10*	34	*0,55*	22	*0,36*	9	*0,15*	91	*1,48*	224	*3,64*	2458	*40,15*
45—55	m	192	*12,10*	80	*5,01*	405	*25,50*	677	*42,60*	10	*0,63*	4	*0,25*	8	*0,50*	—	—	23	*1,44*	45	*2,82*	722	*45,50*
	w	39	*2,10*	30	*1,62*	257	*13,95*	326	*17,70*	12	*0,65*	12	*0,65*	8	*0,43*	—	—	14	*0,76*	46	*2,48*	372	*20,18*
	zus.	231	*6,70*	110	*3,19*	662	*19,18*	1003	*29,07*	22	*0,64*	16	*0,47*	16	*0,47*	—	—	37	*1,07*	91	*2,65*	1094	*31,72*
55—65	m	98	*8,80*	54	*4,85*	244	*22,00*	396	*35,70*	7	*0,63*	8	*0,72*	5	*0,45*	—	—	3	*0,27*	23	*2,07*	419	*37,77*
	w	35	*2,37*	17	*1,15*	196	*13,31*	248	*16,84*	15	*1,02*	8	*0,54*	16	*1,09*	—	—	11	*0,74*	50	*3,39*	298	*20,23*
	zus.	133	*5,19*	71	*2,75*	440	*17,10*	644	*25,05*	22	*0,85*	16	*0,62*	21	*0,81*	—	—	14	*0,54*	73	*2,82*	717	*27,87*
65—75	m	70	*9,02*	46	*5,92*	137	*17,65*	253	*32,60*	4	*0,51*	—	—	5	*0,64*	1	*0,13*	1	*0,13*	11	*1,41*	264	*34,02*
	w	35	*3,65*	14	*1,46*	103	*10,70*	152	*15,80*	15	*1,58*	9	*0,94*	5	*0,53*	—	—	1	*0,10*	30	*3,15*	182	*18,95*
	zus.	105	*6,05*	60	*3,45*	240	*13,80*	405	*23,30*	19	*1,09*	9	*0,52*	10	*0,58*	1	*0,06*	2	*0,12*	41	*2,37*	446	*25,67*
üb. 75	m	35	*8,75*	18	*4,50*	46	*11,50*	99	*24,75*	4	*1,00*	1	*0,25*	2	*0,50*	—	—	1	*0,25*	8	*2,00*	107	*26,75*
	w	23	*4,80*	11	*2,30*	39	*8,11*	73	*15,20*	6	*1,25*	1	*0,21*	3	*0,63*	—	—	1	*0,21*	11	*2,30*	84	*17,50*
	zus.	58	*6,68*	29	*3,34*	85	*9,78*	172	*19,80*	10	*1,16*	2	*0,28*	5	*0,58*	—	—	2	*0,28*	19	*2,30*	191	*22,10*
Insges.	m	820	*7,30*	392	*3,48*	3190	*28,20*	4402	*38,95*	122	*1,08*	122	*1,08*	33	*0,29*	46	*0,41*	111	*0,99*	434	*3,85*	4836	*42,80*
	w	388	*3,00*	244	*1,88*	3087	*23,80*	3719	*28,70*	144	*1,11*	177	*1,36*	53	*0,41*	36	*0,28*	150	*1,16*	560	*4,32*	4279	*33,00*
	zus.	1208	*4,99*	636	*2,62*	6277	*25,90*	8121	*33,50*	266	*1,10*	299	*1,24*	86	*0,36*	82	*0,34*	261	*1,08*	994	*4,10*	9115	*37,60*

Abweichungen bei den Relativzahlen durch Aufrunden.

Tabelle XXII. *Bestand der an aktiver Tuberkulose Erkrankten am 31. 12. 52 nach Alter und Geschlecht in Schleswig-Holstein.*
Absolute und relative Zahlen (auf 10000 Einwohner). Angaben des Statistischen Bundesamtes Wiesbaden.

Altersklassen	Ia			Ib			Ic			Ia—Ic			Id gesamt			Ia—Id		
	m	w	zus.	m	w	zus.	m	w	zus.	m	w	zus.	m	w	zus.	m	w	zus.
0—1	—	1	1	—	—	—	42	36	78	42	37	79	—	2	2	42	39	81
	—	*0,61*	*0,29*	—	—	—	*24,14*	*21,82*	*23,06*	*24,14*	*22,42*	*23,35*	—	*1,21*	*0,59*	*24,14*	*23,64*	*23,94*
1—5	9	5	14	1	3	4	774	630	1404	784	638	1422	76	78	154	860	716	1576
	1,22	*0,72*	*0,98*	*0,14*	*0,43*	*0,28*	*105,31*	*90,52*	*98,11*	*106,67*	*91,67*	*99,37*	*10,34*	*11,21*	*10,76*	*117,01*	*102,87*	*110,13*
5—15	19	48	67	28	36	64	2266	1937	4203	2313	2021	4334	503	479	982	2816	2500	5316
	0,88	*2,33*	*1,59*	*1,30*	*1,75*	*1,52*	*105,35*	*94,12*	*99,83*	*107,53*	*98,20*	*102,95*	*23,38*	*23,28*	*23,32*	*130,92*	*121,48*	*126,27*
15—25	503	447	950	294	268	562	1840	2090	3930	2637	2805	5442	405	525	930	3042	3330	6372
	28,84	*25,62*	*27,22*	*16,86*	*15,36*	*16,12*	*105,50*	*119,77*	*112,64*	*151,20*	*160,74*	*155,96*	*23,22*	*30,09*	*26,65*	*174,43*	*190,83*	*182,61*
25—45	1342	749	2091	767	514	1281	3207	3193	6400	5316	4456	9772	457	596	1053	5773	5052	10825
	52,02	*21,12*	*34,13*	*29,73*	*14,50*	*20,90*	*124,30*	*90,05*	*104,46*	*206,05*	*125,66*	*159,50*	*17,71*	*16,81*	*17,19*	*223,76*	*142,47*	*176,69*
45—65	1243	365	1608	712	306	1018	2474	1523	3997	4429	2194	6623	353	480	833	4782	2674	7456
	45,93	*10,96*	*26,64*	*26,31*	*9,19*	*16,86*	*91,43*	*45,72*	*66,21*	*163,67*	*65,87*	*109,71*	*13,05*	*14,41*	*13,80*	*176,72*	*80,28*	*123,51*
65—75	257	100	357	210	97	307	528	336	864	995	533	1528	57	128	185	1052	661	1713
	33,12	*10,38*	*20,53*	*27,06*	*10,07*	*17,66*	*68,04*	*34,89*	*49,70*	*128,22*	*55,35*	*87,89*	*7,35*	*13,29*	*10,64*	*135,57*	*68,64*	*98,53*
75 u. mehr	64	22	86	67	37	104	143	108	251	274	167	441	18	38	56	292	205	497
	16,08	*4,55*	*9,78*	*16,83*	*7,64*	*11,83*	*35,93*	*22,31*	*28,54*	*68,84*	*34,50*	*50,15*	*4,52*	*7,85*	*6,37*	*73,37*	*42,36*	*56,52*
Insgesamt	3437	1737	5174	2079	1261	3340	11274	9853	21127	16790	12851	29641	1869	2326	4195	18659	15177	33836
a. 10000 E.	*30,52*	*13,37*	*21,34*	*18,46*	*9.71*	*13,77*	*100,10*	*75,87*	*87,12*	*149,07*	*98,95*	*122,23*	*16,59*	*17,91*	*17,30*	*165,67*	*116,86*	*139,53*

Abweichungen bei den Relativzahlen durch Aufrunden.

Tabelle XXIII. *Bestand der an aktiver Tuberkulose Erkrankten in Schleswig-Holstein am 31. 12. 1953 nach Alter und Geschlecht.*

Aus Angaben des statistischen Landesamtes Schleswig-Holstein.

Alter und Geschlecht		Offene Tbc. bakteriol.	Offene Tbc. klinisch	aktiv geschlossen	andere Organe	1953 insgesamt Ia—Id	1952	Differenz 1952/53 in %
		1	2	3	4	5	6	7
0—1	m	—	—	30	—	30	53	—43,4
	w	1	—	27	2	30	39	—30,0
1—5	m	6	1	734	72	813	962	—15,6
	w	6	3	602	69	680	804	—15,4
5—15	m	18	27	2126	486	2657	3112	—14,6
	w	42	36	1816	431	2325	2764	—15,9
15—25	m	449	243	1801	382	2875	3001	— 4,2
	w	400	232	2059	491	3182	3135	+ 1,5
25—45	m	1268	687	3261	453	5691	5662	+ 0,5
	w	739	472	3145	567	4929	5044	— 2,3
45—65	m	1238	632	2429	339	4631	4846	— 4,4
	w	365	286	1467	450	2567	2756	— 6,9
65—75	m	274	216	497	58	1030	1095	— 5,9
	w	111	88	306	131	631	704	—10,3
über 75	m	66	66	131	17	280	282	0
	w	31	35	97	40	203	198	0
Insgesamt	m	3319	1872	11009	1807	18007	19013	— 5,3
	w	1695	1152	9519	2181	14547	15444	— 5,8
Zusammen		5014	3024	20528	3988	32554	34457	— 5,5
		21	*13*	*88*	*17*	*139*	*142*	— 2,1

Tabelle XXIV. *Neuerkrankungen an Tuberkulose in West-Berlin 1952 nach Alter und Geschlecht.* Absolute und relative Zahlen (10000 Einwohner). Entnommen aus den Länderstatistiken 1952.

Alter	Geschlecht	Tuberkulose der Atmungsorgane								Tuberkulose anderer Organe												Summe Ia—Id	
		Ia		Ib		Ic		Ia—Ic		Knochen und Gelenke		Drüsen		Haut		Meningitis		Sonstige		Id gesamt			
0—1	m	2	*2,20*	1	*1,10*	22	*24,50*	25	*27,80*	—	—	—	—	—	—	—	—	—	—	—	—	25	*27,80*
	w	1	*1,25*	3	*3,75*	24	*30,00*	28	*35,00*	—	—	—	—	—	—	—	—	1	*1,25*	1	*1,25*	29	*36,25*
	zus.	3	*1,70*	4	*2,26*	46	*26,00*	53	*29,96*	—	—	—	—	—	—	—	—	1	*0,56*	1	*0,56*	54	*30,52*
1—5	m	3	*0,72*	17	*4,09*	344	*82,79*	364	*87,60*	—	—	5	*1,20*	—	—	6	*1,44*	4	*0,96*	15	*3,61*	379	*91,21*
	w	2	*0,50*	32	*8,00*	272	*68,00*	306	*76,50*	1	*0,25*	4	*1,00*	—	—	12	*3,00*	6	*1,50*	23	*5,75*	329	*82,20*
	zus.	5	*0,62*	49	*6,02*	616	*75,90*	670	*82,54*	1	*0,12*	9	*1,11*	—	—	18	*2,22*	10	*1,24*	38	*4,69*	708	*87,23*
5—10	m	1	*0,18*	10	*1,76*	272	*47,79*	283	*49,72*	12	*2,11*	12	*2,11*	1	*0,18*	—	—	11	*1,98*	36	*6,38*	319	*56,10*
	w	3	*0,54*	6	*1,08*	222	*40,14*	231	*41,76*	13	*2,35*	14	*2,53*	—	—	7	*1,27*	4	*0,72*	38	*6,87*	269	*48,63*
	zus.	4	*0,36*	16	*1,42*	494	*43,90*	514	*45,70*	25	*2,22*	26	*2,31*	1	*0,09*	7	*0,62*	15	*1,33*	74	*6,57*	588	*52,27*
10—15	m	6	*0,73*	16	*1,96*	145	*17,70*	167	*20,40*	4	*0,49*	12	*1,47*	—	—	1	*0,12*	12	*1,47*	29	*3,54*	196	*23,94*
	w	13	*1,63*	26	*3,27*	126	*15,86*	165	*20,77*	6	*0,76*	8	*1,01*	5	*0,63*	2	*0,25*	16	*2,01*	37	*4,66*	202	*25,43*
	zus.	19	*1,18*	42	*2,61*	271	*16,82*	332	*20,60*	10	*0,62*	20	*1,24*	5	*0,31*	3	*0,19*	28	*1,72*	66	*4,08*	398	*24,70*
15—20	m	34	*5,10*	57	*8,50*	87	*13,00*	178	*26,60*	4	*0,60*	5	*0,75*	1	*0,15*	2	*0,30*	7	*1,05*	19	*2,84*	197	*29,44*
	w	44	*6,45*	90	*13,30*	155	*22,80*	289	*42,55*	6	*0,88*	6	*0,88*	9	*1,32*	—	—	8	*1,17*	29	*4,25*	318	*46,80*
	zus.	78	*5,81*	147	*11,00*	242	*18,20*	467	*35,00*	10	*0,75*	11	*0,84*	10	*0,15*	2	*0,15*	15	*1,12*	48	*3,60*	515	*38,60*
20—25	m	106	*20,70*	89	*17,40*	130	*25,50*	325	*63,60*	6	*1,18*	2	*0,39*	—	—	2	*0,39*	3	*0,59*	13	*2,55*	338	*66,15*
	w	81	*14,62*	102	*18,41*	169	*30,50*	352	*63,53*	8	*1,44*	8	*1,44*	1	*0,18*	1	*0,18*	16	*2,88*	34	*6,12*	386	*69,66*
	zus.	187	*17,61*	191	*18,00*	299	*28,20*	677	*63,80*	14	*1,32*	10	*0,95*	1	*0,10*	3	*0,29*	19	*1,79*	47	*4,45*	724	*68,25*
25—30	m	79	*17,28*	46	*10,07*	114	*24,95*	239	*52,30*	10	*2,19*	1	*0,22*	—	—	—	—	5	*1,09*	16	*3,50*	255	*55,80*
	w	93	*14,30*	84	*12,90*	166	*25,60*	343	*52,80*	11	*1,69*	2	*0,31*	2	*0,31*	1	*0,16*	9	*1,39*	25	*3,85*	368	*56,65*
	zus.	172	*15,45*	130	*11,65*	280	*25,20*	582	*52,30*	21	*1,89*	3	*0,27*	2	*0,18*	1	*0,09*	14	*1,26*	41	*3,69*	623	*56,00*
30—40	m	137	*14,80*	99	*10,65*	214	*23,10*	450	*48,55*	13	*1,39*	4	*0,43*	3	*0,32*	2	*0,22*	8	*0,86*	30	*3,22*	480	*51,77*
	w	102	*6,80*	114	*7,60*	249	*16,50*	465	*30,90*	4	*0,27*	9	*0,60*	10	*0,67*	—	—	12	*0,80*	35	*2,35*	500	*33,25*
	zus.	239	*9,85*	213	*8,78*	463	*19,05*	915	*37,70*	17	*0,70*	13	*0,54*	13	*0,54*	2	*0,08*	20	*0,83*	65	*2,69*	980	*40,40*
40—50	m	197	*12,00*	143	*8,72*	288	*17,60*	628	*38,30*	15	*0,92*	2	*0,12*	5	*0,31*	1	*0,06*	9	*0,55*	32	*1,95*	660	*40,25*
	w	96	*4,11*	105	*4,51*	232	*9,91*	433	*18,60*	4	*0,16*	6	*0,26*	13	*0,56*	—	—	19	*0,82*	42	*1,75*	475	*20,40*
	zus.	293	*7,35*	248	*6,22*	520	*13,05*	1061	*26,62*	19	*0,48*	8	*0,20*	18	*0,45*	1	*0,03*	28	*0,70*	74	*1,86*	1135	*28,48*

Tabelle XXIV. (Fortsetzung.)

Alter	Geschlecht	Tuberkulose der Atmungsorgane								Tuberkulose anderer Organe												Summe Ia—Id	
		Ia		Ib		Ic		Ia—Ic		Knochen und Gelenke		Drüsen		Haut		Meningitis		Sonstige		Id gesamt			
50—60	m	183	*12,50*	134	*9,11*	330	*22,50*	647	*44,10*	12	*0,82*	4	*0,27*	8	*0,54*	—	—	8	*0,54*	32	*2,16*	679	*46,30*
	w	62	*2,80*	62	*2,80*	176	*7,95*	300	*13,55*	8	*0,36*	2	*0,09*	12	*0,54*	2	*0,09*	9	*0,41*	33	*1,49*	333	*15,10*
	zus.	245	*6,62*	196	*5,30*	506	*13,62*	947	*25,54*	20	*0,54*	6	*0,16*	20	*0,54*	2	*0,05*	17	*0,46*	65	*1,75*	1012	*27,29*
über 60	m	209	*12,20*	107	*6,20*	211	*12,30*	527	*30,70*	18	*1,05*	5	*0,29*	2	*0,12*	1	*0,06*	7	*0,41*	33	*1,93*	560	*32,60*
	w	115	*4,09*	42	*1,49*	142	*5,05*	299	*10,63*	14	*0,50*	5	*0,18*	14	*0,50*	—	—	4	*0,14*	37	*1,32*	336	*11,95*
	zus.	324	*7,12*	149	*3,29*	353	*7,80*	826	*18,21*	32	*0,71*	10	*0,22*	16	*0,35*	1	*0,02*	11	*0,25*	70	*1,54*	896	*19,75*
Insges.	m	957	*10,35*	719	*7,71*	2157	*23,34*	3833	*41,40*	94	*1,02*	52	*0,56*	20	*0,22*	15	*0,16*	74	*0,80*	255	*2,76*	4088	*44,16*
	w	612	*4,89*	666	*5,29*	1933	*15,39*	3211	*25,60*	75	*0,60*	64	*0,51*	66	*0,53*	25	*0,20*	104	*0,83*	334	*2,67*	3545	*28,27*
	zus.	1569	*7,20*	1385	*6,35*	4090	*18,65*	7044	*32,20*	169	*0,73*	116	*0,53*	86	*0,39*	40	*0,18*	178	*0,81*	589	*2,64*	7633	*34,84*

Abweichungen bei den Relativzahlen durch Aufrunden.

Tabelle XXV. *Bestand der an aktiver Tuberkulose Erkrankten (Fürsorgefälle) am 31. 12. 1952 nach Alter und Geschlecht in West-Berlin.* Absolute und relative Zahlen (auf 10000 Einwohner). Aus der Länderstatistik 1952.

Krankengruppen		0—5		5—15		15—20		20—40		40—60		60 und mehr		Summe		
		m	w	m	w	m	w	m	w	m	w	m	w	m	w	gesamt
Ia	a	9	11	35	45	147	175	1769	1627	2854	1169	1034	362	5848	3389	9237
	r	1,76	2,3	2,53	3,34	21,90	25,86	94,0	60,00	91,50	25,70	58,8	12,90	62,85	26,90	42,20
Ib	a	34	36	34	50	63	113	565	710	693	407	261	147	1650	1463	3113
	r	6,44	7,5	2,47	3,72	9,40	16,69	30,0	26,20	22,20	8,90	15,2	5,20	17,74	11,64	14,21
Ic	a	521	438	1161	1021	368	552	3151	3369	3876	2587	1437	941	10514	8908	19422
	r	102,00	91,0	84,10	76,20	55,00	81,55	166,0	125,00	125,20	56,70	86,00	33,4	113,05	71,10	89,10
Ia—Ic	a	564	485	1230	1116	578	840	5485	5706	7423	4163	2732	1450	18012	13760	31772
	r	110,20	100,80	89,10	83,26	86,30	124,10	290,00	211,20	238,90	91,30	160,00	51,50	193,64	109,60	145,50
Knochen und Gelenke	a	8	4	125	89	39	22	118	133	156	166	69	111	515	525	1040
	r	1,57	0,83	9,05	6,62	5,82	3,25	6,25	4,92	5,00	3,63	4,01	3,95	5,56	4,19	4,77
Drüsen	a	12	5	100	92	37	30	38	98	35	128	15	71	237	424	661
	r	2,35	1,04	7,25	6,85	5,51	4,43	2,01	3,62	1,12	2,82	0,87	2,51	2,56	3,38	3,02
Haut	a	—	—	12	21	10	12	26	59	55	154	25	115	128	361	489
	r	—	—	0,87	1,56	1,51	1,77	1,38	2,18	1,76	3,40	1,45	4,08	1,38	2,88	2,24
Meningitis	a	8	13	18	16	2	2	6	7	3	2	—	—	37	40	77
	r	1,57	2,70	1,31	1,19	0,30	0,29	0,32	0,26	0,10	0,05	—	—	0,40	0,32	0,35
Sonstige	a	4	7	46	51	26	47	90	174	129	218	45	60	340	557	897
	r	0,78	1,45	3,34	3,80	3,96	6,94	4,75	6,45	4,12	4,80	2,62	2,14	3,66	4,44	4,10
Id gesamt	a	32	29	301	269	114	113	278	471	378	668	154	357	1257	1907	3164
	r	6,27	6,02	21,82	20,02	17,10	16,68	14,71	17,43	12,10	14,70	8,95	12,68	13,56	15,21	14,48
Ia—Id	a	596	514	1531	1385	692	953	5763	6177	7801	4831	2886	1807	19269	15667	34936
	r	116,47	106,10	110,90	103,28	103,40	140,78	304,71	229,63	251,00	106,00	168,95	64,18	207,20	124,81	159,98

Abweichungen bei den Relativzahlen durch Aufrunden.

Tabelle XXVI. *Bestand der an aktiver Tuberkulose Erkrankten am 31. 12. 52 nach Alter und Geschlecht in Hamburg.*
Absolute und relative Zahlen (auf 10000 Einwohner).
Entnommen aus den Länderstatistiken 1952.

Alter und Geschlecht		Tuberkulose der Atmungsorgane								Tuberkulose anderer Organe												Summe Ia—Id	
		Ia		Ib		Ic		Ia—Ic		Knochen und Gelenke		Drüsen		Haut		Meningitis		Sonstige		Id gesamt			
		1		2		3		4		5		6		7		8		9		10		11	
0—1	m	—	—	—	—	13	*15,3*	13	*15,3*	—	—	1	*1,2*	—	—	—	—	—	—	1	*1,2*	14	*16,5*
	w	—	—	1	*1,3*	9	*11,3*	10	*12,6*	—	—	—	—	—	—	1	*1,3*	—	—	1	*1,3*	11	*13,9*
1—5	m	4	*1,1*	4	*1,1*	958	*257,1*	966	*259,3*	8	*2,1*	9	*2,4*	1	*0,3*	2	*0,6*	4	*1,1*	24	*6,5*	990	*265,8*
	w	3	*0,9*	2	*0,6*	913	*259,5*	918	*261,0*	6	*1,7*	12	*3,4*	—	—	7	*2,0*	1	*0,3*	26	*7,4*	944	*268,4*
5—10	m	6	*1,1*	2	*0,4*	1235	*234,0*	1243	*235,5*	35	*6,6*	36	*6,8*	3	*0,6*	3	*0,6*	3	*0,6*	80	*15,2*	1323	*250,7*
	w	2	*0,4*	3	*0,6*	1146	*227,8*	1151	*228,8*	31	*6,2*	28	*5,6*	3	*0,6*	2	*0,4*	5	*1,0*	69	*13,8*	1220	*242,6*
10—15	m	11	*1,7*	5	*0,8*	810	*125,0*	826	*127,5*	45	*6,9*	50	*7,7*	12	*1,9*	2	*0,3*	12	*1,9*	121	*18,7*	947	*146,2*
	w	22	*3,5*	7	*1,1*	715	*114,5*	744	*119,1*	40	*6,4*	32	*5,1*	11	*1,8*	2	*0,3*	10	*1,6*	95	*15,2*	839	*134,3*
15—25	m	320	*30,0*	186	*17,4*	1161	*108,9*	1667	*156,3*	65	*6,1*	35	*3,3*	20	*1,9*	1	*0,1*	38	*3,6*	159	*15,0*	1826	*171,3*
	w	304	*27,9*	194	*17,9*	1319	*120,5*	1817	*166,3*	50	*4,6*	71	*6,4*	41	*3,7*	4	*0,4*	49	*4,5*	215	*19,6*	2032	*185,9*
25—45	m	1123	*55,3*	664	*32,7*	2886	*141,2*	4673	*229,2*	87	*4,3*	46	*2,3*	89	*4,4*	1	*0,0*	58	*2,9*	281	*13,9*	4954	*243,1*
	w	740	*28,8*	539	*21,0*	2596	*100,8*	3875	*150,6*	86	*3,3*	79	*3,1*	165	*6,4*	—	—	77	*3,0*	407	*15,8*	4282	*166,4*
45—55	m	824	*62,6*	392	*29,8*	1484	*112,9*	2700	*205,3*	29	*2,2*	17	*1,3*	74	*5,6*	—	—	31	*2,4*	151	*11,5*	2851	*216,8*
	w	283	*19,1*	145	*9,8*	898	*60,4*	1326	*89,3*	29	*2,0*	32	*2,2*	128	*8,6*	—	—	39	*2,6*	228	*15,4*	1554	*104,7*
55—65	m	555	*59,5*	269	*28,8*	888	*95,2*	1712	*183,5*	14	*1,5*	7	*0,8*	55	*5,9*	—	—	24	*2,6*	100	*10,8*	1812	*194,3*
	w	132	*10,7*	68	*5,5*	453	*36,7*	653	*52,9*	19	*1,5*	25	*2,0*	117	*9,5*	—	—	24	*1,9*	185	*14,9*	838	*67,8*
65—75	m	210	*33,6*	106	*17,0*	301	*48,3*	617	*98,9*	11	*1,8*	6	*1,0*	36	*5,8*	—	—	9	*1,4*	62	*10,0*	679	*108,9*
	w	74	*9,9*	37	*5,0*	190	*25,5*	301	*40,4*	8	*1,1*	11	*1,5*	59	*7,9*	—	—	11	*1,5*	89	*12,0*	390	*52,4*
üb. 75	m	45	*18,7*	26	*10,8*	64	*26,6*	135	*55,9*	2	*0,8*	—	—	15	*6,2*	—	—	2	*0,8*	19	*7,8*	154	*63,7*
	w	28	*8,2*	14	*4,1*	45	*13,2*	87	*25,5*	4	*1,2*	7	*2,1*	26	*7,7*	—	—	—	—	37	*11,0*	124	*36,5*
Insges.	m	3098	*49,9*	1654	*26,6*	9800	*157,8*	14552	*234,3*	296	*4,8*	207	*3,3*	305	*4,9*	9	*0,1*	181	*2,9*	998	*16,0*	15550	*250,3*
	w	1588	*21,3*	1010	*13,5*	8284	*110,9*	10882	*145,7*	273	*3,7*	297	*4,0*	550	*7,4*	16	*0,2*	216	*2,9*	1352	*18,2*	12234	*163,9*

Tabelle XXVIIa. *Bestand der an aktiver Tuberkulose Erkrankten am 31. 12. 52 nach Alter und Geschlecht in Bremen.*
Absolute und relative Zahlen auf 10000 Einwohner.
Entnommen aus den Länderstatistiken 1952.

Alter und Geschlecht	Tuberkulose der Atmungsorgane				Tuberkulose anderer Organe						Summe
	Ia	Ib	Ic	Ia—Ic	Knochen und Gelenke	Drüsen	Haut	Meningitis	Sonstige	Id gesamt	Ia—Id
Jahre	1	2	3	4	5	6	7	8	9	10	11
0— 1 m	1 *0,3*	1 *0,3*	11 *2,9*	13 *3,5*	— —	— —	— —	— —	— —	— —	13 *3,5*
w	— —	1 *0,3*	14 *3,9*	15 *4,2*	2 *0,6*	1 *0,3*	— —	1 *0,3*	— —	4 *1,2*	19 *5,4*
1— 5 m	3 *1,9*	2 *1,3*	177 *111,0*	182 *114,2*	2 *1,3*	5 *3,1*	1 *0,6*	4 *2,5*	3 *1,9*	15 *9,4*	197 *123,6*
w	1 *0,7*	3 *2,0*	200 *136,0*	204 *138,7*	4 *2,7*	9 *6,1*	1 *0,7*	5 *3,4*	5 *3,4*	24 *16,3*	228 *155,0*
5—10 m	2 *1,0*	1 *0,5*	389 *188,9*	392 *190,4*	19 *9,2*	19 *9,2*	1 *0,5*	7 *3,4*	8 *3,9*	54 *26,2*	446 *216,6*
w	3 *1,5*	— —	308 *157,7*	311 *159,0*	13 *6,7*	15 *7,7*	1 *0,5*	10 *5,1*	11 *5,6*	50 *25,6*	361 *184,6*
10—15 m	6 *2,4*	3 *1,2*	299 *122,0*	308 *125,6*	20 *8,1*	25 *10,1*	5 *2,0*	4 *1,6*	14 *5,7*	68 *27,5*	376 *152,1*
w	9 *3,8*	1 *0,4*	246 *103,9*	256 *108,1*	21 *8,8*	30 *12,6*	3 *1,2*	6 *2,5*	14 *5,9*	74 *31,0*	330 *139,1*
15—20 m	32 *15,5*	20 *9,7*	130 *63,0*	182 *88,2*	17 *8,2*	14 *6,8*	2 *1,0*	3 *1,5*	10 *4,9*	46 *22,4*	228 *110,6*
w	20 *9,6*	34 *16,2*	174 *84,0*	228 *109,8*	20 *9,6*	17 *8,1*	8 *3,8*	1 *0,5*	20 *9,6*	66 *31,6*	294 *141,4*
20—25 m	100 *52,5*	59 *31,0*	230 *120,8*	389 *204,3*	26 *13,6*	9 *4,7*	4 *2,1*	— —	14 *7,4*	53 *27,8*	442 *232,1*
w	49 *25,0*	51 *26,0*	239 *121,8*	339 *172,8*	14 *7,1*	12 *6,1*	5 *2,5*	—	34 *17,3*	65 *33,0*	404 *205,8*
25—30 m	106 *59,0*	76 *42,3*	232 *129,2*	414 *230,5*	32 *17,8*	6 *3,3*	4 *2,2*	1 *0,6*	18 *10,0*	61 *33,9*	475 *264,4*
w	63 *28,3*	64 *28,7*	334 *150,0*	461 *207,0*	14 *6,3*	8 *3,6*	2 *0,9*	1 *0,4*	42 *18,9*	67 *30,1*	528 *237,1*
30—35 m	84 *47,1*	65 *36,4*	267 *149,8*	416 *233,3*	19 *10,7*	6 *3,4*	2 *1,1*	2 *1,1*	17 *9,5*	46 *25,8*	462 *259,1*
w	70 *30,2*	65 *28,1*	293 *126,6*	428 *184,9*	14 *6,0*	9 *3,9*	7 *3,0*	1 *0,4*	50 *21,6*	81 *34,9*	509 *219,8*
35—40 m	90 *54,1*	45 *27,0*	198 *119,0*	333 *200,1*	16 *9,6*	3 *1,8*	2 *1,2*	1 *0,6*	17 *10,2*	39 *23,4*	372 *223,5*
w	58 *28,4*	32 *15,7*	203 *99,5*	293 *143,6*	15 *7,4*	5 *2,4*	5 *2,4*	— —	16 *7,9*	41 *20,1*	334 *163,7*
40—45 m	108 *47,2*	55 *24,1*	219 *95,7*	382 *167,0*	12 *5,2*	2 *0,9*	3 *1,3*	— —	23 *10,0*	40 *17,4*	422 *184,4*
w	51 *19,1*	41 *15,4*	195 *73,2*	287 *107,7*	8 *3,0*	5 *1,9*	11 *4,1*	— —	27 *10,1*	51 *19,1*	338 *126,8*
45—50 m	111 *48,0*	62 *26,2*	184 *77,9*	357 *152,1*	13 *5,5*	1 *0,4*	3 *1,3*	— —	25 *10,6*	42 *17,8*	399 *169,9*
w	40 *15,9*	28 *11,1*	148 *58,8*	216 *85,8*	10 *4,0*	6 *2,4*	9 *3,6*	1 *0,4*	14 *5,6*	40 *16,0*	256 *101,8*
50—55 m	118 *57,1*	59 *28,6*	219 *106,1*	396 *191,8*	11 *5,3*	2 *1,0*	5 *2,4*	2 *1,0*	16 *7,8*	36 *17,5*	432 *209,3*
w	39 *17,3*	22 *9,8*	114 *50,6*	175 *77,7*	14 *6,2*	3 *1,3*	5 *2,2*	— —	10 *4,4*	32 *14,1*	207 *91,8*

Tabelle XXVIIa. (Fortsetzung.)

Alter und Geschlecht	Tuberkulose der Atmungsorgane								Tuberkulose anderer Organe												Summe	
	Ia		Ib		Ic		Ia—Ic		Knochen und Gelenke		Drüsen		Haut		Meningitis		Sonstige		Id gesamt		Ia—Id	
Jahre	1		2		3		4		5		6		7		8		9		10		11	
55—60 m	83	*55,2*	37	*24,6*	130	*86,4*	250	*166,2*	9	*6,0*	1	*0,7*	2	*1,3*	1	*0,7*	7	*4,6*	20	*13,3*	270	*179,5*
w	28	*14,1*	21	*10,6*	68	*34,2*	117	*58,9*	12	*6,0*	2	*1,0*	6	*3,0*	1	*0,5*	13	*6,6*	34	*17,1*	151	*76,0*
60—65 m	67	*50,2*	40	*30,0*	91	*68,3*	198	*148,5*	12	*9,0*	—	—	3	*2,2*	1	*0,7*	7	*5,3*	23	*17,2*	221	*165,7*
w	21	*12,4*	16	*9,4*	52	*30,6*	89	*52,4*	14	*8,3*	3	*1,8*	8	*4,7*	—	—	8	*4,7*	33	*19,5*	122	*71,9*
65—70 m	60	*52,6*	24	*20,2*	79	*69,2*	163	*142,0*	7	*6,1*	1	*0,9*	1	*0,9*	1	*0,9*	8	*7,0*	18	*15,8*	181	*157,8*
w	27	*19,9*	9	*6,6*	40	*29,5*	76	*56,0*	7	*5,2*	2	*1,5*	5	*3,7*	1	*0,7*	8	*5,9*	23	*17,0*	99	*73,0*
70—75 m	16	*18,7*	20	*23,4*	55	*64,1*	91	*106,2*	4	*4,7*	1	*1,2*	2	*2,3*	—	—	1	*1,2*	8	*9,4*	99	*115,6*
w	14	*14,5*	11	*13,6*	38	*28,1*	63	*56,2*	4	*1,9*	3	—	1	*1,0*	—	—	4	—	12	*2,9*	75	*59,1*
75—80 m	15	*27,5*	14	*25,7*	29	*53,2*	58	*106,4*	2	*3,7*	—	—	1	*1,8*	—	—	—	—	3	*5,5*	61	*111,9*
w	9	*13,9*	8	*12,3*	22	*34,0*	39	*60,2*	3	*4,6*	1	*1,5*	1	*1,5*	—	—	1	*1,5*	6	*9,1*	45	*69,3*
über 80 m	4	*13,6*	5	*17,0*	5	*17,0*	14	*47,6*	1	*3,4*	—	—	—	—	—	—	1	*3,4*	2	*6,8*	16	*54,4*
w	1	*2,5*	1	*2,5*	2	*5,0*	4	*10,0*	1	*2,5*	—	—	2	*5,0*	—	—	—	—	3	*7,5*	7	*17,5*
Insges. m	1006	*35,8*	588	*20,9*	2944	*105,1*	4538	*161,8*	222	*7,9*	95	*3,4*	41	*1,5*	27	*1,0*	189	*6,7*	574	*20,5*	5112	*182,3*
w	503	*16,1*	408	*13,0*	2690	*85,9*	3601	*115,0*	190	*6,1*	131	*4,2*	80	*2,5*	28	*0,9*	277	*8,8*	706	*22,5*	4307	*137,5*

Tabelle XXVIIb. *Bestand der an aktiver Tuberkulose Erkrankten in Bremen 1953.* Absolute Zahlen. Entnommen aus den Länderstatistiken 1953.

Alter und Geschlecht		Tuberkulose der Atmungsorgane				Tuberkulose anderer Organe						Summe Ia—Id
		Ia	Ib	Ic	Ia—Ic	Knoch. und Gelenke	Drüsen	Haut	Meningitis	Sonstige	Id gesamt	
		1	2	3	4	5	6	7	8	9	10	11
0—1	m	—	—	4	4	—	—	—	—	—	—	4
	w	—	—	1	1	—	—	—	—	—	—	1
1—5	m	2	1	185	188	1	3	1	6	3	14	202
	w	2	1	160	163	5	7	2	9	4	27	190
5—10	m	3	3	417	423	19	17	1	6	10	53	476
	w	3	4	347	354	15	16	2	8	12	53	407
10—15	m	6	6	235	247	23	30	4	7	14	78	325
	w	3	4	237	244	18	29	2	7	19	75	219
15—20	m	30	32	156	218	24	16	1	3	17	61	279
	w	34	34	181	249	19	23	6	1	25	74	323
20—25	m	76	54	210	340	20	9	3	4	17	53	393
	w	41	58	249	348	14	16	6	1	34	71	419
25—30	m	94	83	259	436	37	8	2	1	23	71	507
	w	64	70	339	473	21	10	3	1	49	84	557
30—35	m	103	86	275	464	28	5	3	—	21	57	521
	w	72	73	318	463	13	10	6	2	54	85	548
35—40	m	83	48	167	298	13	2	3	3	20	41	339
	w	43	50	179	272	14	6	6	2	16	44	316
40—45	m	108	63	221	392	9	3	—	1	18	31	423
	w	50	55	207	312	12	5	11	1	30	59	371
45—50	m	115	87	205	407	13	1	4	—	28	46	453
	w	37	42	142	221	9	3	11	1	19	43	264
50—55	m	134	76	210	420	13	2	5	1	19	40	460
	w	32	30	120	182	13	4	8	1	17	43	225
55—60	m	89	44	122	255	4	—	4	1	10	19	274
	w	20	17	76	113	9	2	2	—	14	27	140
60—65	m	65	50	111	226	11	1	3	—	8	23	249
	w	23	20	49	92	11	5	11	—	15	42	134
65—70	m	66	32	74	172	8	1	1	—	8	18	190
	w	21	14	35	70	3	3	4	—	5	15	85
70—75	m	23	16	57	96	7	1	2	—	2	12	108
	w	13	13	29	55	8	2	3	—	3	16	71
75—80	m	20	14	19	53	1	—	—	—	1	2	55
	w	4	12	21	37	3	—	2	—	1	6	43
80 u. m.	m	5	6	7	18	—	1	—	—	1	2	20
	w	5	1	6	12	2	—	1	—	—	3	15
Insgesamt	m	1022	701	2934	4657	231	100	37	33	220	621	5278
	w	467	498	2696	3661	189	141	86	34	317	767	4428

Tabelle XXVII c. *Bestätigte Neuerkrankungen und standesamtliche Todesfälle in Bremen 1953.*
Absolute Zahlen. E = Erkrankungen; T = Todesfälle.
Entnommen aus den Länderstatistiken 1953.

Alter und Geschlecht		Tuberkulose der Atmungsorgane					Tuberkulose anderer Organe												Zus. Ia—Id	
		Ia	Ib	Ic	Ia–Ic	zus.	Knochen u. Gelenke		Drüsen		Haut		Meningitis		Sonstige		Id gesamt			
		E	E	E	E	T	E	T	E	T	E	T	E	T	E	T	E	T	E	T
0—1	m	—	—	5	5	—	—	—	1	—	—	—	—	—	—	—	1	—	6	—
	w	—	—	2	2	—	—	—	—	—	—	—	—	—	—	—	—	—	2	—
1—5	m	—	1	67	68	—	—	—	3	—	—	—	3	—	1	—	7	—	75	—
	w	—	—	64	64	—	1	—	3	—	—	—	2	—	1	—	7	—	71	—
5—10	m	—	—	66	66	—	1	—	4	—	—	—	—	—	1	—	6	—	72	—
	w	1	—	59	60	—	2	—	6	—	1	—	—	—	5	—	14	—	74	—
10—15	m	2	—	49	51	—	1	—	7	—	—	—	1	—	4	—	13	—	64	—
	w	1	3	35	39	1	1	—	8	—	—	—	—	—	8	1	17	1	56	2
15—20	m	11	4	43	58	—	6	—	7	—	—	—	1	—	8	—	22	—	80	—
	w	9	5	47	61	1	5	—	9	—	2	—	—	—	9	—	25	—	86	1
20—25	m	17	7	54	78	1	4	—	3	—	—	—	—	—	8	—	15	—	93	1
	w	8	8	47	63	2	3	—	5	—	1	—	1	—	17	—	27	—	90	2
25—30	m	20	7	43	70	2	4	—	4	—	—	—	—	—	6	—	14	—	84	2
	w	11	13	51	75	4	7	—	5	—	—	—	—	—	12	—	24	—	99	4
30—35	m	15	13	37	65	4	6	1	—	—	—	—	—	—	3	—	9	1	74	5
	w	11	3	43	57	4	1	—	—	—	1	—	1	—	14	—	17	—	74	4
35—40	m	11	5	24	40	2	1	—	—	—	1	—	—	—	6	1	8	1	48	3
	w	8	3	21	32	1	3	—	4	—	—	—	1	—	3	—	11	—	43	1
40—45	m	11	9	14	34	6	—	—	—	—	1	—	—	—	2	—	3	—	37	6
	w	7	3	26	36	3	3	—	2	—	—	—	1	—	4	—	10	—	46	3
45—50	m	21	10	32	63	4	1	2	—	—	1	—	1	—	2	—	5	2	68	6
	w	9	1	8	18	4	2	—	—	—	3	—	—	—	4	—	9	—	27	4
50—55	m	13	4	31	48	4	3	—	1	1	1	—	—	1	3	—	8	2	56	6
	w	6	2	13	21	5	2	1	1	—	—	—	—	—	4	—	7	1	28	6
55—60	m	12	4	16	32	14	—	—	—	—	1	—	—	—	—	—	1	—	33	14
	w	2	3	8	13	3	—	1	—	—	—	—	—	—	5	—	5	1	18	4
60—65	m	6	4	14	24	13	1	—	1	—	1	—	—	—	3	—	6	—	30	13
	w	2	1	8	11	4	1	1	3	—	2	—	—	—	4	—	10	1	21	5
65—70	m	10	4	6	20	16	1	—	—	—	—	—	—	—	4	—	5	—	25	16
	w	3	—	4	7	4	1	—	—	—	—	—	—	—	2	1	3	1	10	5
70—75	m	4	2	10	16	11	—	—	—	—	1	—	—	—	1	—	2	—	18	11
	w	5	—	3	8	6	2	—	—	—	1	—	—	—	2	—	5	—	13	6
75—80	m	7	2	2	11	9	1	—	—	—	—	—	—	—	2	1	3	1	14	10
	w	3	1	3	7	9	1	—	—	—	—	—	—	—	1	—	2	—	9	9
80 u. m.	m	1	1	—	2	3	—	—	1	—	—	—	—	—	1	1	2	1	4	4
	w	—	—	—	—	1	—	—	—	—	—	—	—	—	—	—	—	—	—	1
Insgesamt	m	161	77	513	751	89	30	3	32	1	7	—	6	1	55	3	130	8	881	97
	w	86	46	442	574	52	35	3	46	—	11	—	6	—	95	2	193	5	767	57

Tabelle XXVIII. *Sterbeziffern für pulmonale und extrapulmonale Tuberkulose, absolut und auf 10000 Lebende in der Bundesrepublik Deutschland 1948—1952.*

p = pulmonal. e = extrapulmonal.

Jahr		Geschlecht	insgesamt	0—1	1—5	5—10	10—15	15—20	20—25	25—30	30—35	35—40	40—45	45—50	50—55	55—60	60—65	65—70	70—75	75—80	über 80	unbekannt
1948	p	m	16118	89	152	130		3543			3791			4602			2462		1343			6
		w	10087	80	150	230		3103			2477			1803			1218		1023			3
	e	m	2421	131	323	309		564			253			359			215		167			—
		w	2440	99	291	365		604			279			305			251		246			
1949	p	m	12125	68	94	39	51	247	869	973	564	903	1057	1344	1301	1152	1120	995	835	381	130	2
		w	7424	52	90	52	80	341	705	808	457	650	581	518	514	486	548	569	562	282	126	3
	e	m	1919	78	266	132	89	124	176	147	50	121	118	129	99	76	77	91	89	34	23	—
		w	1856	71	220	134	105	148	138	104	72	77	73	69	68	87	108	119	120	90	53	—
1950	p	m	10009	54	85	32	27	125	515	652	413	603	852	1148	1182	1063	997	952	777	398	134	—
		w	5591	41	75	41	65	200	467	588	342	461	392	396	377	386	435	460	504	234	127	—
	e	m	1538	64	229	106	83	120	101	86	51	79	79	90	98	60	76	93	62	39	22	—
		w	1668	67	215	87	63	133	125	97	61	68	72	85	71	83	85	109	112	79	56	—
1951	p	m	9673	41	68	24	28	115	423	616	389	566	760	1034	1223	1112	1022	916	777	409	150	—
		w	5376	38	70	22	40	178	446	532	388	392	423	372	347	350	471	469	438	285	115	—
	e	m	1362	60	214	99	58	115	99	79	34	58	68	73	67	72	60	71	67	48	20	—
		w	1438	41	193	79	64	110	112	70	54	60	68	59	59	74	77	87	89	83	59	—
1952	p	m	7309	25	35	11	20	58	217	386	281	336	545	716	964	840	833	786	679	424	153	—
		w	3877	17	39	12	28	89	239	334	252	262	303	283	263	274	324	400	389	246	123	—
	e	m	988	43	151	42	39	51	49	51	35	36	52	66	73	56	48	65	60	46	25	—
		w	1107	41	148	56	32	54	61	53	41	36	47	57	53	64	62	90	95	65	52	—

Tabelle XXVIII. (Fortsetzung.)

Jahr		Geschlecht	insgesamt	0—1	1—5	5—10	10—15	15—20	20—25	25—30	30—35	35—40	40—45	45—50	50—55	55—60	60—65	65—70	70—75	75—80	über 80	unbekannt
1948	p	m	7,46	2,23	1,15	0,32		7,69			8,64			11,55			14,34		12,09			
		w	4,01	2,16	1,20	0,58		5,54			4,33			3,70			5,85		7,65			
	e	m	1,13	3,28	2,45	0,76		1,23			0,81			0,90			1,25		1,51			
		w	0,97	2,68	2,33	0,92		1,08			0,49			0,63			1,20		1,84			
1949	p	m	5,50	1,70	0,72	0,19	0,25	1,40	5,10	6,60	5,40	5,70	6,20	7,90	9,90	10,90	12,10	12,80	13,80	11,10	6,90	
		w	3,00	1,40	0,73	0,27	0,40	2,00	3,70	3,90	3,20	3,10	2,80	2,70	3,10	3,50	4,70	6,10	7,90	6,90	5,10	
	e	m	0,88	1,90	2,00	0,66	0,43	0,71	1,00	1,00	0,48	0,77	0,69	0,75	0,75	0,72	0,83	1,20	1,50	0,99	1,20	
		w	0,74	1,90	1,80	0,70	0,53	0,88	0,72	0,50	0,51	0,37	0,35	0,37	0,41	0,63	0,93	1,30	1,70	2,20	2,10	
1950	p	m	4,48	1,35	0,63	0,17	0,12	0,71	2,92	4,28	3,95	3,85	4,87	6,53	8,43	9,88	10,62	12,03	12,38	10,89	6,72	
		w	2,21	1,10	0,59	0,23	0,31	1,18	2,57	2,88	2,42	2,25	1,86	2,06	2,21	2,68	3,62	4,75	6,75	5,39	4,77	
	e	m	0,69	1,60	1,71	0,57	0,38	0,68	0,58	0,57	0,49	0,50	0,45	0,51	0,69	0,56	0,81	1,18	0,99	1,06	1,10	
		w	0,66	1,80	1,69	0,49	0,30	0,78	0,69	0,48	0,43	0,33	0,34	0,44	0,42	0,58	0,71	1,12	1,50	1,81	2,10	
1951	p	m	4,29	1,05	0,48	0,14	0,13	0,63	2,34	4,02	3,37	3,89	4,41	5,84	8,22	10,04	10,80	11,49	12,35	10,53	7,12	
		w	2,10	1,04	0,52	0,13	0,19	1,01	2,51	2,67	2,47	2,04	1,99	1,90	1,99	2,35	3,82	4,72	5,77	6,14	4,12	
	e	m	0,60	1,53	1,51	0,58	0,26	0,63	0,55	0,51	0,29	0,40	0,40	0,41	0,45	0,65	0,63	0,89	1,06	1,23	0,94	
		w	0,57	1,11	1,43	0,49	0,29	0,63	0,63	0,35	0,35	0,32	0,42	0,30	0,34	0,50	0,62	0,88	1,17	1,79	2,12	
1952	p	m	3,21	0,63	0,24	0,067	0,09	0,30	1,20	2,48	2,17	2,59	3,21	4,05	6,15	7,33	8,73	9,80	10,78	10,42	6,89	
		w	1,51	0,46	0,28	0,076	0,13	0,48	1,37	1,73	1,43	1,51	1,42	1,42	1,47	1,78	2,56	3,93	5,04	5,02	4,22	
	e	m	0,43	1,09	1,04	0,26	0,18	0,27	0,27	0,32	0,27	0,28	0,32	0,38	0,47	0,49	0,50	0,81	0,96	1,12	1,13	
		w	0,43	1,11	1,07	0,36	0,15	0,29	0,35	0,28	0,23	0,21	0,16	0,29	0,30	0,42	0,49	0,89	1,24	1,33	1,78	

Tabelle XXIX a. *Allgemeine Sterblichkeit und Sterblichkeit an*
Nach Angaben des Statistischen
Absolute

Todesursachen		insgesamt	0—1	1—5	5—10	10—15	15—20	20—25	25—30	30—35
Tbc. der Atmungsorgane .	m	7309	25	35	11	20	58	217	386	281
	w	3877	17	39	12	28	89	239	334	252
Tbc. der Hirnhäute und des Zentralnervensyst.	m	389	25	134	32	26	32	25	19	10
	w	400	24	127	45	20	37	30	21	16
Tbc. d. Darmes, Bauchfells, d. Mesenterialdrüsen	m	87	1	4	4	3	5	9	4	4
	w	112	2	5	2	2	4	10	8	8
Tbc. der Knochen und Gelenke	m	206	—	1	1	6	8	2	9	5
	w	289	—	2	2	5	3	6	7	8
Sonst. Formen der Tbc. .	m	306	17	12	5	4	6	13	19	16
	w	306	15	14	7	5	10	15	17	9
Tbc. anderer Organe . . insgesamt	m	988	43	151	42	39	51	49	51	35
	w	1107	41	148	56	32	54	61	53	41
Tbc. insgesamt	m	8297	68	186	53	59	109	266	437	316
	w	4984	58	187	68	60	143	300	387	293
Sterbefälle insgesamt . .	m	259991	21128	3030	1289	1405	2399	3377	2925	2667
	w	248062	15639	2217	797	767	1193	1748	2359	2517

Tabelle XXIX b. *Allgemeine Sterblichkeit und Sterblichkeit an*
Nach Angaben des Statistischen Bundesamtes Wiesbaden.

Todesursachen		insges.	0—1	1—5	5—10	10—15	15—20	20—25	25—30	30—35
Tbc. der Atmungsorgane .	m	3,21	0,63	0,24	0,067	0,090	0,30	1,20	2,48	2,17
	w	1,51	0,46	0,28	0,076	0,13	0,48	1,37	1,73	1,43
Tbc. der Hirnhäute und d. Zentralnervensystems	m	0,17	0,63	0,92	0,20	0,12	0,17	0,14	0,12	0,077
	w	0,16	0,65	0,92	0,29	0,093	0,20	0,17	0,11	0,091
Tbc. d. Darmes, Bauchfells, der Mesenterialdrüsen	m	0,038	0,025	0,027	0,024	0,014	0,026	0,050	0,026	0,031
	w	0,044	0,054	0,036	0,013	0,009	0,022	0,057	0,041	0,045
Tbc. der Knochen und Gelenke	m	0,091	—	0,007	0,006	0,027	0,042	0,011	0,058	0,039
	w	0,11	—	0,014	0,013	0,023	0,016	0,034	0,036	0,045
sonst. Formen der Tbc. .	m	0,13	0,43	0,082	0,031	0,018	0,031	0,072	0,12	0,12
	w	0,12	0,41	0,10	0,045	0,023	0,054	0,086	0,051	0,052
Tbc. anderer Organe . . insgesamt	m	0,429	1,085	1,036	0,261	0,179	0,269	0,273	0,324	0,267
	w	0,434	1,114	1,07	0,361	0,148	0,292	0,347	0,275	0,232
Tbc. insgesamt	m	3,639	1,715	1,276	0,328	0,269	0,569	1,473	2,804	2,437
	w	1,944	1,574	1,350	0,437	0,278	0,772	1,717	2,005	1,662
Sterbefälle insgesamt . .	m	114,26	536,11	20,78	7,88	6,34	12,51	18,63	18,81	20,59
	w	96,39	424,63	16,02	5,08	3,60	6,47	10,03	12,21	14,29

Tuberkulose (alle Formen) in der Bundesrepublik Deutschland 1952.
Bundesamtes Wiesbaden.
Zahlen.

35—40	40—45	45—50	50—55	55—60	60—65	65—70	70—75	75—80	80—85	über 85	unbekannt
336	545	716	964	840	833	786	679	424	130	23	—
262	303	283	263	274	324	400	389	246	97	26	—
10	9	18	23	6	6	10	1	3	—	—	—
15	14	15	9	9	3	8	4	2	—	1	—
2	2	6	14	5	2	8	6	7	—	1	—
5	12	7	10	14	5	8	5	3	2	—	—
13	18	11	13	16	16	20	36	18	9	4	—
7	7	11	15	20	35	45	50	36	23	7	—
11	23	31	23	29	24	27	17	18	10	1	—
9	14	24	19	21	19	29	36	24	15	4	—
36	52	66	73	56	48	65	60	46	19	6	—
36	47	57	53	64	62	90	95	65	40	12	—
372	597	782	1037	896	881	851	739	470	149	29	—
298	350	340	316	338	386	490	484	311	137	38	—
3438	6317	10332	15418	17526	22343	29251	36969	39447	26457	14227	46
3541	5869	8079	11089	14504	19638	27876	38152	42287	30198	19586	6

Tuberkulose (alle Formen) in der Bundesrepublik Deutschland 1952.
Relative Zahlen (auf 10000 Einwohner).

35—40	40—45	45—50	50—55	55—60	60—65	65—70	70—75	75—80	80—85	über 85	
2,59	3,21	4,05	6,15	7,33	8,73	9,80	10,78	10,42	7,78	4,19	—
1,51	1,42	1,42	1,47	1,78	2,56	3,93	5,04	5,02	4,60	3,11	—
0,077	0,053	0,10	0,15	0,052	0,063	0,12	0,016	0,074	—	—	—
0,087	0,006	0,075	0,050	0,059	0,024	0,079	0,052	0,041	—	0,15	—
0,015	0,012	0,034	0,089	0,044	0,021	0,10	0,10	0,17	—	0,21	—
0,029	0,056	0,035	0,056	0,091	0,039	0,079	0,065	0,061	0,095	—	—
0,10	0,11	0,062	0,083	0,14	0,17	0,25	0,57	0,44	0,54	0,85	—
0,040	0,033	0,055	0,084	0,13	0,28	0,44	0,65	0,74	1,09	0,86	—
0,085	0,14	0,18	0,15	0,25	0,25	0,34	0,27	0,44	0,60	0,21	—
0,052	0,066	0,12	0,11	0,14	0,15	0,29	0,47	0,49	0,71	0,44	—
0,277	0,315	0,376	0,472	0,486	0,504	0,81	0,956	1,124	1,14	1,27	—
0,208	0,161	0,285	0,300	0,420	0,493	0,888	1,237	1,332	1,895	1,45	—
2,867	3,525	4,426	6,622	7,816	9,234	10,61	11,736	11,544	8,92	5,46	—
1,718	1,581	1,705	1,770	2,20	3,053	4,818	6,277	6,352	6,495	4,56	—
26,51	37,23	58,46	98,41	152,87	234,23	364,86	587,18	969,21	1582,36	2591,44	—
20,45	27,58	40,56	61,96	94,37	155,07	273,97	494,13	863,71	1433,22	2415,04	—

Tabelle XXX. *Allgemeine Sterblichkeit und Sterblichkeit an Tuberkulose in den Ländern*
(Nach standesamtlichen Meldungen.)

Todesursache		insgesamt	0—1	1—5	5—10	10—15	15—20	20—25	25—30	30—35
										Schleswig-
Tbc. d. Atmungsorgane	m	398	1	2	—	4	6	15	27	17
	w	227	1	2	—	3	9	19	21	9
	z	625	2	4	—	7	15	34	48	26
Tbc. anderer Organe .	m	55	1	13	6	4	2	3	—	1
	w	50	3	6	4	1	2	4	—	1
	z	105	4	19	10	5	4	7	—	2
Tbc. insgesamt. . . .	m	453	2	15	6	8	8	18	27	18
	w	277	4	8	4	4	11	23	21	10
	z	730	6	23	10	12	19	41	48	28
alle Todesursachen zus.	m	12332	866	148	71	74	108	129	106	125
	w	12006	632	94	36	42	56	93	92	103
	z	24338	1498	242	107	116	164	222	198	228
										Land
Tbc. d. Atmungsorgane	m	271	—	—	—	1	1	6	8	4
	w	120	—	—	—	1	1	3	15	4
	z	391	—	—	—	2	2	9	23	8
Tbc. anderer Organe .	m	18	—	1	—	—	—	1	1	—
	w	23	—	2	1	—	1	—	4	—
	z	41	—	3	1	—	1	1	5	—
Tbc. insgesamt. . . .	m	289	—	1	—	1	1	7	9	4
	w	143	—	2	1	1	2	3	19	4
	z	432	—	3	1	2	3	10	28	8
alle Todesursachen zus.	m	9444	319	55	31	34	65	56	68	67
	w	8894	226	44	17	17	38	42	61	83
	z	18338	545	99	48	51	103	98	129	150
										Land
Tbc. d. Atmungsorgane	m	970	2	4	—	2	10	37	71	42
	w	536	3	4	—	4	16	22	42	35
	z	1506	5	8	—	6	26	59	113	77
Tbc. anderer Organe .	m	141	6	24	2	5	14	7	12	6
	w	165	10	31	9	8	7	8	4	6
	z	306	16	55	11	13	21	15	16	12
Tbc. insgesamt. . . .	m	1111	8	28	2	7	24	44	83	48
	w	701	13	35	9	12	23	30	46	41
	z	1812	21	63	11	19	47	74	129	89
alle Todesursachen zus.	m	33474	2734	470	175	189	311	378	377	347
	w	32453	2067	359	101	103	187	235	322	325
	z	65927	4801	829	276	292	498	613	699	672
										Land
Tbc. d. Atmungsorgane	m	86	—	—	—	2	—	1	1	2
	w	50	—	—	—	—	—	2	4	5
	z	136	—	—	—	2	—	3	5	7
Tbc. anderer Organe .	m	21	—	4	—	—	1	—	1	1
	w	16	—	1	1	—	2	2	—	1
	z	37	—	5	1	—	3	2	1	2
Tbc. insgesamt. . . .	m	107	—	4	—	2	1	1	2	3
	w	66	—	1	1	—	2	4	4	6
	z	173	—	5	1	2	3	5	6	9
alle Todesursachen zus.	m	3052	157	32	16	14	26	28	31	32
	w	2807	119	22	8	5	15	17	26	28
	z	5859	276	54	24	19	41	45	57	60

der Bundesrepublik Deutschland und West-Berlin nach Alter und Geschlecht im Jahre 1952.
Angaben des Statistischen Bundesamtes.

35—40	40—45	45—50	50—55	55—60	60—65	65—70	70—75	75—80	80—85	85 u. mehr	unbek.
Holstein											
20	25	38	49	41	34	41	32	30	15	1	—
17	18	14	14	13	12	21	29	13	10	2	—
37	43	52	63	54	46	62	61	43	25	3	—
2	4	5	1	5	1	1	1	3	2	—	—
1	2	1	2	3	3	3	6	6	2	—	—
3	6	6	3	8	4	4	7	9	4	—	—
22	29	43	50	46	35	42	33	33	17	1	—
18	20	15	16	16	15	24	35	19	12	2	—
40	49	58	66	62	50	66	68	52	29	3	—
142	272	445	641	795	1090	1277	1734	1955	1448	906	—
177	279	362	529	660	910	1214	1795	2012	1573	1347	—
319	551	807	1170	1455	2000	2491	3529	3967	3021	2253	—
Hamburg											
16	23	27	42	36	23	38	22	15	8	1	—
7	18	7	9	7	9	13	12	7	5	2	—
23	41	34	51	43	32	51	34	22	13	3	—
—	1	—	3	—	2	2	2	1	2	2	—
—	—	1	1	3	2	2	3	3	—	—	—
—	1	1	4	3	4	4	5	4	2	2	—
16	24	27	45	36	25	40	24	16	10	3	—
7	18	8	10	10	11	15	15	10	5	2	—
23	42	35	55	46	36	55	39	26	15	5	—
124	234	356	625	785	996	1305	1458	1378	992	491	5
94	212	298	443	616	796	1033	1347	1517	1169	841	—
218	446	654	1068	1401	1792	2338	2805	2895	2161	1332	5
Niedersachsen											
47	65	80	122	101	102	104	91	61	24	5	—
36	47	30	35	44	46	50	54	42	17	9	—
83	112	110	157	145	148	154	145	103	41	14	—
3	7	10	15	6	3	7	9	4	—	1	—
6	8	15	7	10	5	12	10	7	1	1	—
9	15	25	22	16	8	19	19	11	1	2	—
50	72	90	137	107	105	111	100	65	24	6	—
42	55	45	42	54	51	62	64	49	18	10	—
92	127	135	179	161	156	173	164	114	42	16	—
455	822	1250	1847	2136	2834	3493	4530	5068	3634	2424	—
486	832	1013	1409	1792	2443	3441	4673	5328	4162	3175	—
941	1654	2263	3256	3928	5277	6934	9203	10396	7796	5599	—
Bremen											
2	12	9	7	13	9	7	11	5	5	—	—
4	3	3	5	4	3	6	5	2	3	1	—
6	15	12	12	17	12	13	16	7	8	1	—
1	1	—	2	3	2	3	1	—	1	—	—
1	—	1	—	2	2	2	—	—	1	—	—
2	1	1	2	5	4	5	1	—	2	—	—
3	13	9	9	16	11	10	12	5	6	—	—
5	3	4	5	6	5	8	5	2	4	1	—
8	16	13	14	22	16	18	17	7	10	1	—
37	82	109	188	228	319	385	455	478	288	147	—
40	56	88	141	175	248	326	431	455	359	248	—
77	138	197	329	403	567	711	886	933	647	395	—

Tabelle XXX.

Todesursache		insgesamt	0—1	1—5	5—10	10—15	15—20	20—25	25—30	30—35
										Nordrhein-
Tbc. d. Atmungsorgane	m	2213	9	16	5	3	14	66	110	90
	w	1104	6	18	5	10	31	91	98	83
	z	3317	15	34	10	13	45	157	208	173
Tbc. anderer Organe .	m	273	15	44	10	11	17	11	13	7
	w	310	8	44	15	9	20	16	17	13
	z	583	23	88	25	20	37	27	30	20
Tbc. insgesamt. . . .	m	2486	24	60	15	14	31	77	123	97
	w	1414	14	62	20	19	51	107	115	96
	z	3900	38	122	35	33	82	184	238	193
alle Todesursachen zus.	m	74659	6662	855	372	405	752	1155	919	848
	w	67647	4785	600	248	212	342	504	694	790
	z	142306	11447	1455	620	617	1094	1659	1613	1638
										Land
Tbc. d. Atmungsorgane	m	503	3	4	1	1	1	16	29	22
	w	368	—	6	3	1	5	25	33	20
	z	871	3	10	4	2	6	41	62	42
Tbc. anderer Organe .	m	75	2	10	5	2	4	4	6	4
	w	84	3	8	5	4	9	5	2	2
	z	159	5	18	10	6	13	9	8	6
Tbc. insgesamt. . . .	m	578	5	14	6	3	5	20	35	26
	w	452	3	14	8	5	14	30	35	22
	z	1030	8	28	14	8	19	50	70	48
alle Todesursachen zus.	m	23734	1549	228	101	112	192	262	254	220
	w	23193	1109	177	72	63	108	130	207	214
	z	46927	2658	405	173	175	300	392	461	434
										Rheinland-
Tbc. d. Atmungsorgane	m	471	2	2	1	1	4	10	29	14
	w	216	—	1	—	4	5	15	19	13
	z	687	2	3	1	5	9	25	48	27
Tbc. anderer Organe .	m	75	3	13	4	4	3	6	5	3
	w	73	2	7	4	1	5	6	6	5
	z	148	5	20	8	5	8	12	11	8
Tbc. insgesamt. . . .	m	546	5	15	5	5	7	16	34	17
	w	289	2	8	4	5	10	21	25	18
	z	835	7	23	9	10	17	37	59	35
alle Todesursachen zus.	m	17440	1718	240	91	108	171	260	228	171
	w	16255	1235	155	62	62	80	118	180	140
	z	33695	2953	395	153	170	251	378	408	311
										Baden-
Tbc. d. Atmungsorgane	m	823	3	1	1	—	13	21	43	28
	w	455	2	1	2	2	11	28	34	36
	z	1278	5	2	3	2	24	49	77	64
Tbc. anderer Organe .	m	137	7	10	8	8	4	10	8	9
	w	167	7	16	7	7	4	14	9	4
	z	304	14	26	15	15	8	24	17	13
Tbc. insgesamt. . . .	m	960	10	11	9	8	17	31	51	37
	w	622	9	17	9	9	15	42	43	40
	z	1582	19	28	18	17	32	73	94	77
alle Todesursachen zus.	m	35039	2727	412	182	176	340	492	405	380
	w	34293	2093	298	115	106	153	273	281	328
	z	69332	4820	710	297	282	493	765	686	708

(Fortsetzung.)

35—40	40—45	45—50	50—55	55—60	60—65	65—70	70—75	75—80	80—85	85 u. mehr	unbek.
Westfalen											
101	174	235	316	260	253	235	192	100	26	8	—
81	88	93	66	65	90	108	87	63	17	4	—
182	262	328	382	325	343	343	279	163	43	12	—
12	14	22	13	15	21	19	12	10	6	1	—
12	10	17	13	16	14	27	20	18	17	4	—
24	24	39	26	31	35	46	32	28	23	5	—
113	188	257	329	275	274	254	204	110	32	9	—
93	98	110	79	81	104	135	107	81	34	8	—
206	286	367	408	356	378	389	311	191	66	17	—
1064	1838	3299	4879	5302	6672	8580	10216	10601	6787	3432	21
1025	1663	2353	3193	4068	5638	7804	10279	11228	7527	4691	3
2089	3501	5652	8072	9370	12310	16384	20495	21829	14314	8123	24
Hessen											
20	31	45	69	50	59	54	53	39	6	—	—
19	19	15	32	31	36	47	43	23	8	2	—
39	50	60	101	81	95	101	96	62	14	2	—
3	4	4	6	4	3	6	3	1	2	2	—
3	1	5	2	1	7	6	13	4	1	3	—
6	5	9	8	5	10	12	16	5	3	5	—
23	35	49	75	54	62	60	56	40	8	2	—
22	20	20	34	32	43	53	56	27	9	5	—
45	55	69	109	86	105	113	112	67	17	7	—
283	540	885	1340	1503	2003	2760	3557	3830	2713	1398	4
327	539	717	991	1339	1857	2614	3707	4195	3008	1818	1
610	1079	1602	2331	2842	3860	5374	7264	8025	5721	3216	5
Pfalz											
25	36	49	51	45	68	52	44	30	6	2	—
17	15	21	16	16	15	23	17	12	6	1	—
42	51	70	67	61	83	75	61	42	12	3	—
1	3	2	3	2	3	8	7	4	1	—	—
1	8	2	2	—	6	3	10	5	—	—	—
2	11	4	5	2	9	11	17	9	1	—	—
26	39	51	54	47	71	60	51	34	7	2	—
18	23	23	18	16	21	26	27	17	6	1	—
44	62	74	72	63	92	86	78	51	13	3	—
204	488	724	995	1117	1390	1850	2495	2658	1664	861	7
196	383	532	722	941	1259	1804	2506	2823	1873	1184	—
400	871	1256	1717	2058	2649	3654	5001	5481	3537	2045	7
Württemberg											
39	62	79	99	99	86	87	86	55	20	1	—
24	37	40	34	32	32	44	51	30	13	2	—
63	99	119	133	131	118	131	137	85	33	3	—
7	10	11	11	5	3	6	10	8	2	—	—
9	10	6	13	10	10	8	15	9	8	1	—
16	20	17	24	15	13	14	25	17	10	1	—
46	72	90	110	104	89	93	96	63	22	1	—
33	47	46	47	42	42	52	66	39	21	3	—
79	119	136	157	146	131	145	162	102	43	4	—
487	810	1344	1938	2202	2804	3980	5279	5602	3660	1816	3
476	799	1088	1485	1914	2602	3949	5536	5934	4293	2570	—
963	1609	2432	3423	4116	5406	7929	10815	11536	7953	4386	3

Tabelle XXX.

Todesursache		insgesamt	0—1	1—5	5—10	10—15	15—20	20—25	25—30	30—35
										Land
Tbc. d. Atmungsorgane	m	1574	5	6	3	6	9	45	68	62
	w	801	5	7	2	3	11	34	68	47
	z	2375	10	13	5	9	20	79	136	109
Tbc. anderer Organe .	m	193	9	32	7	5	6	7	5	4
	w	219	8	33	10	2	4	6	11	9
	z	412	17	65	17	7	10	13	16	13
Tbc. insgesamt. . . .	m	1767	14	38	10	11	15	52	73	66
	w	1020	13	40	12	5	15	40	79	56
	z	2787	27	78	22	16	30	92	152	122
alle Todesursachen zus.	m	50817	4396	590	250	293	434	617	537	477
	w	50514	3373	468	138	157	214	336	496	506
	z	101331	7769	1058	388	450	648	953	1033	983
										Bundesrepublik
Tbc. d. Atmungsorgane	m	7309	25	35	11	20	58	217	386	281
	w	3877	17	39	12	28	89	239	334	252
	z	11186	42	74	23	48	147	456	720	533
Tbc. anderer Organe .	m	988	43	151	42	39	51	49	51	35
	w	1107	41	148	56	32	54	61	53	41
	z	2095	84	299	98	71	105	110	104	76
Tbc. insgesamt. . . .	m	8297	68	186	53	59	109	266	437	316
	w	4984	58	187	68	60	143	300	387	293
	z	13281	126	373	121	119	252	566	824	609
alle Todesursachen zus.	m	259991	21128	3030	1289	1405	2399	3377	2925	2667
	w	248062	15639	2217	797	767	1193	1748	2359	2517
	z	508053	36767	5247	2086	2172	3592	5125	5284	5184
										West-
Tbc. d. Atmungsorgane	m	531	—	—	—	2	2	15	10	12
	w	286	2	4	—	1	2	9	18	17
	z	817	2	4	—	3	4	24	28	29
Tbc. anderer Organe .	m	33	1	1	—	1	1	1	—	2
	w	37	—	7	2	—	—	—	1	1
	z	70	1	8	2	1	1	1	1	3
Tbc. insgesamt. . . .	m	564	1	1	—	3	3	16	10	14
	w	323	2	11	2	1	2	9	19	18
	z	887	3	12	2	4	5	25	29	32
alle Todesursachen zus.	m	13266	497	76	33	52	59	98	64	88
	w	15079	384	55	18	29	47	71	89	122
	z	28345	881	131	51	81	106	169	153	210

(Fortsetzung.)

35—40	40—45	45—50	50—55	55—60	60—65	65—70	70—75	75—80	80—85	85 u. mehr	unbek.
Bayern											
66	117	154	209	195	199	168	148	89	20	5	—
57	58	60	52	62	81	88	91	54	18	3	—
123	175	214	261	257	280	256	239	143	38	8	—
7	8	12	19	16	10	13	15	15	3	—	—
3	8	9	13	19	13	27	18	13	10	3	—
10	16	21	32	35	23	40	33	28	13	3	—
73	125	166	228	211	209	181	163	104	23	5	—
60	66	69	65	81	94	115	109	67	28	6	—
133	191	235	293	292	303	296	272	171	51	11	—
642	1231	1920	2965	3458	4235	5621	7245	7877	5271	2752	6
720	1106	1628	2176	2999	3885	5691	7878	8795	6234	3712	2
1362	2337	3548	5141	6457	8120	11312	15123	16672	11505	6464	8
Deutschland											
336	545	716	964	840	833	786	679	424	130	23	—
262	303	283	263	274	324	400	389	246	97	26	—
598	848	999	1227	1114	1157	1186	1068	670	227	49	—
36	52	66	73	56	48	65	60	46	19	6	—
36	47	57	53	64	62	90	95	65	40	12	—
72	99	123	126	120	110	155	155	111	59	18	—
372	597	782	1037	896	881	851	739	470	149	29	—
298	350	340	316	338	386	490	484	311	137	38	—
670	947	1122	1353	1234	1267	1341	1223	781	286	67	—
3438	6317	10332	15418	17526	22343	29251	36969	39447	26457	14227	46
3541	5869	8079	11089	14504	19638	27876	38152	42287	30198	19586	6
6979	12186	18411	26507	32030	41981	57127	75121	81734	56655	33813	52
Berlin											
17	29	49	66	64	83	71	72	30	7	2	—
20	19	27	21	28	32	19	29	22	12	4	—
37	48	76	87	92	115	90	101	52	19	6	—
1	2	5	5	1	3	4	4	1	—	—	—
—	3	3	—	3	3	2	7	3	2	—	—
1	5	8	5	4	6	6	11	4	2	—	—
18	31	54	71	65	86	75	76	31	7	2	—
20	22	30	21	31	35	21	36	25	14	4	—
38	53	84	92	96	121	96	112	56	21	6	—
123	287	564	964	1145	1726	2094	2179	1865	975	376	1
187	333	562	764	1077	1508	2065	2475	2621	1716	951	5
310	620	1126	1728	2222	3234	4159	4654	4486	2691	1327	6

Tabelle XXXI. *Allgemeine Sterblichkeit und Sterblichkeit an Tuberkulose in den Ländern der*

Relative Zahlen (auf 10000 Einwohner).

Todesursache		insgesamt	0—1	1—5	5—10	10—15	15—20	20—25	25—30	30—35
										Schleswig-
Tuberkulose der	m	3,49	0,54	0,27	—	0,31	0,59	2,05	4,25	2,94
Atmungs-Organe	w	1,72	0,58	0,28	—	0,24	0,92	2,46	2,43	1,07
	z	2,54	0,56	0,28	—	0,27	0,75	2,26	3,20	1,83
Tuberkulose anderer	m	0,48	0,54	1,74	0,65	0,31	0,20	0,41	—	0,17
Organe	w	0,38	1,74	0,85	0,46	0,08	0,20	0,52	—	0,12
	z	0,43	1,12	1,31	0,56	0,20	0,20	0,47	—	0,14
Tuberkulose insgesamt	m	3,97	1,09	2,01	0,65	0,61	0,79	2,46	4,25	3,11
	w	2,10	2,33	1.13	0,46	0,32	1,12	2,98	2,43	1,19
	z	2,97	1,68	1,58	0,56	0,47	0,95	2,72	3,20	1,97
Alle Todesursachen	m	108,00	470,65	19,84	7,73	5,68	10,66	17,60	16,69	21,59
zusammen	w	91,22	367,44	13,23	4,10	3,37	5,71	12,05	10,66	12,22
	z	99,02	419,61	16,64	5,96	4,55	8,22	14,75	13.22	16,03
										Land
Tuberkulose der	m	3,48	—	—	—	0,16	0,19	1,18	1,65	0,88
Atmungs-Organe	w	1,34	—	—	—	0,16	0,19	0,57	2,43	0,67
	z	2,34	—	—	—	0,16	0,19	0,87	2,09	0,76
Tuberkulose anderer	m	0,23	—	0,27	—	—	—	0,20	0,21	—
Organe	w	0,26	—	0,57	0,20	—	0,19	—	0,65	—
	z	0,25	—	0,41	0,10	—	0,09	0,10	0,45	—
Tuberkulose insgesamt	m	3,71	—	0,27	—	0,16	0,19	1,38	1,86	0,88
	w	1,60	—	0,57	0,20	0,16	0,37	0,57	3,08	0,67
	z	2,59	—	0,41	0,10	0,16	0,28	0,96	2,54	0,76
Alle Todesursachen	m	121,39	366,67	14,75	5,85	5,30	12,15	11,02	14,05	14,79
zusammen	w	99,63	279,01	12,46	3,36	2,65	7,05	7,92	9,89	13,97
	z	109,76	324,40	13,64	4,63	4,05	9,59	9,44	11,72	14,34
										Nieder-
Tuberkulose der	m	3,09	0,36	0,19	—	0,06	0,37	1,59	3,50	2,49
Atmungs-Organe	w	1,51	0,57	0,20	—	0,13	0,61	0,95	1,63	1,49
	z	2,25	0,46	0,19	—	0,09	0,49	1,27	2,46	1,91
Tuberkulose anderer	m	0.45	1,07	1,12	0,08	0,15	0,51	0,30	0,59	0,36
Organe	w	0,47	1,91	1,54	0,39	0,25	0,27	0,34	0,16	0,26
	z	0,46	1,47	1,32	0,23	0,20	0,39	0,32	0,35	0,30
Tuberkulose insgesamt	m	3,54	1,42	1,31	0,08	0,21	0,88	1,89	4,10	2,85
	w	1,98	2,49	1,74	0,39	0,38	0,88	1,29	1,79	1,74
	z	2,71	1,94	1,52	0,23	0,29	0,88	1,59	2,81	2,21
Alle Todesursachen	m	106,74	486,48	21,96	7,28	5,67	11,39	16,23	18,61	20,59
zusammen	w	91,60	395,22	17,82	4,38	3,22	7,16	10,10	12,53	13,82
	z	98,71	442,49	19,95	5,86	4,47	9,32	13,17	15,21	16,65
										Land
Tuberkulose der	m	3,10	—	—	—	0,83	—	0,52	0,56	1,18
Atmungs-Organe	w	1,62	—	—	—	—	—	1,02	1,79	2,29
	z	2,32	—	—	—	0,42	—	0,77	1.24	1,81
Tuberkulose anderer	m	0,76	—	2,55	—	—	0,51	—	0,56	0,59
Organe.	w	0,52	—	0,68	0,51	—	1,00	1,02	—	0,46
	z	0,63	—	1,64	0,25	—	0,75	0,52	0,25	0,52
Tuberkulose insgesamt	m	3,85	—	2,55	—	0,83	0,51	0,52	1,12	1,78
	w	2,13	—	0,68	0,51	—	1,00	2,03	1,79	2,75
	z	2,95	—	1,64	0,25	0,42	0,75	1,29	1,49	2,33
Alle Todesursachen	m	109,94	402,56	20,38	7,73	5,79	13,13	14,66	17,32	18,93
zusammen	w	90,75	330,56	14,97	4,10	2,13	7,50	8,63	11,61	12,84
	z	99,83	368,00	17,76	5,97	3,98	10,30	11,60	14,18	15,50

Bundesrepublik Deutschland und in West-Berlin nach Alter und Geschlecht im Jahre 1952.
(Nach standesamtlichen Meldungen.)

35—40	40—45	45—50	50—55	55—60	60—65	65—70	70—75	75—80	80—85	85 u. m.
Holstein										
3,24	3,06	4,49	6,53	6,89	6,54	9,40	9,38	12,55	13,64	2,38
1,96	1,69	1,44	1,57	1,63	1,79	3,87	6,97	4,63	7,52	3,17
2,49	2,29	2,86	3,84	3,87	3,86	6,33	8,06	8,27	10,29	2,88
0,32	0,49	0,59	0,13	0,84	0,19	0,23	0,29	1,26	1,82	—
0,12	0,19	0,10	0,22	0,38	0,45	0,55	1,44	2,14	1,50	—
0,20	0,32	0,33	0,18	0,57	0,34	0,41	0,92	1,73	1,65	—
3,57	3,55	5,08	7,14	7,73	6,73	9,63	9,68	13,81	15,45	2,38
2,08	1,88	1,54	1,80	2,00	2,23	4,42	8,41	6,76	9,02	3,17
2,70	2,61	3,19	4,02	4,45	4,19	6,74	8,98	10,00	11,93	2,88
23,01	33,29	52,60	85,47	133,61	209,62	292,62	508,50	817,99	1316,36	2157,14
20,44	26,27	37,13	59,44	82,60	135,42	223,57	431,49	716,01	1182,71	2138,10
21,50	29,32	44,32	71,34	104,38	167,79	254,44	466,18	762,88	1243,21	2146,34
Hamburg										
3,41	3,65	3,96	6,83	7,35	5,31	10,73	8,46	10,00	12,70	5,00
1,19	2,36	0,93	1,26	1,05	1,65	3,12	3,82	3,52	5,49	5,26
2,18	2,94	2,37	3,83	3,72	3,28	6,61	5,92	6,30	8,44	5,17
—	0,16	—	0,49	—	0,46	0,56	0,77	0,67	3,17	10,00
—	—	0,13	0,14	0,45	0,37	0,48	0,96	1,51	—	—
—	0,07	0,07	0,30	0,26	0,41	0,52	0,87	1,15	1,30	4,45
3,41	3,81	3,96	7,32	7,35	5,77	11,30	9,23	10,67	15,87	15,00
1,19	2,36	1,06	1,40	1,50	2,02	3,60	4,78	5,03	5,49	5,26
2,18	3,01	2,44	4,13	3,98	3,68	7,13	6,79	7,45	9,74	8,62
26,44	37,14	52,20	101,63	160,20	230,20	368,64	560,77	918,67	1574,60	2480,00
15,99	27,75	39,47	61,87	92,63	146,32	247,72	428,98	762,31	1284,62	2213,16
20,62	31,99	45,51	80,24	121,60	183,42	303,24	488,68	829,51	1403,25	2305,17
sachsen										
2,67	2,83	3,41	5,83	6,49	7,86	9,83	10,86	10,59	9,45	5,15
1,51	1,65	1,15	1,47	2,13	2,69	3,65	5,21	6,12	5,43	6,67
2,00	2,17	2,22	3,51	4,00	4,92	6,34	7,73	8,16	7,23	6,03
0,17	0,31	0,43	0,72	0,39	0,23	0,66	1,07	0,69	—	1,03
0,25	0,28	0,58	0,29	0,48	0,29	0,88	0,96	1,02	0,32	0,54
0,22	0,29	0,51	0,49	0,44	0,27	0,78	1,01	0,87	0,18	0,86
2,84	3,14	3,84	6,55	6,87	8,10	10,49	11,93	11,28	9,45	6,19
1,76	1,93	1,73	1,77	2,62	2,98	4,53	6,17	7,14	5,75	7,41
2,22	2,47	2,73	4,00	4,45	5,18	7,12	8,75	9,03	7,41	6,90
25,81	35,82	53,35	88,25	137,19	218,50	330,15	540,57	879,86	1430,71	2498,97
20,37	29,14	38,87	59,23	86,82	142,62	251,17	450,63	776,68	1329,71	2351,85
22,68	32,12	45,73	72,79	108,48	175,32	285,47	490,83	823,77	1374,96	2413,36
Bremen										
1,14	5,24	3,85	3,54	8,78	6,77	6,25	12,94	9,43	23,81	—
1,87	1,14	1,21	2,27	2,04	1,81	4,55	4,95	3,17	11,11	9,09
1,54	3,04	2,49	2,87	4,94	4,01	5,33	8,60	6,03	16,33	5,56
0,57	0,44	—	1,01	2,03	1,50	2,68	1,18	—	4,76	—
0,47	—	0,40	—	1,02	1,20	1,52	—	—	3,70	—
0,51	0,20	0,21	0,48	1,45	1,34	2,05	0,54	—	4,08	—
1,70	5,68	3,85	4,55	10,81	8,27	8,93	14,12	9,43	28,57	—
2,34	1,14	1,62	2,27	3,06	3,01	6,06	4,95	3,17	14,81	9,09
2,05	3,25	2,70	3,35	6,40	5,35	7,38	9,14	6,03	20,41	5,56
21,02	35,81	46,58	94,95	154,05	239,85	343,75	535,29	901,89	1371,43	2450,00
18,69	21,21	35,63	64,09	89,29	149,40	246,97	426,73	722,22	1329,03	2254,55
19,74	27,99	40,96	78,71	117,15	189,63	291,39	476,34	804,31	1320,41	2394,44

Tabelle XXXI.

Todesursache		insgesamt	0—1	1—5	5—10	10—15	15—20	20—25	25—30	30—35
										Nordrhein-
Tuberkulose der Atmungs-Organe	m	3,39	0,81	0,41	0,11	0,05	0,25	1,16	2,33	2,34
	w	1,53	0,58	0,48	0,12	0,17	0,59	1,79	1,75	1,66
	z	2,42	0,70	0,44	0,11	0,11	0,42	1,46	2,02	1,96
Tuberkulose anderer Organe	m	0,42	1,35	1,12	0,22	0,18	0,31	0,19	0,28	0,18
	w	0,43	0,77	1,18	0,35	0,16	0,38	0,31	0,30	0,26
	z	0,42	1,07	1,15	0,29	0,17	0,34	0,25	0,29	0,23
Tuberkulose insgesamt	m	3,80	2,16	1,52	0,34	0,23	0,56	1,36	2,61	2,52
	w	1,97	1,35	1,66	0.47	0,33	0,98	2,10	2,06	1,92
	z	2,84	1,77	1,59	0,40	0,28	0,76	1,71	2,31	2,19
Alle Todesursachen zusammen	m	114,27	599,64	21,70	8,33	6,77	13,61	20,36	19,47	22,07
	w	94,02	460,98	16,06	5,79	3,70	6,56	9,90	12,43	15,83
	z	103,66	532,67	18.95	7,08	5,27	10,19	15,41	15,65	18,55
										Land
Tuberkulose der Atmungs-Organe	m	2,43	0,88	0,30	0,07	0,05	0,06	1,01	1,99	1,91
	w	1,57	—	0,47	0,22	0,06	0,32	1,62	1,86	1,22
	z	1,97	0,46	0,38	0,14	0,05	0,19	1,31	1,92	1,47
Tuberkulose anderer Organe	m	0,36	0,59	0,75	0,35	0,11	0,25	0,25	0,41	0,33
	w	0,36	0,95	0,63	0,36	0,22	0,57	0,32	0,11	0,12
	z	0,36	0,76	0,69	0,36	0,16	0,41	0,29	0,25	0,21
Tuberkulose insgesamt	m	2,80	1,47	1,05	0,42	0,16	0,31	1,26	2,40	2,14
	w	1,93	0,95	1,10	0,58	0,28	0,89	1,94	1,97	1,35
	z	2,34	1,22	1,07	0,50	0,22	0,60	1,60	2,17	1,68
Alle Todesursachen zusammen	m	114,79	455,59	17,05	7,03	5,94	11,85	16,49	17,42	18,09
	w	98,96	350,95	13,95	5,22	3,50	6,86	8,42	11,67	13,10
	z	106,38	405,18	15,54	6,15	4,75	9,39	12,51	14,26	15,23
										Rheinland-
Tuberkulose der Atmungs-Organe	m	3,20	0,67	0,19	0,10	0,07	0,31	0,82	2,82	1,71
	w	1,30	—	0,10	—	0,29	0,40	1,28	1,46	1,16
	z	2,19	0,35	0,15	0,05	0,18	0,36	1,05	2,06	1,40
Tuberkulose anderer Organe	m	0,51	1,01	1,27	0,41	0,28	0,23	0,49	0,49	0,37
	w	0,44	0,72	0,72	0,42	0,07	0,40	0,51	0,46	0,45
	z	0,47	0,87	1,00	0,41	0,18	0,32	0,50	0,47	0,41
Tuberkulose insgesamt	m	3,71	1,68	1,46	0,51	0,35	0,55	1,31	3,30	2,08
	w	1,73	0,72	0,82	0,42	0,36	0,81	1,79	1,92	1,61
	z	2,66	1,22	1,15	0,46	0,36	0,67	1,55	2,53	1,81
Alle Todesursachen zusammen	m	118,37	576,51	23,39	9,23	7,56	13,34	21,36	22,16	20,90
	w	97,47	447,46	15,90	6,51	4,48	6,45	10,05	13,85	12,54
	z	107,27	514,46	19,75	7,89	6,05	9,95	15,80	17,52	16,08
										Baden-
Tuberkulose der Atmungs-Organe	m	2,66	0,53	0,05	0,04	—	0,49	0,82	2,01	1,60
	w	1,28	0,38	0,05	0,09	0,07	0,43	1,14	1,27	1,47
	z	1,93	0,46	0,05	0,07	0,03	0,46	0,97	1,60	1,52
Tuberkulose anderer Organe	m	0,44	1,25	0,49	0,36	0,26	0,15	0,39	0,37	0,52
	w	0,47	1,33	0,82	0,32	0,24	0,16	0,57	0,34	0,16
	z	0,46	1,29	0,65	0,34	0,25	0,15	0,48	0,35	0,31
Tuberkulose insgesamt	m	3,11	1,78	0,54	0,40	0,26	0,64	1,21	2,39	2,12
	w	1,75	1,71	0,88	0,42	0,30	0,58	1,71	1,61	1,63
	z	2,38	1,74	0,70	0,41	0,28	0,61	1,45	1,96	1,83
Alle Todesursachen zusammen	m	113,44	485,23	20,24	8,13	5,73	12,85	19,17	18,96	21,78
	w	96,60	397,15	15,35	5,34	3,57	5,96	11,08	10,52	13,37
	z	104,44	442,61	17,86	6,76	4,67	9,45	15,21	14,27	16,86

(Fortsetzung.)

35—40	40—45	45—50	50—55	55—60	60—65	65—70	70—75	75—80	80—85	85 u. m.
Westfalen										
2,66	3,56	4,47	6,82	7,94	9,37	10,46	11,18	9,18	6,18	5,88
1,64	1,45	1,62	1,30	1,52	2,57	3,94	4,30	5,00	3,27	2,02
2,08	2,39	2,98	3,94	4,31	5,52	6,88	7,46	6,94	4,56	3,59
0,32	0,29	0,42	0,28	0,46	0,78	0,85	0,70	0,92	1,43	0,74
0,24	0,16	0,30	0,26	0,37	0,40	0,99	0,99	1,43	3,27	2,02
0,27	0,22	0,35	0,27	0,41	0,56	0,92	0,86	1,19	2,44	1,50
2,98	3,85	4,89	7,10	8,39	10,14	11,30	11,87	10,10	7,60	6,62
1,88	1,62	1,91	1,56	1,90	2,96	4,93	5,29	6,43	6,54	4,04
2,36	2,61	3,33	4,21	4,72	6,09	7,80	8,31	8,13	7,01	5,09
28,06	37,65	62,77	105,29	161,84	247,02	381,84	594,64	973,46	1612,11	2538,97
20,69	27,43	40,93	63,10	95,31	160,72	284,92	507,86	891,11	1447,50	2370,20
23,88	31,99	51,35	83,27	124,20	198,26	328,60	547,70	929,68	1519,53	2439,22
Hessen										
1,69	1,98	2,75	4,79	4,69	6,55	7,12	8,62	9,58	3,53	—
1,22	0,97	0,81	1,92	2,17	3,03	4,87	5,68	4,75	3,83	2,70
1,42	1,42	1,71	3,25	3,24	4,55	5,86	7,00	6,96	3,70	1,55
0,25	0,26	0,24	0,42	0,37	0,33	0,79	0,49	0,25	1,18	3,64
0,19	0,05	0,27	0,12	0,07	0,59	0,62	1,72	0,83	0,48	4,05
0,22	0,14	0,26	0,26	0,20	0,48	0,70	1,17	0,56	0,79	3,88
1,94	2,23	2,99	5,20	5,06	6,88	7,92	9,11	9,83	4,71	3,64
1,41	1,02	1,07	2,04	2,24	3,62	5,49	7,40	5,58	4,31	6,76
1,64	1,56	1,97	3,50	3,44	5,03	6,56	8,16	7,52	4,50	5,43
23,92	34,45	54,00	92,93	140,86	222,31	364,12	578,37	941,03	1595,88	2541,82
21,03	27,51	38,53	59,38	93,64	156,31	270,88	489,70	866,74	1439,23	2985,71
22,28	30,60	45,78	74,93	113,82	184,87	311,90	529,06	900,67	1513,49	2696,90
Pfalz										
3,08	3,36	4,32	5,07	6,24	11,51	10,24	10,53	11,19	5,71	6,06
1,56	1,11	1,63	1,39	1,66	1,90	3,57	3,42	3,81	4,62	2,08
2,21	2,11	2,89	3,10	3,61	6,01	6,51	6,67	7,20	5,11	3,70
0,12	0,28	0,18	0,30	0,28	0,51	1,57	1,67	1,49	0,95	—
0,09	0,59	0,16	0,17	—	0,76	0,47	2,01	1,59	—	—
0,11	0,45	0,17	0,23	0,12	0,65	0,95	1,86	1,54	0,43	—
3,21	3,64	4,50	5,37	6,52	12,01	11,81	12,20	12,69	6,67	6,06
1,65	1,70	1,78	1,56	1,66	2,66	4,04	5,43	5,40	4,62	2,08
2,32	2,56	3,05	3,34	3,73	6,66	7,47	8,52	8,75	5,53	3,70
25,15	45,61	63,84	99,00	154,92	235,19	364,17	596,89	991,79	1584,76	2630,30
18,01	28,35	41,27	62,62	97,41	159,37	280,12	504,23	896,19	1440,77	2466,67
21,06	35,99	51,84	79,56	121,92	191,68	317,19	546,56	940,14	1505,11	2533,33
Württemberg										
2,25	2,67	3,38	4,82	6,71	7,01	8,03	9,90	10,20	9,23	1,52
1,01	1,25	1,47	1,41	1,56	1,90	3,11	4,66	4,45	4,53	1,92
1,53	1,88	2,36	2,98	3,72	4,05	5,24	6,98	7,01	6,55	1,76
0,40	0,43	0,47	0,54	0,34	0,24	0,55	1,15	1,48	0,92	—
0,38	0,34	0,22	0,54	0,49	0,59	0,56	1,37	1,34	2,79	0,96
0,39	0,39	0,34	0,54	0,43	0,45	0,56	1,27	1,40	1,98	0,59
2,65	3,10	3,85	5,36	7,05	7,26	8,59	11,05	11,69	10,14	1,52
1,38	1,59	1,69	1,95	2,05	2,49	3,67	6,03	5,79	7,32	2,88
1,92	2,26	2,69	3,52	4,14	4,50	5,80	8,26	8,42	8,53	2,35
28,05	34,91	57,56	94,40	149,19	228,71	367,50	607,48	1039,33	1686,64	2756,06
19,97	27,05	40,04	61,67	93,41	154,15	278,88	506,03	880,42	1495,82	2471,15
23,38	30,51	48,14	76,73	116,77	185,52	317,29	551,22	951,82	1577,98	2581,76

Tabelle XXXI.

Todesursache		insgesamt	0—1	1—5	5—10	10—15	15—20	20—25	25—30	30—35
										Land
Tuberkulose der Atmungs-Organe	m	3,70	0,66	0,21	0,09	0,14	0,25	1,36	2,36	2,53
	w	1,63	0,70	0,26	0,07	0,07	0,31	1,02	1,83	1,38
	z	2,59	0,68	0,24	0,08	0,11	0,28	1,19	2,06	1,86
Tuberkulose anderer Organe	m	0,45	1,19	1,13	0,22	0,12	0,17	0,21	0,17	0,16
	w	0,45	1,13	1,23	0,33	0,05	0,11	0,18	0,30	0,26
	z	0,45	1,16	1,18	0,27	0,08	0,14	0,20	0,24	0,22
Tuberkulose insgesamt	m	4,15	1,85	1,34	0,32	0,26	0,41	1,57	2,53	2,70
	w	2,07	1,83	1,49	0,39	0,12	0,43	1,20	2,13	1,64
	z	3,04	1,84	1,41	0,35	0,19	0,42	1,38	2,30	2,08
Alle Todesursachen zusammen	m	119,37	581,48	20,87	7,89	6,83	12,00	18,60	18,61	19,49
	w	102,74	474,40	17,38	4,52	3,80	6,10	10,08	13,35	14,82
	z	110,46	529,58	19,16	6,24	5,34	9,10	14,33	15,64	16,77
										Bundes-
Tuberkulose der Atmungs-Organe	m	3,21	0,63	0,24	0,07	0,09	0,30	1,20	2,48	2,17
	w	1,51	0,46	0,28	0,08	0,13	0,48	1,37	1,73	1,43
	z	2,31	0,55	0,26	0,07	0,11	0,39	1,28	2,06	1,74
Tuberkulose anderer Organe	m	0,43	1,09	1,04	0,26	0,18	0,27	0,27	0,33	0,27
	w	0,43	1,11	1,07	0,36	0,15	0,29	0,35	0,27	0,23
	z	0,43	1,10	1,05	0,31	0,16	0,28	0,31	0,30	0,25
Tuberkulose insgesamt	m	3,65	1,73	1,28	0,32	0,27	0,57	1,47	2,81	2,44
	w	1,94	1,58	1,35	0,43	0,28	0,78	1,72	2,00	1,66
	z	2,74	1,65	1,31	0,38	0,27	0,67	1,59	2,36	1,99
Alle Todesursachen zusammen	m	114,26	536,24	20,78	7,88	6,34	12,51	18,63	18,81	20,59
	w	96,39	424,97	16,02	5,08	3,60	6,47	10,03	12,21	14,29
	z	104,78	482,57	18,46	6,51	5,00	9,55	14,41	15,15	16,96
										West-
Tuberkulose der Atmungs-Organe	m	5,75	—	—	—	0,25	0,32	2,93	2,24	2,72
	w	2,29	2,30	1,03	—	0,13	0,31	1,61	2,75	2,39
	z	3,77	1,10	0,50	—	0,19	0,31	2,24	2,54	2,52
Tuberkulose anderer Organe	m	0,36	1,06	0,24	—	0,12	0,16	0,20	—	0,45
	w	0,30	—	1,79	0,35	—	—	—	0,15	0,14
	z	0,32	0,55	1,00	0,17	0,06	0,08	0,09	0,09	0,26
Tuberkulose insgesamt	m	6,10	1,06	0,24	—	0,37	0,47	3,13	2,24	3,17
	w	2,59	2,30	2,82	0,35	0,13	0,31	1,61	2,90	2,53
	z	4,09	1,66	1,50	0,17	0,25	0,39	2,34	2,63	2,78
Alle Todesursachen zusammen	m	143,59	528,72	18,58	5,58	6,45	9,31	19,14	14,35	19,95
	w	120,96	441,38	14,10	3,14	3,71	7,33	12,72	13,59	17,16
	z	130,65	486,74	16,40	4,38	5,10	8,31	15,79	13,88	18,23

(Fortsetzung.)

35—40	40—45	45—50	50—55	55—60	60—65	65—70	70—75	75—80	80—85	85 u. m.
Bayern										
2,73	3,70	4,80	7,27	9,14	11,46	11,51	12,82	11,88	6,43	5,32
1,74	1,45	1,61	1,53	2,11	3,38	4,52	6,15	5,78	4,55	2,16
2,16	2,44	3,09	4,16	5,07	6,78	7,53	9,07	8,49	5,37	3,43
0,29	0,25	0,37	0,66	0,75	0,58	0,89	1,30	2,00	0,96	—
0,09	0,20	0,24	0,38	0,65	0,54	1,39	1,22	1,39	2,53	2,16
0,18	0,22	0,30	0,51	0,69	0,56	1,17	1,25	1,66	1,84	1,29
3,02	3,96	5,18	7,93	9,89	12,03	12,40	14,12	13,89	7,40	5,32
1,83	1,65	1,85	1,91	2,76	3,92	5,90	7,37	7,17	7,07	4,32
2,33	2,67	3,39	4,67	5,76	7,33	8,68	10,33	10,15	7,21	4,72
26,52	38,97	59,91	103,09	162,04	243,81	385,00	627,82	1051,67	1694,86	2934,04
21,95	27,62	43,74	63,98	102,25	162,21	292,00	532,66	940,64	1574,24	2671,94
23,89	32,62	51,22	81,90	127,41	196,52	331,83	574,36	990,02	1627,30	2777,68
gebiet										
2,59	3,21	4,05	6,15	7,33	8,73	9,80	10,78	10,42	7,78	4,19
1,51	1,42	1,42	1,47	1,78	2,56	3,93	5,04	5,02	4,60	3,21
1,97	2,22	2,66	3,66	4,15	5,21	6,52	7,62	7,47	6,01	3,60
0,28	0,31	0,37	0,47	0,49	0,50	0,81	0,95	1,13	1,14	1,09
0,21	0,22	0,29	0,30	0,42	0,49	0,88	1,23	1,33	1,90	1,48
0,24	0,26	0,33	0,38	0,45	0,50	0,85	1,11	1,24	1,56	1,32
2,87	3,52	4,42	6,62	7,82	9,24	10,61	11,74	11,55	8,91	5,28
1,72	1,64	1,71	1,77	2,20	3,05	4,82	6,27	6,35	6,50	4,69
2,21	2,48	2,98	4,03	4,60	5,71	7,37	8,73	8,71	7,57	4,93
26,51	37,23	58,46	98,41	152,87	234,23	364,86	587,18	969,21	1582,36	2599,82
20,45	27,58	40,56	61,96	94,37	155,07	273,97	494,13	863,71	1433,22	2415,78
23,05	31,86	48,97	78,98	119,36	189,09	314,02	535,93	911,60	1499,21	2490,07
Berlin										
3,31	3,77	5,55	8,26	9,97	14,09	14,40	20,75	16,30	11,29	12,50
2,48	1,64	2,30	1,89	2,61	3,34	2,52	5,43	6,88	9,23	8,70
2,80	2,49	3,70	4,55	5,37	7,42	7,22	11,46	10,30	9,95	9,52
0,19	0,26	0,57	0,63	0,15	0,51	0,81	1,15	0,54	—	—
—	0,26	0,26	—	0,28	0,31	0,27	1,31	0,94	1,54	—
0,08	0,26	0,39	0,26	0,23	0,39	0,48	1,25	0,79	1,05	—
3,51	4,03	6,12	8,89	10,12	14,60	15,21	21,90	16,85	11,29	12,50
2,48	1,90	2,56	1,89	2,89	3,65	2,79	6,74	7,81	10,77	8,70
2,88	2,75	4,09	4,81	5,60	7,81	7,70	12,71	11,09	10,99	9,52
23,98	37,27	63,87	120,65	178,35	293,04	424,75	627,95	1013,59	1572,58	2356,25
23,14	28,81	47,91	68,64	100,47	157,25	273,87	463,48	819,06	1320,00	2078,26
23,47	32,19	54,77	90,42	129,64	208,78	333,52	528,26	908,32	1408,90	2215,87

Tabelle XXXII.

Allgemeine Sterblichkeit und Sterblichkeit an Tuberkulose in einigen Ländern 1952 in den Altersgruppen 0—19 Jahre.

Von 0—1 auf 100000 Lebendgeborene, in den anderen Altersgruppen auf 100000 Lebende.

[Rapport épidém. und Démogr. VI, 12, 348/50/52 (1953).]

Länder		Alle Todesursachen					Lungentuberkulose					Extrapulmonale Tuberkulose				
		bis 1	1—4	5—9	10—14	15—19	bis 1	1—4	5—9	10—14	15—19	bis 1	1—4	5—9	10—14	15—19
Canada	m	4586	286	97	81	138	4,7	3,9	1,1	2,3	8,0	4,7	7,3	2,9	2,3	2,4
	w	3603	169	70	51	65	3,9	2,6	2,4	1,6	7,2	8,8	8,6	3,6	1,6	3,2
Trinidad und Tobago	m	9431	675	120	108	230	17,4	—	6,8	5,8	25,9	17,4	14,2	2,3	—	—
	w	8384	583	112	127	266	—	7,3	—	15,1	64,7	8,7	7,3	2,3	9,1	—
Ceylon	m	8559	2116	390	140	147	2,5	6,1	2,4	4,0	9,0	3,8	7,5	3,7	1,6	0,7
	w	7115	2567	440	147	218	2,0	8,0	2,3	5,4	15,4	4,5	6,6	1,9	1,7	0,5
Cypern	m	5829	452	115	43	66	—	—	—	—	—	14,5	—	6,9	—	4,4
	w	5944	391	84	32	40	—	3,9	—	—	—	15,5	7,8	3,6	—	—
Israel	m	4095	367	128	79	180	4,3	3,9	—	1,8	6,5	12,9	5,1	2,7	3,6	1,6
	w	3623	294	84	67	83	9,2	2,7	1,4	3,8	3,5	—	2,7	—	—	1,8
Deutschland	m	5361	208	79	63	125	6,3	2,4	0,7	0,9	3,0	10,9	10,4	2,6	1,8	2,7
	w	4246	160	51	36	65	4,6	2,8	0,8	1,3	4,8	11,1	10,7	3,6	1,5	2,9
Westberlin	m	5312	186	56	64	93	—	—	—	2,5	3,2	10,7	2,5	—	1,2	1,6
	w	4417	141	31	37	73	23,0	10,3	—	1,3	3,1	—	17,9	3,5	—	—
Österreich	m	5524	218	83	69	135	13,2	1,4	—	1,4	6,4	11,3	6,1	4,3	1,0	1,8
	w	4515	175	50	42	69	8,0	2,4	0,4	2,1	8,1	12,0	8,3	2,0	1,7	1,4
Dänemark	m	3260	171	60		—	—	0,6	—	—	—	2,5	2,5	—	—	—
	w	2495	125	39			—	—	0,3			—	1,3	0,3		
Finnland	m	3446	221	81	67	134	6,1	2,0	1,8	2,3	15,3	27,0	18,5	4,7	4,0	2,5
	w	2924	161	61	48	86	15,3	1,0	1,5	6,5	24,2	37,2	14,6	4,9	3,0	3,3
Frankreich	m	4542	249	67	54	108	10,0	2,1	0,3	0,5	3,5	31,4	15,9	4,8	2,7	4,8
	w	3587	219	48	39	65	9,2	2,6	0,3	1,2	5,2	28,2	14,9	4,2	3,3	6,0
Niederlande	m	2478	163	75	50	68	2,5	2,3	0,5	0,5	1,2	5,0	3,1	1,1	0,9	0,7
	w	1998	136	49	34	42	2,7	0,9	0,6	0,5	2,0	2,7	1,8	1,5	1,7	1,0

Tabelle XXXII. (Fortsetzung.)

Länder		Alle Todesursachen					Lungentuberkulose					Extrapulmonale Tuberkulose				
		bis 1	1—4	5—9	10—14	15—19	bis 1	1—4	5—9	10—14	15—19	bis 1	1—4	5—9	10—14	15—19
Portugal	m	1001	1577	181	117	168	57,5	50,5	8,3	10,3	39,6	124,1	85,3	18,5	12,1	12,1
	w	881	1273	169	101	153	82,7	38,5	14,6	17,8	52,4	131,8	62,3	21,1	10,9	13,2
England und Süd-Wales .	m	3083	132	57	50	90	2,6	1,2	0,5	1,0	3,5	8,1	8,7	1,7	2,0	2,6
	w	2407	102	41	34	51	2,1	1,7	0,5	0,6	5,8	7,3	6,5	2,4	2,1	3,0
Schottland	m	3931	157	81	47	93	19,5	6,4	1,4	2,1	4,0	8,6	11,8	2,8	2,6	3,4
	w	3085	139	50	37	80	15,9	4,5	1,4	3,2	20,2	11,3	12,7	1,0	2,6	6,9
Nordirland	m	4513	149	72	54	80	—	—	—	—	5,5	26,9	17,5	5,8	7,0	1,8
	w	3213	144	44	34	53	—	1,8	—	—	5,6	21,6	24,0	6,1	5,4	5,6
Triest	m	4693	238	39	31	98	—	15,8	—	—	—	—	31,7	—	—	21,8
	w	3587	232	103	32	84	71,7	16,6	—	—	—	—	49,8	12,9	—	10,4

Tabelle XXXIV. *Die wichtigsten Todesursachen nach Alter und Geschlecht in den*

Aus: Wirtschaft und Statistik

Altersgruppe von .... bis unter .... Jahre	Gestorbene insgesamt			Tuberkulose insgesamt			Krebs und andere bösartige Gewächse			Gehirnblutung		
	1933	1950	1951	1933	1950	1951	1933	1950	1951	1933	1950	1951
												männlich
0— 1	909,5	638,4	618,0	9,1	3,0	2,7	0,3	0,3	0,3	0,2	0,9	0,6
1—15	24,3	12,6	11,2	2,3	1,0	0,9	0,3	0,3	0,3	0,1	0,0	0,0
15—30	27,9	18,3	17,7	7,6	3,2	2,8	0,6	0,6	0,6	0,1	0,2	0,2
30—45	42,8	33,1	31,1	9,9	4,8	4,3	2,8	3,3	3,2	0,7	0,8	0,8
45—60	119,2	97,5	98,4	11,6	8,6	8,2	20,2	20,0	20,7	8,0	6,3	6,3
60 u. m.	561,1	525,7	554,1	11,4	12,1	11,9	83,4	92,6	96,2	68,1	77,8	83,1
insges.	114,7	111,9	115,0	7,9	5,2	4,9	13,0	16,8	17,5	8,8	11,6	12,4
												weiblich
0— 1	714,5	500,0	484,5	8,5	3,0	2,2	0,2	0,3	0,2	0,1	0,5	0,3
1—15	21,4	9,9	8,5	2,7	1,1	0,9	0,2	0,3	0,2	0,1	0,0	0,1
15—30	24,8	12,1	10,7	9,1	2,9	2,6	0,6	0,7	0,7	0,1	0,2	0,1
30—45	38,5	23,8	22,2	7,5	2,5	2,5	5,5	5,8	5,7	0,7	0,7	0,6
45—60	96,7	67,1	64,3	6,1	2,8	2,4	25,9	21,9	21,5	7,2	6,5	6,3
60 u. m.	541,9	459,0	468,3	8,4	6,1	5,8	74,7	78,8	77,9	66,9	78,2	82,0
insges.	108,7	96,1	97,1	6,7	2,9	2,7	14,6	17,1	17,2	9,2	12,7	13,4
												insgesamt
0— 1	814,4	571,4	553,2	8,8	3,0	2,5	0,3	0,3	0,2	0,1	0,7	0,5
1—15	22,8	11,3	9,9	2,5	1,0	0,9	0,2	0,3	0,3	0,1	0,0	0,0
15—30	26,4	15,0	14,1	8,3	3,0	2,7	0,6	0,7	0,7	0,1	0,2	0,2
30—45	40,5	27,8	26,1	8,6	3,5	3,3	4,2	4,7	4,6	0,7	0,8	0,7
45—60	107,3	81,0	79,9	8,7	5,4	5,1	23,2	21,0	21,1	7,6	6,4	6,3
60 u. m.	550,8	488,8	506,4	9,8	8,8	8,5	78,7	85,0	86,0	67,5	78,0	82,5
insges.	111,6	103,5	105,5	7,3	3,9	3,7	13,8	17,0	17,3	9,0	12,2	12,9

Jahren 1933, 1950, 1951, berechnet auf 10000 Lebende der jeweiligen Altersgruppen[1].
5, 3, 111 (März 1953).

Krankheiten des Herzens			Andere Krankheiten der Kreislauforgane			Lungenentzündung			Verunglückungen		
1933	1950	1951	1933	1950	1951	1933	1950	1951	1933	1950	1951
1,4	2,2	1,2	0,8	0,9	0,9	115,7	70,8	69,5	3,9	7,2	69,5
0,6	0,4	0,3	0,1	0,1	0,0	3,5	0,9	0,7	3,5	4,1	3,9
1,1	1,2	0,9	0,1	0,1	0,1	1,3	0,3	0,2	5,1	6,5	7,4
3,0	4,0	3,5	0,3	0,3	0,3	2,7	0,6	0,5	4,6	6,3	6,7
16,3	16,4	17,2	3,1	1,9	2,0	7,2	2,4	2,4	5,5	7,3	7,7
78,7	101,1	108,6	38,6	32,6	36,4	36,4	23,4	25,6	9,7	13,0	14,9
12,1	17,5	18,6	4,7	4,7	5,3	8,5	5,1	5,3	5,1	6,9	7,5
1,4	1,7	0,7	0,6	0,7	0,5	87,6	56,5	54,7	3,4	4,2	4,8
0,6	0,4	0,3	0,0	0,0	0,0	3,1	0,9	0,7	1,7	2,0	1,9
1,3	0,8	0,8	0,1	0,1	0,1	1,0	0,3	0,2	0,8	1,0	1,0
3,4	2,2	2,0	0,3	0,3	0,3	2,0	0,5	0,4	0,7	0,8	0,9
13,9	9,7	9,1	2,2	1,8	1,8	5,1	1,6	1,3	1,3	1,3	1,4
86,1	94,9	97,5	31,3	30,3	32,5	34,4	20,8	21,6	7,7	3,6	9,7
13,7	16,3	16,8	4,1	4,8	5,2	7,4	4,4	4,4	1,9	2,3	2,6
1,4	2,0	1,0	0,7	0,8	0,7	102,0	63,8	62,3	3,7	5,8	5,3
0,6	0,4	0,3	0,1	0,0	0,0	3,3	0,9	0,7	2,6	3,0	2,9
1,2	1,0	0,9	0,1	0,1	0,1	1,2	0,3	0,2	2,9	3,6	4,1
3,2	3,0	2,7	0,3	0,3	0,3	2,4	0,6	0,5	2,5	3,2	3,4
15,0	12,7	12,8	2,6	1,9	1,9	6,1	2,0	1,8	3,3	4,0	4,3
82,7	97,7	102,4	34,7	31,3	34,2	35,3	21,9	23,4	8,7	10,6	12,0
12,9	16,8	17,6	4,4	4,8	5,2	7,9	4,8	4,9	3,5	4,5	4,9

[1] 1933 Reichsgebiet (bezogen auf die Bevölkerung nach der Volkszählung vom 16. 6. 1933), 1950 und 1951 Bundesgebiet.

Tabelle XXXIII. *Sterbefälle an extrapulmonaler Tuberkulose in Bayern 1950—1952*[1].
Aus „Die Tuberkulose in Bayern 1952“; Informationsdienst des Bayer. Statistischen Landesamtes (Seite 60, Tab. 24).
(Nach den standesamtlichen Sterbefallzählkarten.)

Art der Tuberkulose	1950	1951	1952
Tuberkulose der Hirnhäute u. des Zentralnervensystems			
a) der Hirnhäute (Meningitis)	178	163	134[2]
b) anderen Sitzes	1	3	11
Tuberkulose des Darms und des Bauchfells			
a) des Darms	21	27 }	50
b) anderen Sitzes	36	26 }	
Tuberkulose der Wirbelsäule	69	45 }	105
Tuberkulose der Knochen und Gelenke	111	81 }	
Tuberkulose der Haut und des Unterhautzellgewebes	14	16	19
Tuberkulose des Lymphsystems	21	21	20
Tuberkulose der Harn- und Geschlechtsorgane	54	31	29
Tuberkulose anderer Organe			
a) ADDINSONsche Krankheit	—	4	7
b) sonstige Organe	3	1	4
Ausgesäte Tuberkulose	81	86	33
Insgesamt	589	504	412

[1] 1952 einschl. bayerischer Kreis Lindau (Bodensee).
[2] Eingeschlossen einige Sterbefälle, in denen außer der Hirnhaut-Tuberkulose auch Miliar-Tuberkulose festgestellt wurde.

Tabelle XXXV. *Allgemeine deutsche Sterbetafeln 1871/81; 1901/10; 1932/34.*
[Aus: „Wirtschaft und Statistik“ *5*, 1, 6 (Januar 1953).]

Altersklassen (Jahr)	Lebenserwartung in Jahren					
	männlich			weiblich		
	1871/81	1901/10	1932/34	1871/81	1901/10	1932/34
0	35,58	44,82	59,86	38,45	48,33	62,81
1	46,52	55,12	64,43	48,06	47,20	66,41
2	48,72	56,39	64,03	50,30	58,47	65,96
3	49,38	56,24	63,31	50,98	58,33	65,22
4	49,53	55,77	62,53	51,14	57,87	64,40
5	49,39	55,15	61,70	51,01	57,27	63,56
10	46,51	51,16	57,28	48,18	53,35	59,09
15	42,38	46,71	52,62	44,15	49,00	54,39
20	38,45	42,56	48,16	40,19	44,84	49,84
25	34,96	38,59	43,83	36,53	40,84	45,43
30	31,41	34,55	39,47	33,07	36,94	41,05
35	27,88	30,53	35,13	29,68	33,04	36,67
40	24,46	26,64	30,83	26,32	29,16	32,33
45	21,16	22,94	26,61	22,84	25,25	28,02
50	17,98	19,43	22,54	19,29	21,35	23,85
55	14,96	16,16	18,69	15,88	17,64	19,85
60	12,11	13,14	15,11	12,71	14,17	16,07
65	9,55	10,40	11,87	9,96	11,09	12,60
70	7,34	7,99	9,05	7,60	8,45	9,85
75	5,51	5,97	6,68	5,66	6,30	7,09
80	4,10	4,38	4,84	4,22	4,65	5,15
85	3,06	3,18	3,52	3,14	3,40	3,70
90	2,34	2,35	2,63	2,37	2,59	2,72

Anhang.

1. Wissenschaftliche Rundschreiben des DZK.

(Nr. 1—37 s. Tbc.-Jb. 1951/52, S. 166/167.)

38. Zum Kampf gegen die Tuberkulose in Dänemark.
39. Tuberkelbakterien im Magennüchternsaft.
40. „Gefährdung durch Tuberkulose“ und „Bedrohung durch Tuberkulose“.
41. Genitaltuberkulose der Frau.
42. Nachweis von TB im Sputum durch die Kultur.
43. Rückfälle von „geschlossener“ in „offene“ Lungentuberkulose.
44. Pilzerkrankungen der Lunge.
45. Ansteckungsfähigkeit bei Nieren- und Blasentuberkulose.
46. Über BCG-Impfungen für Rekruten.
47. Altersgliederung der Männer mit aktiver Tuberkulose.
48. Neuerkrankungen an Tuberkulose in Niedersachsen und Schweden im Jahre 1952.
49. Der mit offener Tuberkulose behaftete Mensch als Ansteckungsquelle für Rind und Ziege.
50. Die Betreuung der tuberkulösen Studenten in Frankreich.
51. Vortrag von Prof. ET. BERNARD, gehalten in der *Académie Nationale de Médecine*, Paris: „Der Einfluß der Erfolge der neuen Tuberculostatica auf die Organisation des Kampfes gegen die Tuberkulose“.
52. Über BOECKsches Sarkoid (BOECKsche Krankheit).

2. Internationale Statistik für Tuberkulose-Morbidität.

(Union Internationale contre la Tuberculose, Sous-Commission de l'Epidémiologie.)

In einer großen Reihe von Ländern wird bereits eine eingehende, nach Geschlecht und Alter gegliederte Statistik der Tuberkulose-Morbidität geführt. Da aber die Grundlagen bzw. die Grundbegriffe, auf welchen sich diese Statistiken aufbauen, für die einzelnen Länder ganz verschieden sind, ist es unbedingt erforderlich, durch Vereinbarungen zwischen den Mitgliedsländern der Union die Grundbegriffe der Statistik eindeutig zu definieren. Wenn auch jedes einzelne Land die Morbiditäts-Statistik nach eigenen Prinzipien und für die Aufgaben in diesem Land in besonderer Weise führt, so wird doch zweckmäßigerweise für die internationale Zusammenarbeit eine gemeinsame Basis notwendig sein. Diese Basis muß aber so einfach sein, daß die Angaben für den internationalen statistischen Bericht ohne weiteres aus den national geführten Statistiken herausgezogen werden können.

Die von der Sous-Commission vorgeschlagenen Vereinbarungen stellen die einfachste Forderung dar, damit auch Länder, die keine umfangreiche Statistik aufstellen können, sich an dieser Zusammenarbeit beteiligen können. Insbesondere hat sich die Sous-Commission an die Statistiken von Schweden, England und USA angelehnt.

A. Aktivität und Inaktivität.

Bekanntlich verläuft die Tuberkulose in Schüben (poussées; exacerbations); während jedes Schubes ist die Tuberkulose *aktiv*. Der abklingende Schub kann in *Inaktivität* übergehen.

Aktivität besteht, solange „Aktivitätszeichen“ der Tuberkulose vorhanden sind, wie positiver TB-Befund, Wechsel im Röntgenbild, beschleunigte Blutsenkungsgeschwindigkeit, Fieber, Gewichtsabnahme, wenn diese Zeichen nur auf die Tuberkulose zurückzuführen sind.

Von *inaktiver* Tuberkulose spricht man, wenn keine derartigen Zeichen mehr zu beobachten sind.

Fürsorgerisch wird eine Tuberkulose als *aktiv* betrachtet, solange sie *behandlungsbedürftig* ist, oder wenn innerhalb eines gewissen Zeitraumes (je nach Ausdehnung und Schwere des Prozesses) neue Tuberkuloseschübe zu erwarten sind. Die Fälle von aktiver Tuberkulose bedürfen sorgfältiger Überwachung durch die Fürsorgestelle:

1. um gegebenenfalls eine Behandlung rechtzeitig zu veranlassen,
2. um gegebenenfalls Ansteckungen der Umgebung zu verhindern.

Klinisch geheilte oder vorläufig klinisch geheilte Tuberkulosen gelten als *inaktive* Tuberkulosefälle und bedürfen noch einer routinemäßigen Überwachung nach Art des Falles. Ist während einer solchen Überwachungszeit kein neuer Tuberkuloseschub aufgetreten, so können die Tuberkulosefälle aus der Überwachung durch die Fürsorgestelle entlassen werden, wenn nicht besondere Umstände eine weitere Überwachung angezeigt erscheinen lassen.

B. Ansteckungsfähigkeit.

Als ansteckende Lungentuberkulosen gelten Fälle,

1. bei welchen TB mit Direktverfahren oder Kultur im Sputum oder Kehlkopfabstrich nachgewiesen worden sind,
2. wenn Kavernen tuberkulösen Ursprungs vorhanden sind, auch wenn TB nicht gefunden worden sind.

Die aktiven Lungentuberkulosen, bei welchen Ansteckungsfähigkeit nicht anzunehmen ist, werden als „*geschlossene*“ oder „*nichtansteckende*“ Lungentuberkulosen bezeichnet.

C. Einteilung der Tuberkulosen.

Es erscheint zweckmäßig, in der internationalen Statistik nicht von „Lungentuberkulosen“ (pulmonary tuberculosis) zu sprechen, sondern von *Tuberkulose der Respirationsorgane*; zu diesen gehören auch die tuberkulösen Erkrankungen der Bronchial- bzw. Hiluslymphknoten, der Pleura, des Kehlkopfes und der Luftröhre. Die übrigen, nicht die Respirationsorgane betreffenden Tuberkulosen sollen als *Tuberkulosen anderer Organe* bezeichnet werden.

Die Miliartuberkulose soll entweder unter „Tuberkulose der Respirationsorgane“ oder unter „Tuberkulose anderer Organe“ geführt werden, je nach dem klinisch überwiegenden Organbefund. Dasselbe gilt für Tuberkulosen, welche mehrere Organe und auch die Lunge befallen haben. *Jeder Kranke darf in der Statistik nur einmal erscheinen.* Trifft aktive Tuberkulose der Atmungsorgane mit einer aktiven extrapulmonalen Tuberkulose zusammen, so ist es dem Ermessen des Arztes anheimgestellt, in welcher Rubrik der Kranke geführt wird.

D. Gliederung der Statistik.

Es ist notwendig, die Morbiditätsstatistik zu gliedern in:

1. Neuerkrankungen (new cases),
2. Bestand (total registered cases).

Der *Bestand* (total registered cases) betrifft die Gesamtzahl der Personen mit aktiver Tuberkulose, welche an einem Stichtag, am besten am 31. 12. jeden Jahres, in Überwachung durch die Fürsorgestelle oder in sonstiger ärztlicher Beobachtung stehen.

Die *inaktiven* Fälle werden für die internationale Statistik *nicht* benötigt.

Rückfälle (rechutes, relapses) bedeuten Tuberkuloseschübe im Sinne einer Verschlimmerung. Besonders wesentlich sind die Fälle von Lungentuberkulose, welche von einer *nichtansteckenden* in eine *ansteckende* Tuberkulose übergehen. Es ist in den letzten Jahren in verschiedenen Ländern in zunehmendem Maße beobachtet worden, daß die Zahl dieser Rückfälle erheblich im Zunehmen begriffen ist, und zwar in steigendem Maße seit der Verwendung der bekannten Antibiotica. Die Kenntnis der Zahl der „Rückfälle“ ist wichtig, um der Öffentlichkeit vor Augen zu führen, daß das Tuberkuloseproblem trotz der neuen Chemotherapeutica immer noch sehr wesentlich ist.

Altersgliederung. Nach Möglichkeit soll die Altersgliederung der WHO (OMS) von 5 zu 5 Jahren (0—1, 1—4, 5—9 usw.) bis 85 Jahre und darüber Anwendung finden.

Paris, September 1953.

3. Erläuterungen

zur Führung der Tuberkulosestatistik in den Gesundheitsämtern.

Teil 2.

II. Überwachungsfälle.

IIa) Klinisch geheilte Tuberkulose der Atmungsorgane.

1. Nach *sicher aktiver Erkrankung im Kleinkindesalter* kann das Kind in der Regel 2 Jahre nach Feststellung der Inaktivität aus der Überwachung entlassen und der Schulgesundheitsfürsorge übergeben werden.

2. Nach Erkrankung *in* und *nach der Pubertät:* Überwachung nach Abheilung etwa 5 Jahre lang bis zum 25. Lebensjahr.

3. *Bei späteren Krankheitsfällen:* In der Regel 5 Jahre unter Berücksichtigung des Ausgangsbefundes. Nachuntersuchungen bei dieser Gruppe in den ersten Jahren in Abständen von 6—12 Monaten, später 1 Jahr. Für die Röntgenkontrolle werden Schirmbilduntersuchungen — möglichst in Mittelformat — empfohlen.

IIb) Klinisch geheilte Tuberkulose anderer Organe.

Es gilt im wesentlichen das oben Gesagte. Fachärztliche Mitwirkung des Beauftragten für Hauttuberkulose, Orthopäden usw. wird empfohlen.

IIc) Exponierte und exponiert Gewesene.

Als Exposition ist aufzufassen:

1. die *intrafamiliäre* durch Familienmitglieder, die wohl die größte Bedeutung hat,

2. sonstige Gefährdung innerhalb der Wohngemeinschaft durch Untermieter, Hauptmieter, Nachmieter usw. oder Mitbewohner desselben Hauses — *intradomizilär* — in bestimmten Fällen, z. B. im Spielalter,

3. Gefährdung am *Arbeitsplatz.* Diese ist im allgemeinen nicht als erheblich anzusehen, es sei denn, daß eine besonders große und lang dauernde Gefährdung durch einen bis dahin als tuberkulös nicht erfaßten Mitarbeiter oder einen Massenbacillenstreuer bestand.

4. Gefährdung durch Verwandte, Freunde und Bekannte *außerhalb der Wohngemeinschaft,* wobei die Gefährdung oft erheblich sein kann, z. B. Großeltern und Enkel, Verlobte.

Die Dauer der Überwachung gilt für die gesamte Zeit der Exposition bis 2 Jahre nach Erlöschen der Infektionsquelle; im Pubertätsalter evtl. auch länger. Untersuchung während der Exposition 1—2mal jährlich, bei Jugendlichen, Kleinkindern (Säuglingen) entsprechend öfter, später 1mal jährlich Anwendung des Röntgenverfahrens wie bei IIa).

IId) Unentschiedene Diagnosen.

Hierher gehören die Fälle von festgestellten krankhaften Veränderungen der Atmungsorgane, bei denen die Diagnose hinsichtlich der Verursachung durch Tuberkulose oder der Mitbeteiligung von Tuberkulose im Laufe des Berichtsjahres noch nicht sicher entschieden werden konnte, z. B. tuberkuloseverdächtige Staublungen. Die Klärung dieser unentschiedenen Fälle ist mit allen zur Verfügung stehenden Mitteln zu betreiben, wenn nötig durch klinische Beobachtung.

III) Andere Beobachtungsfälle.

Hierher gehören diejenigen Erkrankungen der Atmungsorgane, die der Tuberkulose-Fürsorgestelle unter der Bezeichnung „Tuberkulose“ oder „Tuberkuloseverdacht“ bekannt oder gemeldet werden, bei denen aber die Tuberkulose als Krankheitsursache ausgeschlossen werden kann. Nach Sicherung der Diagnose kann der größte Teil dieser Beobachtungsfälle bis zum Ende des Jahres abgeschrieben werden. Die Sorge für die nichttuberkulösen Lungenkranken ist nicht Aufgabe der Tuberkulose-Fürsorgestellen; erforderlichenfalls ist Überweisung in ärztliche Behandlung oder an andere Fürsorgestellen zu veranlassen.

IV) Gesunde.

Hier sind diejenigen Untersuchungen aufzuzeichnen, die den Tuberkulose-Fürsorgestellen ebenfalls unter der Bezeichnung „Tuberkuloseverdacht“ bekannt werden, bei denen die Untersuchung aber keine krankhafte Veränderung der Atmungsorgane ergibt.

Röntgenreihenuntersuchungen gehören nicht hierher; werden diese bei Exponierten vorgenommen, so sind sie unter IIc) zu führen.

Hannover, Oktober 1953.

4. Stellungnahme.

Von Obermed.-Rat Dr. Schrag, Stuttgart, und Med.-Rat Dr. Breu, Ludwigsburg.

„Zur Frage des Schirmbildmittelformates in der Tuberkulosefürsorge.“

Die Erfassung der Tuberkulosekranken und ihre laufende ärztliche Überwachung ist eine Pflichtaufgabe der Gesundheitsämter. Erst das Röntgenreihenbildverfahren hat die Möglichkeit zur ausreichenden Erfassung der Tuberkulosekranken gegeben und wird zu diesem Zweck schon weitgehend verwendet; bei der Überwachung wurde es bis jetzt nur in wenigen Fürsorgestellen angewandt.

Je besser die Erfassung ist, desto größer wird die Zahl der Fürsorge- und Überwachungsfälle. Bei Durchführung eines Röntgenkatasters nimmt die Zahl der Überwachungsfälle um ca. 50% zu. Weitaus der größte Teil der Fürsorgeärzte ist jetzt schon nicht mehr in der Lage, die Aufgabe der Überwachung ausreichend zu erfüllen. Der Wert der Erfassung wird aber weitgehend durch ungenügende Überwachung herabgesetzt. Die Erfahrung zeigt, daß bei den aktiven Tuberkulosen der Atmungsorgane (Gruppe Ia—Ic der Statistik) die Nachuntersuchungstermine oft zu lang sind, und daß auch die klinisch geheilten Tuberkulosen der Atmungsorgane (IIa-Fälle) in kürzeren Abständen und länger überwacht werden müssen. als dies bis jetzt meist üblich und möglich ist. In den „Erläuterungen zur Führung der Tuberkulosestatistik" wird jetzt vom Zentralkomitee empfohlen, die IIa-Fälle in der Regel 5 Jahre unter Berücksichtigung des Ausgangsbefundes zu überwachen. Nach dem Tuberkulose-Jahrbuch 1950/51 betrug 1950 die Wahrscheinlichkeit für einen IIa-Fall, an einem Rückfall von Lungentuberkulose zu erkranken, 4%. Aus einer Großstadt-Fürsorgestelle wurde für 1950—1952 berichtet, daß 1952 von den IIa-Fällen mit schwerem Ausgangsbefund. die 10 Jahre und länger ununterbrochen inaktiv gewesen waren, jährlich 2% aktiv und 0,8% ansteckend wurden. Die Ergiebigkeit dieser schon so lange inaktiven Fälle war bezüglich der Erfassung von ansteckenden Kranken noch 20mal so groß als bei der Gesamtbevölkerung dieses Bezirks. Die Zahl der Verschlechterungen wird im ganzen Bundesgebiet gegenüber den Neuzugängen immer größer. Jetzt schon ist die Zahl der neuen, ansteckenden Fälle, die durch Verschlechterung schon bekannter, nicht ansteckender Fälle entstanden sind, ebenso hoch wie die Zahl der ansteckenden Neuzugänge. Diese Tatsachen zeigen, wie dringend notwendig es ist, daß die Gesundheitsämter auch die Pflichtaufgabe der Überwachung ausreichend erfüllen. Bei der jetzigen technischen Ausrüstung der Gesundheitsämter ist dies nur in wenigen Fürsorgestellen möglich. Viele Fürsorgeärzte sind jetzt schon so überlastet, daß die Qualität der Arbeit und die Gesundheit der Ärzte darunter leiden. Den größten Teil des Tages untersuchen diese Ärzte im verdunkelten Röntgenraum, den Röntgenstrahlen und Tuberkelbakterien ausgesetzt. Wenn 100 und mehr Personen, zum großen Teil Tuberkulosekranke, an einem Tag untersucht werden müssen, so ist das eine Reihendurchleuchtung, und die Hauptaufgabe des Fürsorgearztes, die Einzeluntersuchung und Beratung, kommt zu kurz.

Dazu kommt noch, daß viel zu wenig Röntgenaufnahmen gemacht werden. Schon seit Jahrzehnten wurde von maßgeblichen Autoren, so besonders von Braeuning, immer wieder die Forderung gestellt, daß, da eine Röntgendurchleuchtung allein oft nicht genügt, bei der Überwachung der Tuberkulosekranken auch immer wieder in nicht zu großen Abständen Röntgenaufnahmen gemacht werden müssen. Dieser Forderung konnten bis jetzt die meisten Fürsorgestellen aus technischen und finanziellen Gründen nicht ausreichend entsprechen.

Es ist also festzustellen, daß die für die Tuberkulosebekämpfung vordringlich wichtige Aufgabe der Überwachung der Tuberkulosekranken von den meisten Fürsorgestellen bis jetzt nur qualitativ und quantitativ ungenügend erfüllt werden konnte.

Überdies sind gegenüber früher die Aufgaben der Tuberkulosefürsorge ständig angewachsen:

1. Der Bestand sowohl an den ansteckungsfähigen als auch an den aktiv-geschlossenen Lungentuberkulosen hat sich gegenüber 1939 ganz wesentlich erhöht. Folgende Zahlen sollen dies beweisen. So sind nach dem Tbc.-Jb. 1950/51 in Bayern die Ia + Ib-Fälle von 18,8 auf 10000 Einwohner im Jahre 1938 auf 25,5 im Jahre 1950 angestiegen. Die Ic-Fälle sind in Bayern von 17,3 auf 10000 Einwohner im Jahre 1938 auf 40,2 im Jahre 1950 hinaufgeklettert. Ähnlich liegen die Zahlen für alle übrigen Länder der Bundesrepublik.

2. Die in den meisten Ländern der Bundesrepublik durchgeführte Röntgenreihenuntersuchung der Bevölkerung — entweder auf gesetzlicher oder freiwilliger Basis — brachte und bringt laufend eine weitere Zunahme an Fürsorge- und Überwachungsfällen.

3. Die obligate, turnusmäßige Röntgenkontrolle der unter den Schulseuchenerlaß fallenden Personen (Lehrkräfte, Kindergärtnerinnen usw.), die eine erhebliche Belastung der Gesundheitsämter bedeutet.

4. Die noch vielfach ungenügenden Lebensbedingungen erfordern eine erheblich verstärkte Nachfürsorge (Wohnungsfürsorge, Arbeitsfürsorge).

5. Die Tuberkulosehilfe mit den erforderlichen Begutachtungen.

6. Einbau der BCG-Schutzimpfung in die Tuberkulosefürsorge.

7. Mitarbeit der Tuberkulosefürsorge bei der örtlichen Bekämpfung der Rindertuberkulose.

Diese großen und zusätzlichen Aufgaben der Tuberkulosefürsorge können nur durch eine *rationelle* Arbeitsmethodik bewältigt werden.

Aus dieser Lage gibt es nur einen Ausweg:

Das Röntgenreihenbildverfahren. Die Erfassung, der Röntgenkataster, wurde dadurch ermöglicht; auch die Überwachung kann bei Einschaltung des Reihenbildverfahrens qualitativ und quantitativ ausreichend durchgeführt werden, und es kann dadurch erreicht werden, daß der Fürsorgearzt wieder Zeit und Kraft für den einzelnen Kranken hat. Ebenso wie wir mit dem Schirmbildverfahren aus der Reihe der Gesunden die überwachungsbedürftigen Fälle durch ein technisches Verfahren, ohne eigentliche ärztliche Arbeit, herausfinden, können wir auch aus der Gruppe der überwachungsbedürftigen Fälle mit Hilfe der Röntgenaufnahme die der eingehenden ärztlichen Untersuchung und Beratung bedürftigen Kranken heraussieben. Eine Mechanisierung der Arbeit der Fürsorgeärzte ist dabei nicht zu befürchten, im Gegenteil wird es eben dadurch dem Fürsorgearzt ermöglicht, wieder mehr als seither als Arzt zu arbeiten. Der Einbau des Reihenbildverfahrens in die Überwachung war bis jetzt nur in wenigen Fürsorgestellen möglich, weil die Schirmbildaufnahmen in Klein- oder Technikformat für den Röntgenbildvergleich von vielen Fürsorgeärzten für ungenügend gehalten werden und Einrichtungen für Reihengroßaufnahmen (HEISIG-Kassette) nur in einzelnen Fürsorgestellen vorhanden waren, ihr Betrieb auch zu teuer war. Nun kann aber die Schirmbildaufnahme im Mittelformat erfahrungsgemäß Papiergroßaufnahmen ersetzen und damit auch die Reihengroßaufnahmen, die ja ausschließlich auf Papier gemacht wurden. Der „Arbeitsausschuß für Röntgenschirmbild-Untersuchungen und für Röntgentechnik" hat in seinen Vorschlägen für Röntgeneinrichtungen in Gesundheitsämtern ortsfeste Schirmbildapparaturen im Mittelformat empfohlen und besonders auf die Möglichkeit hingewiesen, daß Großaufnahmen dadurch weitgehend ersetzt werden können. Darüber hinaus ist aber die Ausstattung der Gesundheitsämter mit Schirmbildapparaturen im Mittelformat von grundlegender Bedeutung für die Leistungsfähigkeit der Fürsorgestellen. Erst mit ihrer Hilfe wird es möglich sein, daß die Gesundheitsämter ihre Pflichtaufgabe der Überwachung der Tuberkulosekranken ausreichend erfüllen und daß die Tuberkulose-Fürsorgeärzte Zeit haben für die der eingehenden ärztlichen Untersuchung und Beratung bedürftigen Kranken.

5. Statistiken zur bovinen Tuberkulose.

Gesamte Tuberkulose (pulmonal und extrapulmonal)[1].

WIESMANN, Schweiz	10,0
GERVOIS (17045 Fälle)	11,2
JENSEN usw.	11,2
BRUNO LANGE	13,5
Schottland	26,0
Canada	10,0
Japan	4,0
England (brit. Gesundheitsminister) (1947)	6,0
	91,9 : 8 = *11,5*%

Der Anteil der ländlichen Bevölkerung an bovinen Affektionen liegt immer — und teilweise beträchtlich — über dem Anteil der Stadtbewohner (WIESMANN, Schweiz u. a.).

[1] 1953/54 sind vom Hygiene-Institut der Universität München in Organproben von tuberkulösen Kindern zu 20% bovine TB festgestellt worden.

Ergebnisse von *2804 Untersuchungen im Hygiene-Institut der Tierärztlichen Hochschule in Hannover vom 11. 10. 51 bis 24. 2. 54* (pulmonale und extrapulmonale Tuberkulose):

Daten	Anzahl der Proben	bovine TB in %	Die Proben stammen v. ... Patienten	davon mit boviner TB
bis 11. 10. 51	1426	8,0	689	9,1
1. 1. 52	1900	8,9	1075	10,3
4. 6. 52	2085	8,8	1264	10,0
7. 1. 53	2547	9,4	1561	10,7
3. 6. 53	2643	9,6	1635	10,1
5. 10. 53	2730	10,0	1689	11,4
24. 2. 54	2804	11,0	1756	12,5

Beteiligung boviner TB an der Halsdrüsentuberkulose.

GRIFFITH	46,5
BLACKLOCK	72,2
BRÜGGER	74,5
GOETERS	49,0
BERNE	28,6
JENSEN	30,8
MÖLLERS, LANGE	24,0
WIESMANN	38,0
WIESMANN	48,5
	412,1 : 9 = *45,8%*

Knochen- und Gelenktuberkulose.

GRIFFITH	18,3
GRIFFITH	28,6
BROWN	18,9
GOETERS	14,0
BERNE	12,2
MÖLLERS, LANGE	8,3
WIESMANN	20,0
WIESMANN	10,0
	130,3 : 8 = *16,3%*

GERVOIS 0—5 = 50,0%, 5—16 = 35,5%, über 16 = 13,0%
GERVOIS 0—5 = 64,0%, 5—16 = 32,0%, über 16 = 15,1%
LANGE 0—16 = 30%, über 16 = 2%.

Meningitis.

GRIFFITH	16,6
Schottland	17,2
BRUNO LANGE	10,6
BRUNO LANGE	30,4
GRIFFITH	24,6
GRIFFITH	29,6
BROWN	29,0
JENSEN	24,6
BERNE usw.	12,5
JENSEN	8,7
GRIFFITH	27,3
MÖLLERS, LANGE	6,9
WIESMANN	5,0
	243 : 13 = *19,0%*

Altersbeteiligung:

JENSEN	0—15	15—30	über 30 Jahre
Kopenhagen	17,9	0	15,0
Inseln	31,6	17,7	0
Nord-O. Jütland	40,0	20,0	0
Nordschleswig	67,9	25,0	33,3

Lupus.

GRIFFITH	50,0
DIETZ	20,0
LANGE . bis 16 Jahre = 41,6	
über 16 Jahre = 19,0 = ca.	20,0
	90,0 : 3 = *30,0%*

Abdominaltuberkulose.

Möllers bis 16 Jahre = 40,0%	
über 16 Jahre = 28,0% = ca. . . .	34,0
Blacklock	77,9
Bonard *1953:* (auf 100 Lungentuberkulöse kommen 10 mit verkalktem abd. Primärinfekt)	
Goeters	16,0
Berne	25,0
Griffith	23,0
Urech	56,1
	232,0 : 6 = *39,0%*

Genitaltuberkulose.

Griffith	17,6
Berne	5,2
Jensen	18,7
Wiesmann	22,0
	63,5 : 4 = *16,0%*

Beteiligung boviner TB an Lungentuberkulosen.

Jensen und Lester	4,1
Jensen	6,7
Herrmann 1947/48	1,6
Wagener	1,9
Griesbach	4,0
Griffith	1,3
Blacklock	3,6
Berne	1,7
Jensen	2,1
Griffith	3,8
Möllers, Lange	1,8
Gervois (1937)	11,2
Jensen, Lester und Tolderlund (1936) . . .	11,2
Lange (Deutschland) (1932)	13,5
Canada	10,0
Schottland	3,6
Wiesmann	6,0
	88,1 : 17 = *5,2%*

Altersbeteiligung:

Griesbach = bis 16 Jahre 2,0%, über 16 Jahre 0,5%

Holm usw.	0—5	5—15	15—30	über 30
Städte	9,1	6,9	4,4	2,9
Land	21,0	22,0	17,0	7,9
Kopenhagen.	6,9	4,1	1,8	0,6

Jensen (1936)	0—15	15—30	über 30
Kopenhagen	6,3	2,0	0
Ost- und Nord-Jütland . . .	6,9	5,7	4,4
Westjütland u. Nordschleswig	28,6	16,9	6,7

Errechnung der Zahl der Fälle mit boviner Tuberkulose in Niedersachsen 1952.

Tuberkuloseform	Bestand	Richtzahl in %	bovine Tbc.
Lungentuberkulose.	57299	5,2	2960
Drüsentuberkulose	2132	46,0	980
Knochen- u. Gelenktuberkulose	3245	16,0	510
Meningitis tbc.	243	19,0	46
Lupus	1237	30,0	370
Abdominal-Genital-Tuberkulose	2100	35,0	735
	66256		5601

Anteil der bovinen Tuberkulose = 8,5% (bei 6,9 Mill. Einwohner).

Ein Anteil der bovinen Tuberkulose von 8,5% ergibt für 49 Millionen Einwohner der Bundesrepublik Deutschland rd. *40000 Fälle an boviner Tuberkulose.*

In der Bundesrepublik Deutschland starben im Jahre 1952 insgesamt 13281 Personen an Tuberkulose. Der Anteil der bovinen Tuberkulose ist ebenfalls auf 8,5% zu schätzen und beträgt demnach *rd. 1100 Todesfälle.*

Die Zahl der Neuerkrankungen an Tuberkulose aller Formen beläuft sich 1952 für die Bundesrepublik Deutschland auf 110797 Personen. 8,5% davon zu Lasten der bovinen Tuberkulose sind rd. 9400 Personen.

In England befanden sich unter den an *extrapulmonaler Tuberkulose* Verstorbenen (1944) 35% mit boviner Tuberkulose. Der Anteil an der pulmonalen Tuberkulose beträgt ca. 5% (geschätzt).

Im Bundesgebiet starben 1952 = 2095 Personen an extrapulmonaler Tuberkulose und 11186 an pulmonaler Tuberkulose.

$$\begin{aligned} 35\% \text{ von } 2095 &= 730 \\ 5\% \text{ von } 11186 &= \underline{560} \\ & 1290 \end{aligned}$$

Nach dieser Rechnung dürften 1952 ca *1300 Personen* in der Bundesrepublik Deutschland an einer auf bovine Infektion zurückzuführenden Tuberkulose verstorben sein, das sind aber rd. 10% aller an Tuberkulose Verstorbenen.

Distribution of Human and Bovine Types According to Age of Patient and Site of Disease.

(Aus: "Non-Pulmonary Tuberculosis of Bovine Origin in Great Britain and Northern Ireland" by Graham Selby Wilson, John William Stewart Blacklock, Lilian Violett Reilly.)

Country	Type of Disease	Age of Patient 0—			5—			10—			15+			All Ages		
		H	B	B%	H	B	B%	H	B	B%	H	B	B%	H	B	B%
England	Mening.	80	32	28,6	31	17	35,4	14	3	17,6	57	19	25,0	182	71	28.1
	Surgical	50	51	50,5	44	51	53,7	42	27	39,1	413	58	12,3	549	187	25,4
Wales	Mening.	19	4	17,4	10	1	9,1	10	1	9,1	23	1	4,2	62	7	10,1
	Surgical	3	4	57,1	1	0	—	2	3	60,0	25	5	16,7	31	12	27,9
Scotland	Mening.	193	42	17,9	88	10	10,2	65	5	7,1	152	5	3,2	498	62	11.1
	Surgical	39	41	51,3	19	46	70,8	27	22	44,9	239	57	19,3	325	166	33,8

H = human; B = bovin.

Calculated Number of Deaths from Non-Pulmonary Tuberculosis of Bovine Origin in England in 1944.

(Proportions based on Table 4; number of non-pulmonary tuberculosis deaths supplied by Registrar-General's Office.)

Site of disease	Males			Females			Persons	
	Total deaths	Bovine (%)	Estimated No. bovine	Total deaths	Bovine (%)	Estimated No. bovine	Total deaths	Estimated No. bovine
Meningitis . . .	884	29,5	261	836	26,4	221	1720	482
Abdominal . . .	275	64,7[1]	178	279	64,7[1]	181	554	359
Bone and joint .	266	10,1	27	210	11,4	24	476	51
Genito-urinary .	201	17,4	35	129	29,4	38	330	73
Miscellaneous . .	330	45,4	150	345	57,0	197	675	347
Total[2]	1956	33,3	651	1799	36,7	661	3755	1312

[1] As the Proportions for abdominal tuberculosis given in Table 4 are based on so few cases, a combined rate for males and females has been substituted.

[2] Includes adenitis other than medenteric.

6. Gesichtspunkte

betr. Desinfektion der Abwässer von Tuberkulose-Anstalten.

Aufgestellt vom „Arbeitsausschuß für Desinfektion bei Tuberkulose" unter Mitwirkung der Fachbearbeiter folgender Institute und Behörden:

Institut für Wasser-, Boden- und Lufthygiene in Berlin,
Robert-Koch-Institut in Berlin,
Hygiene-Institut der Universität Frankfurt,
Hygiene-Institut der Tierärztlichen Hochschule Hannover,
Tuberkulose-Forschungsinstitut Borstel,
Hygienisch-bakteriologisches Institut Bielefeld,
Hygiene-Institut der Freien Universität Berlin,
Medizinal-Untersuchungsamt am Hygiene-Institut der Universität Göttingen,
Niedersächsisches Ministerium für Ernährung, Landwirtschaft und Forsten Hannover.

Genehmigt vom Vorstand des Deutschen Zentralkomitees am 12. März 1954.

1. Tuberkelbakterien in Abwässern können übertragen werden:

a) auf *Menschen*, wenn die Abwässer in den Vorfluter oberhalb von Badeanstalten oder Wasserentnahmestellen für Trink- und Brauchwasser oder in deren Nähe eingeleitet werden,

b) auf *Tiere*, insbesondere auf Rinder, wenn diesen das Wasser von verseuchten Gewässern zum Tränken dient. Falls Bakterien vom Typus humanus im Abwasser vorhanden sind, erkranken zwar die Rinder durch den Genuß solchen Abwassers nicht an Tuberkulose, sie können aber tuberkulinpositiv und dadurch im Wert gemindert werden. Ist der Typus bovinus im Abwasser vorhanden, so können die Rinder an Rindertuberkulose erkranken.

Diese Infektionsmöglichkeiten sind auch bei der Bewässerung oder Überschwemmung von Weiden und Wiesen durch einen Vorfluter gegeben, der durch tuberkelbakterienhaltiges Abwasser verunreinigt ist.

2. Unbedingte Voraussetzung dafür, daß möglichst wenig Tuberkelbakterien in das Abwasser von Krankenanstalten gelangen, ist die sorgfältige Durchführung der Desinfektion am Krankenbett (s. Merkblatt des Deutschen Zentralkomitees zur Bekämpfung der Tuberkulose „Desinfektionsmaßnahmen bei Tuberkulose").

Als hauptsächlichste Ursache für die Verseuchung des Vorfluters mit Tuberkelbakterien ist das Sputum anzusehen. Die beste Art der Auswurfdesinfektion in Krankenanstalten ist die Behandlung des Auswurfs mittels Wasserdampf oder durch Abkochen. Bei chemischer Desinfektion besteht die Gefahr, daß dem Abwasser und auch dem Vorfluter Stoffe zugeleitet werden, die den biologischen Abbau des Abwassers stören und das pflanzliche und tierische Leben im Vorfluter nachteilig beeinflussen.

3. Die Reinigung der Abwässer der Tuberkulose-Anstalten und Tuberkulose-Abteilungen der allgemeinen Krankenhäuser sollte mechanisch und biologisch durchgeführt werden.

Sofern die Abwässer dieser Anstalten eine besondere Infektionsgefahr darstellen, sind die mechanisch und biologisch gereinigten Abwässer außerdem noch zu desinfizieren. Eine solche Gefahr ist meist nicht anzunehmen, wenn nach ordnungsgemäßer Desinfektion der Ausscheidungen und Wäsche (s. Ziff. 2) das im übrigen unbehandelte Abwasser der Tuberkulose-Anstalten oder -Abteilungen einer einwandfrei biologisch arbeitenden größeren städtischen Kläranlage zugeführt wird.

Die Frage, ob eine Gefahr vorliegt, entscheidet die Aufsichtsbehörde unter Hinzuziehung geeigneter *Sachverständiger*; solche können auf Wunsch vom Deutschen Zentralkomitee zur Bekämpfung der Tuberkulose benannt werden.

4. Zur Entseuchung bzw. unschädlichen Beseitigung der Abwässer können folgende Verfahren angewandt werden:

a) Chlorung durch Chlorgas mittels eines Gerätes,

b) Untergrundverrieselung; ob sich ein Gelände für die Untergrundverrieselung eignet, entscheidet die Aufsichtsbehörde.

Zu 4 a) Die Chlorung des gereinigten Abwassers geschieht in einem Reaktionsbecken. Das Reaktionsbecken muß so groß sein, daß eine mindestens halbstündige Kontaktzeit des Chlors mit dem Abwasser gewährleistet ist. Durch geeignete Vorrichtungen ist für eine gute Durchmischung des Chlors mit dem Abwasser zu sorgen. Unter diesen Bedingungen muß am Ablauf ein Chlorüberschuß von mindestens 5 mg pro Liter nachweisbar sein. Voraussetzung für die Wirksamkeit dieses Chlorüberschusses ist, daß der pH-Wert des Abwassers den Wert 8 nicht überschreitet.

Bei kürzerer Kontaktzeit müßte der zur Desinfektion erforderliche Chlorzusatz so hoch gewählt werden, daß das Verfahren unwirtschaftlich wird. In diesem Fall besteht ferner die Gefahr, daß das pflanzliche und tierische Leben im Vorfluter geschädigt wird.

Ob eine Entchlorungsanlage erforderlich ist, hängt von der Entfernung des Vorfluters von dem Reaktionsbecken und von dem Verhältnis der Wassermenge des Vorfluters (Niedrigstwasser) zur Menge des Abwassers ab.

Bei dünnem Abwasser mit geringem Gehalt an Ammoniak ergeben sich Schwierigkeiten bei der Chlordosierung. Deshalb ist solchem Abwasser Ammoniak in Form von Ammoniumsalzen zuzusetzen. Dies läßt sich am einfachsten durch Zugabe von Ammoniumsulfat erreichen. Der Zusatz von Ammoniumsalzen ist notwendig, wenn der Ammoniakgehalt unter 5 mg pro Liter Abwasser liegt. Bei der periodisch durchgeführten Kontrolle der Kläranlagen muß deshalb der Ammoniakgehalt des Abwassers bestimmt werden. Chlorkalk und Natriumhypochloritlauge sind zur Desinfektion der Abwässer von Lungenheilstätten unbrauchbar, weil beide Chemikalien bei Anwendung von wirtschaftlich tragbaren Konzentrationen gegenüber Tuberkelbakterien unwirksam sind.

5. Der anfallende Schlamm ist mit gebranntem Kalk (mindestens 10 kg pro cbm) zu vermischen und zu kompostieren. Die landwirtschaftliche Verwertung darf erst nach einer Lagerungszeit von mindestens 12 Monaten und mehrmaligem zwischenzeitlichen Umsetzen erfolgen. Der Schlamm darf nicht als Kopfdünger verwandt werden, sondern ist unterzupflügen oder unterzugraben. Das Rechengut ist zusammen mit dem Schlamm zu behandeln.

6. Sowohl für die Planung und Neueinrichtung von Abwasserbeseitigungsanlagen als auch — bei bestehenden Anlagen — für die periodische Überprüfung ist die Heranziehung von auf diesem Gebiet besonders erfahrenen Sachverständigen notwendig; die Häufigkeit der periodischen Überprüfung wird von der Aufsichtsbehörde festgesetzt. Das Deutsche Zentralkomitee zur Bekämpfung der Tuberkulose kann auf Wunsch Sachverständige namhaft machen. Betr. routinemäßige Untersuchung von Abwasserproben auf das Vorkommen von Tuberkelbakterien s. Anlage.

7. Die *laufende Betriebskontrolle* der Anlage ist nach Anweisung der Aufsichtsbehörde im Einvernehmen mit den Sachverständigen durch Beauftragte der Anstalten selbst durchzuführen. Insbesondere würde sich dies neben den üblichen Sedimentationsproben auf die täglich vorzunehmende Prüfung des Chlorüberschusses am Ablauf des Reaktionsbeckens beziehen. Geeignete einfache Chlornachweisverfahren stehen zur Verfügung.

8. Unter Hinzuziehung von Sachverständigen ist eine Bedienungsvorschrift aufzustellen, von der ein Exemplar bei dem Chefarzt der Anstalt, ein zweites bei dem Verwaltungsleiter und ein drittes bei dem mit der laufenden Betriebskontrolle der Anlage Beauftragten vorhanden sein muß.

Über die Kläranlage ist ein Betriebsbuch zu führen, in welchem die Höhe des ermittelten Chlorüberschusses, der Chlorverbrauch, die anfallende Abwassermenge (Wasserverbrauch), Zeitpunkt der Entschlammung, die beobachteten Mängel der Anlage und ihre Behebung zu vermerken sind.

9. Auf Schutzmaßnahmen für das Bedienungspersonal der Kläranlage (Schutzkleidung, Waschgelegenheit mit fließendem Wasser und Desinfektionseinrichtung) ist besonders zu achten.

Anlage.

Untersuchung von Abwasserproben auf Tuberkelbakterien.

Von jeder Abwasserprobe wird 1 Liter untersucht. Bei stärkerer Verschmutzung oder Verschlammung kann man sich mit geringeren Mengen begnügen.

Der Nachweis von Tuberkelbakterien in Abwasserproben kann nach den vorliegenden Erfahrungen nur durch Tierversuch am Meerschweinchen nach geeigneter Vorbehandlung des Abwassers vorgenommen werden; bisher hat sich Bradosol am brauchbarsten erwiesen.

Zu 1000 ccm ggf. durch Gaze filtrierten Abwassers werden 50 ccm einer 10% igen Bradosollösung hinzugefügt. Die Probe bleibt anschließend 20 Minuten bei Zimmertemperatur stehen und wird darauf 30 Minuten bei 3000 U/Min. zentrifugiert. Die überstehende Flüssigkeit wird weggegossen. Der verbleibende Bodensatz wird in einer möglichst geringen Menge (5—10 ccm) physiologischer Kochsalzlösung aufgenommen. Die Gesamtmenge der entstandenen Aufschwemmung wird gemessen. Darauf wird nach Möglichkeit die gesamte Menge durch subcutane Injektion in die Kniefalte auf mindestens 5 Meerschweinchen verteilt. Ist der Bodensatz zu groß, so wird nur eine Teilmenge den Meerschweinchen injiziert und bei dem Gesamtergebnis berücksichtigt.

Die Versuchstiere werden einer mindestens 12 Wochen dauernden Beobachtung unterzogen.

7. Vorschläge für Röntgeneinrichtungen in Gesundheitsämtern.

1. Für die Röntgeneinrichtungen der Tuberkulose-Fürsorgestellen müssen ausreichende bzw. geeignete *Stromquellen* zur Verfügung stehen.

2. *Räumlichkeiten,* es sind erforderlich:

a) Der *Röntgenuntersuchungsraum*; er muß dem Betrieb entsprechend groß, belüftbar und verdunkelbar sein; eine Wascheinrichtung sollte vorhanden sein.

b) Ein genügend großer Warteraum, dazu lüftbare Aus- und Ankleidekabinen.

c) Platz für die technische Assistentin, u. U. Bedienungskabine; der vorgeschriebene Strahlenschutz muß vorhanden sein.

d) Bei geschlossenen Hochspannungserzeugern ist ein besonderer *Maschinenraum* nicht erforderlich.

e) Die *Dunkelkammer* muß gut lüftbar sein, nach Möglichkeit nach außen; ein Trocken- und, davon getrennt, ein Naßarbeitsplatz, außerdem ein Filmtrockenplatz, erforderlichenfalls ein Trockenschrank sind notwendig.

f) *Arbeitsplatz mit Tageslicht für die technische Assistentin mit Filmarchiv,* wo die technische Assistentin die Filme beschriften und einordnen kann.

g) Sämtliche Räumlichkeiten sind der Größe des Betriebes entsprechend und außerdem hygienisch einwandfrei zu gestalten.

3. *Röntgenapparate.*

a) *Stationäre Röntgenapparate für die Fürsorgestellen.*

Für die Diagnostik der Lungentuberkulose sind *Vierventil-Apparate* erstrebenswert. Bei geeigneten Stromverhältnissen erscheinen gute Halbwellenapparate ausreichend; eine Ergänzung durch einen Ventilzusatz ist zu empfehlen.

b) Das Untersuchungsgerät muß für Aufnahmen und für Durchleuchtungen geeignet sein, so daß Großaufnahmen in einer Entfernung von 1,40 m vorgenommen werden können, daher u. U. Zusatz-Kassetten-Stativ; für Durchleuchtungen ist ein mit einer Bleiglasscheibe von mindestens 2 mm Bleigleichwert und einem Hustenschutz versehener Leuchtschirm erforderlich; unterhalb des Leuchtschirmes ist ein Strahlenschutz (Bleigummi) erforderlich, welcher in höchster Stellung des Leuchtschirmes noch bis unter die Oberkante einer Schutzkanzel reicht.

c) *Zubehör:* Kassetten mit Verstärkungsfolien, Filmrahmen, Tankeinrichtung, Bleigummischürzen, Bleigummihandschuhe, Adaptationsbrillen.

d) *Schaukästen* für mindestens 2 Thoraxfilme in einem abdunkelbaren Zimmer.

4. Eine *Apparatur für Schichtaufnahmen* ist empfehlenswert: Nach der Entschließung des Deutschen Zentralkomitees zur Bekämpfung der Tuberkulose entsprechend dem Vorschlag des „Arbeitsausschusses für Tuberkulosefürsorge" vom 28. 9. 50 muß es dem Fürsorgearzt ermöglicht werden, in jedem Falle, der zur Klärung des Krankheitsprozesses Schichtaufnahmen benötigt, solche anfertigen zu lassen; größere Fürsorgestellen sollten als Zentralstelle für Schichtaufnahmen, derer sich die umliegenden kleinen Gesundheitsämter bedienen können, eingerichtet werden.

5. *Ortsfeste Schirmbildapparaturen*, auch als Zusatzapparaturen im Mittelformat (70 mal 70 mm) sind empfehlenswert.

Schirmbildaufnahmen im Mittelformat sind nach den bisherigen Erfahrungen mit bestimmten Einschränkungen geeignet, in Fürsorgestellen die Großaufnahmen weitgehend zu ersetzen; für notwendige Zusatzaufnahmen (Ziel-, Quer-, Schräg-, Schichtaufnahmen usw.) werden dadurch Mittel frei.

6. *Ein automatischer Belichtungsmesser* ist besonders für Schirmbildapparaturen empfehlenswert.

7. *Die geltenden Vorschriften für Strahlen- und Hochspannungsschutz* müssen im Röntgenraum sichtbar ausgehängt sein und befolgt werden, ebenso die jeweils geltenden Desinfektionsvorschriften. Der leitende Arzt ist für die Durchführung der Vorschriften verantwortlich.

Hannover, im April 1953.

8. Gesetz über Röntgenreihenuntersuchungen und Tuberkulinproben in Baden-Württemberg vom 19. 10. 53.

(Gesetzblatt für Württemberg-Baden Nr. 27/1953.)

[Aus: Der Öffentliche Gesundheitsdienst, 15. Jg., H. 11 (1954).]

Die Verfassungsgebende Landesversammlung hat am 30. September 1953 das folgende Gesetz beschlossen, das hiermit verkündet wird:

I. Röntgenreihenuntersuchungen.

§ 1

Wer in Baden-Württemberg wohnt oder beschäftigt ist, ist verpflichtet, sich Röntgenreihenuntersuchungen auf Tuberkulose zu unterziehen. Sorgeberechtigte haben ihre Kinder oder Pflegebefohlenen zu den Röntgenreihenuntersuchungen zu stellen.

§ 2

Die Durchführung der Röntgenreihenuntersuchungen obliegt den Gesundheitsämtern. Sie können Ausnahmen von der Verpflichtung des § 1 Satz 1 und des § 5 für solche Personengruppen zulassen, bei denen aus ärztlichen Gründen die Röntgenreihenuntersuchungen und die Tuberkulinprobe nicht erforderlich sind, oder, wenn durch fachärztliches Zeugnis der Nachweis der im § 1 und § 5 festgelegten Untersuchungen erbracht wird. Sie können bei tuberkulosegefährdeten Personengruppen (wie Flüchtlingslager, Bunker, Elendsquartiere, Stein- und Sandindustriebetriebe usw.) in kürzeren Abständen als die allgemeinen Röntgenreihenuntersuchungen Untersuchungen anordnen und mit Zustimmung des Innenministeriums durchführen.

§ 3

Die Gemeinden sind verpflichtet, auf Ersuchen der Gesundheitsämter unentgeltlich die Röntgenreihenuntersuchungen vorzubereiten, insbesondere

a) geeignete Räume herzurichten und den Gesundheitsämtern zur Verfügung zu stellen,

b) das erforderliche nichtärztliche Personal zu stellen,

c) für die Bekanntmachung der Untersuchungstermine in ihrem Bereich zu sorgen,

d) die Ladungen zu den Untersuchungen und die Aufforderungen an die Sorgeberechtigten gemäß § 1 Satz 2 zu bewirken.

§ 4

1. Die Kosten der Röntgenreihenuntersuchungen trägt unbeschadet der Vorschriften des § 3 das Land.

2. Ersatz für Ausfall an Einkommen wird den untersuchungspflichtigen Personen nicht gewährt.

II. Tuberkulinproben.

§ 5

Die Bestimmungen von Abschnitt 1 gelten entsprechend für Tuberkulinproben, soweit sie nach näherer Anordnung des Innenministeriums bei Kindern bis zum vollendeten 14. Lebensjahr neben oder anstatt der Röntgenreihenuntersuchung durchzuführen sind.

III. Strafvorschriften und Schlußbestimmungen.

§ 6

1. Wer der Ladung zur Teilnahme an einer Röntgenreihenuntersuchung nicht Folge leistet, wird mit Geldstrafe bis zu 150,— DM bestraft.

2. Ebenso werden Sorgeberechtigte bestraft, wenn sie die ihnen nach § 1 Satz 2 gegebenenfalls in Verbindung mit § 5 obliegenden Pflichten verletzen.

3. Die Strafverfolgung tritt nur auf Antrag des Gesundheitsamtes ein. Der Antrag kann zurückgenommen werden.

§ 7

Das durch Art. 2 Abs. 2 Satz 1 des Grundgesetzes für die Bundesrepublik Deutschland gewährleistete Grundrecht auf körperliche Unversehrtheit wird durch die Bestimmungen dieses Gesetzes eingeschränkt.

§ 8

Die zur Durchführung dieses Gesetzes erforderlichen Vorschriften erläßt das Innenministerium.

§ 9

Dieses Gesetz tritt einen Monat nach seiner Verkündung in Kraft. Gleichzeitig treten das württembergisch-badische Gesetz Nr. 327 über Röntgenreihenuntersuchungen vom 12. Jan. 1948 (Reg.-Bl. S. 18) und die Verordnung Nr. 350 des württembergisch-badischen Innenministeriums zur Durchführung des Gesetzes über Röntgenreihenuntersuchungen vom 9. August 1948 (Reg.-Bl. S. 132) außer Kraft.

Stuttgart, den 19. Oktober 1953.

9. Richtlinien

für die Beschäftigung von Lungentuberkulösen an geeigneten Arbeitsplätzen[1].

Teil I.

Für Tuberkulose-Fürsorgestellen und Werksärzte.

A. Allgemeine Gesichtspunkte.

1. Die Vermittlung Lungentuberkulöser in Beruf und Arbeit obliegt als Pflichtaufgabe der Bundesanstalt für Arbeitsvermittlung und Arbeitslosenversicherung (s. B 9).

[1] Aufgestellt von den Arbeitsausschüssen des Deutschen Zentralkomitees für „Arbeitsfürsorge bei Tuberkulose“ und „Tuberkulosefürsorge“ unter Mitwirkung von Vertretern
des Bundesministeriums für Arbeit,
des Bundesministeriums des Innern,
der Bundesanstalt für Arbeitsvermittlung und Arbeitslosenversicherung,
der Bundesvereinigung der Deutschen Arbeitgeberverbände,
der Wirtschaftsvereinigung Eisen- und Stahlindustrie,
des Deutschen Gewerkschaftsbundes,
des Bundesbahn-Sozialamtes,
der Arbeitsgemeinschaft der Werksärzte,
des Bundesinstitutes für Arbeitsschutz.

2. Die Arbeitsvermittlung erstreckt sich auf die Ermittlung eines geeigneten Arbeitsplatzes und auf die Prüfung der Arbeitsbedingungen mit dem Ziel, einen Rückfall der Erkrankung durch die Arbeitsbelastung und eine Ansteckung der Mitarbeiter nach Möglichkeit zu verhüten.

Der Lungentuberkulöse muß mit der Bekanntgabe seines jeweiligen Gesundheitszustandes an die bei der Arbeitsvermittlung in Betracht kommenden Stellen *einverstanden* (s. B 9 und 10) und selbst bereit sein, sich hygienisch einwandfrei zu verhalten.

3. Für die Arbeitsvermittlung beurteilt das Gesundheitsamt (Tuberkulose-Fürsorgestelle) im Benehmen mit den behandelnden Ärzten den Grad der Arbeitsfähigkeit und der Ansteckungsmöglichkeit.

4. „*Arbeitsfähig*" im Sinne des § 88 AVAVG ist ein Tuberkulöser, dessen Arbeits- und Erwerbsfähigkeit ohne gesundheitliche Gefährdung durch die Arbeitsbelastung eine Arbeitsaufnahme zulassen.

I. Unbedenklich ist die Beschäftigung eines Tuberkulösen u. a.,

a) wenn es sich um einen abgelaufenen Tuberkuloseprozeß handelt,

b) wenn niemals Tuberkelbakterien nachgewiesen worden sind,

c) wenn der letzte Nachweis von Tuberkelbakterien bei mindestens vierteljährlicher Auswurfuntersuchung ein Jahr oder länger zurückliegt,

d) wenn bei gleicher Häufigkeit der Auswurfuntersuchung der letzte Nachweis von Tuberkelbakterien im Auswurf weniger als 1 Jahr zurückliegt, aber zur Zeit der Arbeitsvermittlung der klinisch-röntgenologische Befund dafür spricht, daß keine Tuberkelbakterien ausgeschieden werden.

II. Nach Prüfung des Arbeitsplatzes ist eine Arbeitsaufnahme auch dann unbedenklich, wenn der Tuberkulöse zwar gelegentlich Tuberkelbakterien im Auswurf hat, jedoch auf Grund laufender sorgfältiger klinisch-röntgenologischer Beobachtung eine Ansteckungsgefahr praktisch nicht anzunehmen ist, und zwar mit folgenden Einschränkungen:

Tuberkulöse im Sinne von 4/II sollten nur für berufliche Tätigkeiten eingesetzt werden, die keine engere Berührung mit anderen Personen (z. B. Verkehr mit Publikum in weniger als $1^1/_2$ m Entfernung) mit sich bringen; sie eignen sich aber zur Betreuung von Tuberkulösen (z. B. Arbeitsamt und sonstige Dienststellen). Tuberkulöse Ärzte, Zahnärzte, Zahntechniker, Krankenpflegepersonen usw. (im Sinne von 4/II) sollten nur in Tuberkulose-Heilstätten, Laboratorien u. dgl. verwendet werden.

Tuberkulöse im Sinne von 4/II eignen sich auch nicht für berufliche Tätigkeiten, bei denen ein Kontakt mit Kindern und Jugendlichen unumgänglich ist (Erziehung und Pflege von Kindern und Jugendlichen, Erteilung von Unterricht, Beschäftigung in Haushalten mit Kindern und Jugendlichen, in Lehrlingsbetrieben und -werkstätten, im Friseur- und kosmetischen Gewerbe).

Nicht gestattet ist die Beschäftigung von Tuberkelbakterien-Ausscheidern mit Arbeiten bei der Gewinnung, Herstellung und dem Vertrieb von Nahrungs- und Genußmitteln, wie z. B. in Lebensmittelhandlungen, Kantinen, Molkereien, Bäckereien, in der Lebensmittelindustrie, in Gast- und Schankwirtschaftsbetrieben, wenn die Gefahr besteht, daß Tuberkelbakterien auf andere Personen oder Lebensmittel übertragen werden (VO. betr. die Bekämpfung übertragbarer Krankheiten vom 1. 12. 38 [RGBl. S. 1721]).

III. Gefahren für den Tuberkulösen können am Arbeitsplatz bestehen u. a. durch Schwerarbeit,

durch Akkord- oder Fließbandarbeit, durch Überstundenarbeit, u. U. auch durch Wechselschicht,

durch gefährdende Stoffe (Staub, Gase, Dämpfe usw.),

durch starken Temperaturwechsel,

durch Naßarbeit (Gefährdung bei Erkältung),

durch Außenarbeiten, bei denen der Tuberkulöse körperlicher Überanstrengung und Witterungsunbilden ausgesetzt ist (wie Maurer, Gärtner, Straßenarbeiter usw.).

5. *Aufklärung.*

Eine Aufklärung der Arbeitnehmer und Arbeitgeber mit dem Zweck und Ziel der Arbeitsvermittlung von Lungentuberkulösen ist zur Durchführung der vorstehenden Richtlinien unentbehrlich. Sinnvolle Zusammenarbeit zwischen Arbeitnehmer und Arbeitgeber ist hier besonders wichtig. Diese Aufklärung soll durch Merkblätter, Filme u. dgl. geschehen;

sie muß zentral durch die dafür bestimmten Stellen gelenkt werden. Eine übertriebene Furcht vor der Ansteckung mit Tuberkulose muß durch eine geeignete Aufklärung verhütet werden.

6. *Vorbereitung für die Arbeitsvermittlung durch Arbeitsbehandlung in der Heilstätte.* Über die klinische Behandlung hinaus ist Arbeitsbehandlung in der Heilstätte erwünscht; sie soll den genesenden Tuberkulösen bei ärztlicher Betreuung auf die Anforderungen des Berufslebens vorbereiten, sein Selbstvertrauen stärken und seine Belastungsfähigkeit testen. Durch allmähliche Anpassung an die Arbeit soll der Tuberkulöse auf die Wiederaufnahme der Arbeit vorbereitet werden, um Rückfälle und Verschlimmerungen durch unzweckmäßige Arbeitsbelastung zu vermeiden.

7. *Ausgleich geminderten Arbeitsverdienstes nach Wiederaufnahme der Arbeit.* Ersatz für Lohnausfall infolge notwendiger Leistungseinschränkung und für zusätzliche Aufwendungen für Ernährung und Wohnung kann nach den geltenden Bestimmungen über die Tuberkulosehilfe gewährt werden. Der Antrag ist vom Gesundheitsamt (Tuberkulose-Fürsorgestelle) zu veranlassen.

8. *Gemeinschaftsarbeit.*
Neben der Einzelarbeit Tuberkulöser kommt u. a. auch eine Gemeinschaftsarbeit in Frage in nur für Tuberkulöse vorgesehenen Arbeitsstätten a) außerhalb des Wohnorts in Form von Werkstättensiedlungen (meist im Anschluß an eine Heilstätte), b) am Wohnort in Form von besonderen Betriebsabteilungen oder in Form von selbständigen Sonderwerkstätten (etwa nach dem Muster der in Arbeitsheimstätten geschaffenen, von der Industrie mit regelmäßigen Aufträgen bedachten arbeitstherapeutischen Einrichtungen und Arbeitsgemeinschaften).

B. Die Durchführung der Arbeitsvermittlung Lungentuberkulöser.

9. Bei der Unterbringung Tuberkulöser im Arbeitsleben sollen in den einzelnen Ländern die Dienststellen der Gesundheitsverwaltung, der Bundesanstalt für Arbeitsvermittlung und Arbeitslosenversicherung, das Deutsche Zentralkomitee zur Bekämpfung der Tuberkulose oder entsprechende Landesorganisationen in enger Verbindung mit den Gewerkschaften, den Arbeitgeberverbänden, den Landesobleuten der Werksärztlichen Arbeitsgemeinschaft und etwa vorhandenen Arbeitsgemeinschaften der Sozialversicherungsträger zusammenarbeiten.

Insbesondere sind folgende Stellen beteiligt:

a) *das Arbeitsamt:* Ihm obliegt die praktische Durchführung der Arbeitsvermittlung Lungentuberkulöser. Es soll dabei aufs engste mit den Betrieben, namentlich bei der Ermittlung eines geeigneten Arbeitsplatzes, zusammenarbeiten. Bei der Arbeitsvermittlung von Lungentuberkulösen fallen dem arbeitsärztlichen Dienst der Bundesanstalt besondere Aufgaben zu.

b) *das Gesundheitsamt* (Tuberkulose-Fürsorgestelle) — s. Nr. 11 — und die behandelnden Ärzte, insbesondere die Heilstättenärzte, ferner die Staatlichen Gewerbeärzte, die Werksärzte und der vertrauensärztliche Dienst der Krankenversicherung und der sozialärztliche Dienst der Rentenversicherungsträger.

c) *der Arbeitgeber* und
d) *der Betriebsrat*
} im Rahmen der ihnen obliegenden Fürsorgepflicht.

10. a) Jeder in Arbeit zu vermittelnde Lungentuberkulöse soll *mit seinem Einverständnis* durch das Gesundheitsamt (Tuberkulose-Fürsorgestelle) dem für die Arbeitsvermittlung zuständigen *Arbeitsamt* namhaft gemacht werden (s. dazu auch A 2, Abs. 2). Das Arbeitsamt soll sich seinerseits unter Angabe des Verwendungsgrades (im Sinne der Ziffer A 4/I—III) mit dem Arbeitgeber wegen der Ermittlung eines entsprechenden Arbeitsplatzes in Verbindung setzen. Der Grundsatz der Schweigepflicht muß gewahrt werden; *nur dem Arzt des Arbeitsamtes und gegebenenfalls dem Werksarzt darf ein genauer Befundbericht übermittelt werden;* ersterer unterrichtet das Arbeitsamt über das Ausmaß der Arbeitsfähigkeit nach Ziff. A 4/I—III.

Bei Arbeitsplatzwechsel von Betrieb zu Betrieb ist entsprechend zu verfahren.

b) Melden sich Arbeitsuchende mit dem Hinweis, tuberkulös zu sein, unmittelbar beim Arbeitsamt, so ist zunächst durch den Arzt des Arbeitsamtes ein Bericht vom Gesundheitsamt (Tuberkulose-Fürsorgestelle) zu erbitten.

c) Die Zusammenarbeit zwischen den Gesundheitsämtern und den Dienststellen der Bundesanstalt bezüglich der Arbeitsvermittlung Tuberkulöser geschieht im Rahmen der gegenseitigen Amtshilfe.

d) Heilstättenkranke soll der Heilstättenarzt zusammen mit einem Vertreter der Berufsberatung oder der Arbeitsvermittlung des für die Heilstätte zuständigen Arbeitsamtes über ihre zukünftige Berufstätigkeit beraten, und zwar etwa 6 Wochen vor ihrer Entlassung. Das Ergebnis der Beratung wird umgehend dem Heimatarbeitsamt des Tuberkulösen zugeleitet; Abschrift erhält das zuständige Gesundheitsamt (Tuberkulose-Fürsorgestelle).

11. *Die Feststellung der Leistungs- und Arbeitsfähigkeit des Lungentuberkulösen* im Sinne des § 88 AVAVG Abs. 1 obliegt dem Tuberkulose-Fürsorgearzt. Dieser soll im Benehmen mit dem behandelnden Arzt bei der Ermittlung des Arbeitsplatzes unter Berücksichtigung aller Unterlagen ein Urteil über die Belastungsfähigkeit des Tuberkulösen und die notwendig erscheinenden Vorsichts- und Schutzmaßnahmen abgeben und dem Arbeitsamt übersenden. (Ausgleich des geminderten Arbeitsverdienstes nach Wiederaufnahme der Arbeit s. Ziff. 7.)

C. Fürsorge am Arbeitsplatz von seiten der Tuberkulose-Fürsorgestellen.

12. a) Die Betreuung eines Tuberkulösen in bezug auf seine Tuberkulosekrankheit ist gemäß den geltenden gesetzlichen Bestimmungen Aufgabe der Tuberkulose-Fürsorgestelle: das gilt auch für die in Arbeit vermittelten Tuberkulösen. Die Fürsorgestelle steht mit dem behandelnden Arzt in steter Verbindung. Bei den in Arbeit vermittelten Tuberkulösen sollen sich der Werksarzt, der Tuberkulose-Fürsorgearzt und der behandelnde Arzt im Interesse des Tuberkulösen und seiner Arbeitsumgebung laufend unterstützen und gegenseitig ihre Wahrnehmungen austauschen.

b) Der in Arbeit stehende Tuberkulöse ist zu verpflichten, den Aufforderungen zu Kontrolluntersuchungen in der Tuberkulose-Fürsorgestelle stets Folge zu leisten. Falls er eine Verschlimmerung seines Zustandes bemerkt, hat er sich unverzüglich mit dem Werksarzt, mit seinem behandelnden Arzt oder der Tuberkulose-Fürsorgestelle in Verbindung zu setzen.

c) Die Fürsorgestelle muß den Tuberkulösen gemäß Ziffer 12a) entsprechend dem jeweiligen Krankheitsbefund terminmäßig zur Nachuntersuchung vorladen. Sehr wichtig ist die *häufige bakteriologische* Untersuchung des Auswurfes; diese Untersuchungen können in der Regel ohne besondere Belastung des Tuberkulösen und ohne dessen Fernbleiben von der Arbeit vorgenommen werden. Die *körperlichen* Untersuchungen können dann auf das Notwendigste beschränkt werden.

Wird ein Tuberkulöser zur Nachuntersuchung von der Fürsorgestelle bestellt, so soll dies *nicht auf offener* Postkarte, sondern mittels Schreiben ohne Angabe der absendenden Dienststelle auf dem Briefumschlag erfolgen.

d) Hat sich nach den Untersuchungsergebnissen der Fürsorgestelle der Befund bei dem Tuberkulösen zu seinen Gunsten oder Ungunsten geändert, so teilt die Fürsorgestelle dies mit Genehmigung des Tuberkulösen dem Werksarzt bzw. dem Arbeitgeber, sofern ein Werksarzt nicht vorhanden ist, mit. Treten wieder Tuberkelbakterien im Auswurf auf, so ist zu prüfen, ob nicht der Tuberkulöse wieder als *arbeitsunfähig-krank* im Sinne der RVO zu erklären ist; dies ist Angelegenheit des behandelnden Arztes. Weiterhin ist zu prüfen, ob und in welchem Grade der Tuberkulöse an seinem Arbeitsplatz seine Mitarbeiter durch Ansteckung gefährdet. Auch ohne die Zustimmung des Tuberkulösen kann das Gesundheitsamt in solchen Fällen im Betrieb Umgebungsuntersuchungen vornehmen lassen.

Hannover, den 19. Januar 1954.

Teil II.

Für das Arbeitsamt und den Arbeitgeber.

A. Allgemeine Gesichtspunkte.

1. Die statistischen Erhebungen in allen Ländern haben ergeben, daß die Tuberkulose heutzutage nicht mehr als eine Krankheit mit häufig schlimmem Ausgang zu betrachten ist; die Tuberkulose ist milder geworden, und die heutigen Möglichkeiten ihrer Behandlung führen bei den meisten Kranken zur Besserung ihres bisweilen viele Jahre dauernden Leidens oder endlich zur Genesung. Die Zahl derer, welche nach der Heilstättenkur bzw. nach der Behandlung eines Krankheitsschubes von Tuberkulose wieder arbeits- und erwerbsfähig werden, nimmt von Jahr zu Jahr zu, und die wieder arbeitsfähig gewordenen Tuberkulösen erwarten mit Recht ihre Wiederverwendung am alten Arbeitsplatz oder an einer anderen Stelle. Die Unterbringung in Arbeitsstellen, in denen sie irgendeine Arbeit von wirtschaftlicher Bedeutung ausüben können, ohne sich selbst (durch Verschlimmerung oder Rückfall) oder ihre Arbeitskameraden (durch Ansteckung) zu gefährden, stellt eine nicht nur notwendige wirtschaftliche, sondern auch eine bedeutungsvolle seuchenhygienische Maßnahme dar.

2. Die Vermittlung Lungentuberkulöser in Beruf und Arbeit obliegt als Pflichtaufgabe der Bundesanstalt für Arbeitsvermittlung und Arbeitslosenversicherung (s. B 9). Die Arbeitsvermittlung erstreckt sich auf die Ermittlung eines geeigneten Arbeitsplatzes und auf die Prüfung der Arbeitsbedingungen mit dem Ziel, einen Rückfall der Erkrankung und eine Ansteckung der Mitarbeiter nach Möglichkeit zu verhüten.

Der Lungentuberkulöse muß mit der Bekanntgabe seines jeweiligen Gesundheitszustandes an die bei der Arbeitsvermittlung in Betracht kommenden Stellen *einverstanden* (s. B 9 und 10) und selbst bereit sein, sich hygienisch einwandfrei zu verhalten.

3. Für die Arbeitsvermittlung beurteilt das Gesundheitsamt (Tuberkulose-Fürsorgestelle) im Benehmen mit den behandelnden Ärzten den Grad der Arbeitsfähigkeit und der Ansteckungsmöglichkeit.

4. „*Arbeitsfähig*" im Sinne des § 88 AVAVG ist ein Tuberkulöser, dessen Arbeits- und Erwerbsfähigkeit ohne gesundheitliche Gefährdung durch die Arbeitsbelastung eine Arbeitsaufnahme zulassen.

I. Unbedenklich ist die Beschäftigung eines Tuberkulösen u. a.,

a) wenn es sich um einen abgelaufenen Tuberkuloseprozeß handelt,

b) wenn niemals Tuberkelbakterien nachgewiesen worden sind,

c) wenn der letzte Nachweis von Tuberkelbakterien bei mindestens vierteljährlicher Auswurfuntersuchung ein Jahr oder länger zurückliegt,

d) wenn bei gleicher Häufigkeit der Auswurfuntersuchung der letzte Nachweis von Tuberkelbakterien im Auswurf weniger als 1 Jahr zurückliegt, aber zur Zeit der Arbeitsvermittlung der klinisch-röntgenologische Befund dafür spricht, daß keine Tuberkelbakterien ausgeschieden werden.

II. Nach Prüfung des Arbeitsplatzes ist eine Arbeitsaufnahme auch dann unbedenklich, wenn der Tuberkulöse zwar gelegentlich Tuberkelbakterien im Auswurf hat, jedoch auf Grund laufender sorgfältiger klinisch-röntgenologischer Beobachtung eine Ansteckungsgefahr praktisch nicht anzunehmen ist, und zwar mit folgenden Einschränkungen:

Tuberkulöse im Sinne von 4/II sollten nur für berufliche Tätigkeiten eingesetzt werden, die keine engere Berührung mit anderen Personen (z. B. Verkehr mit Publikum in weniger als $1^1/_2$ m Entfernung) mit sich bringen; sie eignen sich aber zur Betreuung von Tuberkulösen (z. B. Arbeitsamt und sonstige Dienststellen). Tuberkulöse Ärzte, Zahnärzte, Zahntechniker, Krankenpflegepersonen usw. (im Sinne von 4/II) sollten nur in Tuberkulose-Heilstätten, Laboratorien u. dgl. verwendet werden.

Tuberkulöse im Sinne von 4/II eignen sich auch nicht für berufliche Tätigkeiten, bei denen ein Kontakt mit Kindern und Jugendlichen unumgänglich ist (Erziehung und Pflege von Kindern und Jugendlichen, Erteilung von Unterricht, Beschäftigung in Haushalten mit Kindern und Jugendlichen, in Lehrlingsbetrieben und -werkstätten, im Friseur- und kosmetischen Gewerbe).

Nicht gestattet ist die Beschäftigung von Tuberkelbakterien-Ausscheidern mit Arbeiten bei der Gewinnung, Herstellung und dem Vertrieb von Nahrungs- und Genußmitteln, wie z. B. in Lebensmittelhandlungen, Kantinen, Molkereien, Bäckereien, in der Lebensmittelindustrie, in Gast- und Schankwirtschaftsbetrieben, wenn die Gefahr besteht, daß Tuberkelbakterien auf andere Personen oder Lebensmittel übertragen werden (VO. betr. die Bekämpfung übertragbarer Krankheiten vom 1. 12. 38 [RGBl. S. 1721]).

III. Gefahren für den Tuberkulösen können am Arbeitsplatz bestehen u. a. durch Schwerarbeit,

durch Akkord- oder Fließband-Arbeit, durch Überstundenarbeit, u. U. auch durch Wechselschicht,

durch gefährdende Stoffe (Staub, Gase, Dämpfe usw.),

durch starken Temperaturwechsel,

durch Naßarbeit (Gefahr bei Erkältung),

durch Außenarbeiten, bei denen der Tuberkulöse körperlicher Überanstrengung und Witterungsunbilden ausgesetzt ist (wie Maurer, Gärtner, Straßenarbeiter usw.).

5. *Vorbereitung für die Arbeitsvermittlung durch Arbeitsbehandlung in der Heilstätte.*

Über die klinische Behandlung hinaus ist Arbeitsbehandlung in der Heilstätte erwünscht; sie soll den genesenden Tuberkulösen bei ärztlicher Betreuung auf die Anforderungen des Berufslebens vorbereiten, sein Selbstvertrauen stärken und seine Belastungsfähigkeit testen.

Durch allmähliche Anpassung an die Arbeit soll der Tuberkulöse auf die Wiederaufnahme der Arbeit vorbereitet werden, um Rückfälle und Verschlimmerungen durch unzweckmäßige Arbeitsbelastung zu vermeiden.

6. *Gemeinschaftsarbeit.*

Neben der Einzelarbeit Tuberkulöser kommt u. a. auch eine Gemeinschaftsarbeit in Frage in nur für Tuberkulöse vorgesehenen Arbeitsstätten a) außerhalb des Wohnorts in Form von Werkstättensiedlungen (meist im Anschluß an eine Heilstätte), b) am Wohnort in Form von besonderen Betriebsabteilungen oder in Form von selbständigen Sonderwerkstätten (etwa nach dem Muster der in Arbeitsheimstätten geschaffenen, von der Industrie mit regelmäßigen Aufträgen bedachten arbeitstherapeutischen Einrichtungen und Arbeitsgemeinschaften).

7. *Ausgleich geminderten Arbeitsverdienstes nach Wiederaufnahme der Arbeit.*

Ersatz für Lohnausfall infolge notwendiger Leistungseinschränkung und für zusätzliche Aufwendungen für Ernährung und Wohnung kann nach den geltenden Bestimmungen über die Tuberkulosehilfe gewährt werden. Der Antrag ist vom Gesundheitsamt (Tuberkulose-Fürsorgestelle) zu veranlassen.

8. *Aufklärung innerhalb des Betriebes.*

Eine Aufklärung der Arbeitnehmer und Arbeitgeber mit dem Zweck und Ziele der Arbeitsvermittlung von Lungentuberkulösen ist zur Durchführung der vorstehenden Richtlinien unentbehrlich. Sinnvolle Zusammenarbeit zwischen Arbeitnehmer und Arbeitgeber ist hier besonders wichtig. Diese Aufklärung wird durch Merkblätter, Filme und dergleichen geschehen; sie soll zentral durch die dafür bestimmten Stellen gelenkt werden. Eine übertriebene Furcht vor der Ansteckung mit Tuberkulose muß durch eine geeignete Aufklärung verhütet werden.

B. Die Durchführung der Arbeitsvermittlung Lungentuberkulöser.

9. Bei der Unterbringung Tuberkulöser im Arbeitsleben sollen in den einzelnen Ländern die Dienststellen der Gesundheitsverwaltung, der Bundesanstalt für Arbeitsvermittlung und Arbeitslosenversicherung, das Deutsche Zentralkomitee zur Bekämpfung der Tuberkulose oder entsprechende Landesorganisationen in enger Verbindung mit den Gewerkschaften, den Arbeitgeberverbänden, den Landesobleuten der Werksärztlichen Arbeitsgemeinschaft und etwa vorhandenen Arbeitsgemeinschaften der Sozialversicherungsträger zusammenarbeiten.

Insbesondere sind folgende Stellen beteiligt:

a) *das Arbeitsamt:* Ihm obliegt die praktische Durchführung der Arbeitsvermittlung Lungentuberkulöser. Es soll dabei aufs engste mit den Betrieben, namentlich bei der Ermittlung eines geeigneten Arbeitsplatzes, zusammenarbeiten.

Bei der Arbeitsvermittlung von Lungentuberkulösen fallen dem arbeitsärztlichen Dienst der Bundesanstalt besondere Aufgaben zu.

b) *das Gesundheitsamt* (Tuberkulose-Fürsorgestelle) — s. Nr. 11 — und die behandelnden Ärzte, insbesondere die Heilstättenärzte, ferner die Staatlichen Gewerbeärzte, die Werksärzte und der vertrauensärztliche Dienst der Krankenversicherung und der sozialärztliche Dienst der Rentenversicherungsträger.

c) *der Arbeitgeber* und
d) *der Betriebsrat* } im Rahmen der ihnen obliegenden Fürsorgepflicht.

10a) Jeder in Arbeit zu vermittelnde Lungentuberkulöse soll *mit seinem Einverständnis* durch das Gesundheitsamt (Tuberkulose-Fürsorgestelle) dem für die Arbeitsvermittlung zuständigen *Arbeitsamt* namhaft gemacht werden (s. dazu auch A 2, Abs. 2). Das Arbeitsamt soll sich seinerseits unter Angabe des Verwendungsgrades (im Sinne der Ziffer A 4/I—III) mit dem Arbeitgeber wegen der Ermittlung eines entsprechenden Arbeitsplatzes in Verbindung setzen. Der Grundsatz der Schweigepflicht muß gewahrt werden; *nur dem Arzt des Arbeitsamtes und gegebenenfalls dem Werksarzt darf ein genauer Befundbericht* übermittelt werden; ersterer unterrichtet das Arbeitsamt über das Ausmaß der Arbeitsfähigkeit nach Ziff. A 4/I bis III.

Bei Arbeitsplatzwechsel von Betrieb zu Betrieb ist entsprechend zu verfahren.

b) Melden sich Arbeitsuchende mit dem Hinweis, tuberkulös zu sein, unmittelbar beim Arbeitsamt, so ist zunächst durch den Arzt des Arbeitsamtes ein Bericht vom Gesundheitsamt (Tuberkulose-Fürsorgestelle) zu erbitten.

c) Die Zusammenarbeit zwischen den Gesundheitsämtern und den Dienststellen der Bundesanstalt bezüglich der Arbeitsvermittlung Tuberkulöser geschieht im Rahmen der gegenseitigen Amtshilfe.

d) Heilstättenkranke soll der Heilstättenarzt zusammen mit einem Vertreter der Berufsberatung oder der Arbeitsvermittlung des für die Heilstätte zuständigen Arbeitsamtes über ihre zukünftige Berufstätigkeit beraten, und zwar etwa 6 Wochen vor ihrer Entlassung. Das Ergebnis der Beratung wird umgehend dem Heimatarbeitsamt des Tuberkulösen zugeleitet; Abschrift erhält das zuständige Gesundheitsamt (Tuberkulose-Fürsorgestelle).

11. *Die Feststellung der Leistungs- und Arbeitsfähigkeit des Lungentuberkulösen* im Sinne des § 88 AVAVG Abs. 1 obliegt dem Tuberkulosefürsorgearzt. Dieser soll im Benehmen mit dem behandelnden Arzt bei der Ermittlung des Arbeitsplatzes unter Berücksichtigung aller Unterlagen ein Urteil über die Belastungsfähigkeit des Tuberkulösen und die notwendig erscheinenden Vorsichts- und Schutzmaßnahmen abgeben und dem Arbeitsamt übersenden. (Ausgleich des geminderten Arbeitsverdienstes nach Wiederaufnahme der Arbeit s. Ziffer 7.)

12. Der *Arbeitsvermittler des Arbeitsamtes* ermittelt im Einvernehmen mit dem Arzt des Arbeitsamtes einen geeigneten Arbeitsplatz; erforderlichenfalls haben der Arzt und der Arbeitsvermittler des Arbeitsamtes, Werksarzt bzw. Arbeitgeber, der Tuberkulose-Fürsorgearzt und u. U. auch der Gewerbearzt den Arbeitsplatz für den Tuberkulösen an Ort und Stelle zu besichtigen.

13. Die Lungentuberkulösen gemäß Ziffer A 4/I a—d, welche die Mehrzahl aller Fälle ausmachen, können entsprechend ihren Fähigkeiten oder ihrem erlernten Beruf jede berufliche Tätigkeit ausüben, die ihnen ohne Gefahr einer Verschlimmerung durch unzweckmäßige Arbeitsbelastung zumutbar ist; auch eine Verwendung in einem Beruf mit Publikumsverkehr ist statthaft. Nicht geeignet sind diese Tuberkulösen u. U. für Arbeiten gemäß Ziffer A 4/III.

Für die Arbeitsvermittlung von sonstigen Lungentuberkulösen gilt Ziffer A 4/II.

C. Die Fürsorge am Arbeitsplatz.

14. Die Fürsorge am Arbeitsplatz obliegt dem zur Fürsorge für seine Belegschaft verpflichteten Arbeitgeber (s. § 618 Abs. 1 BGB). Dazu gehört auch die Durchführung der vom Gesundheitsamt (Tuberkulose-Fürsorgestelle) als notwendig erachteten Vorsichts- und Schutzmaßnahmen (s. Ziff A 4/II und III). Hierbei haben den Arbeitgeber der Werksarzt und das Gesundheitsamt (Tuberkulose-Fürsorgestelle) zu beraten, insbesondere wenn der Gesundheitszustand des in Arbeit stehenden Tuberkulösen eine Änderung seiner Arbeitsverwendung angezeigt erscheinen läßt.

D. Schutz des Arbeitgebers vor der Haftung.

15. Stellt der Arbeitgeber einen Lungentuberkulösen auf einem vom Arbeitsamt ermittelten Arbeitsplatz ein, und führt er die vom Gesundheitsamt (Tuberkulose-Fürsorgestelle) als notwendig erachteten Schutz- und Vorsichtsmaßnahmen in enger Zusammenarbeit mit dem Werksarzt und der Tuberkulose-Fürsorgestelle durch, so ist nach ärztlicher und praktischer Erfahrung eine tuberkulöse Erkrankung gesunder Mitarbeiter als Folge einer Ansteckung im Betrieb und damit auch die erfolgreiche Geltendmachung eines Haftpflichtanspruches höchst unwahrscheinlich.

Das Deutsche Zentralkomitee zur Bekämpfung der Tuberkulose ist bereit, für die Beurteilung von Zweifelsfällen geeignete ärztliche Sachverständige als Gutachter vorzuschlagen.

Hannover, den 19. Januar 1954.

10. Zweite Verlautbarung

des Deutschen Zentralkomitees zur Bekämpfung der Tuberkulose über die Anwendung tuberkulostatischer Mittel (Conteben, PAS, Streptomycin und Isoniazide) bei der Behandlung der Tuberkulose

vom 14. Mai 1953.

A. Allgemeine Erfahrungen mit den tuberkulostatischen Heilmitteln:

1. Die tuberkulostatischen Mittel Conteben, PAS, Streptomycin und die Isoniazide können, richtig angewandt, bei der Behandlung der Tuberkulose die Heilung fördern.

2. Die tuberkulostatischen Mittel haben unter Umständen ernste toxische Nebenwirkungen. Ihnen ist durch entsprechende Überwachung durch den behandelnden Arzt, der die möglichen Nebenwirkungen kennt und die zu ihrer Früherkennung notwendigen Untersuchungsmethoden beherrscht, zu begegnen.

3. Alle Mittel haben in vivo auf die Tuberkelbakterien eine im wesentlichen bakteriostatische Wirkung. Die Vernichtung des in seiner Vitalität beeinträchtigten Erregers bleibt daher den *natürlichen Abwehrkräften* des Organismus überlassen. Es kommt deshalb weiter darauf an, neben der Gabe der tuberkulostatischen Mittel diese natürlichen Abwehrkräfte zu mobilisieren. Dies kann nur geschehen nach den *Grundsätzen der stationären Allgemeinbehandlung. Die Heilstättenbehandlung stellt weiterhin die Grundbehandlung der Tuberkulose dar.* Der Einbau von aktiven Behandlungsmaßnahmen (Kollaps- und Resektionsbehandlung) in den Behandlungsplan bedarf auch bei Anwendung tuberkulostatischer Mittel gerade heute sorgfältiger Abwägung, und der entscheidende Zeitpunkt für ihre Anwendung darf nicht versäumt werden.

4. Die Hauptschwierigkeit liegt in der Tatsache, daß die Tuberkelbakterien im Laufe der Anwendung tuberkulostatischer Mittel gegen diese *resistent* werden. So wird die Resistenz gegen Streptomycin und Isoniazide schon nach wenigen Wochen, gegen PAS nach einigen Monaten, gegen Conteben seltener beobachtet. Die Anwendung der Tuberkulostatika muß deshalb so erfolgen, daß ihre Wirkungsmöglichkeit bei der chronischen Erkrankung sich nicht zu früh erschöpft. Durch die *Kombination* zweier oder mehrerer Tuberkulostatika läßt sich das Auftreten von Resistenzen gegen die einzelnen Mittel bis zu einem gewissen Grade hinausschieben.

B. Folgerungen aus den allgemeinen Erfahrungen für die praktische Anwendung der tuberkulostatischen Mittel.

1. Ein überlegter Einbau der Chemotherapie in den Gesamtbehandlungsplan ist unerläßlich. Dies erfordert große Erfahrung in der Behandlung der Tuberkulose überhaupt. Die Anwendung der Mittel ist eine äußerst verantwortungsvolle ärztliche Aufgabe. Indikationslose Anwendung kann sich als Kunstfehler auswirken.

2. Die Behandlung der Tuberkulose mit tuberkulostatischen Mitteln wird in der Regel in den Rahmen einer klinischen oder Heilstättenbehandlung eingefügt werden müssen. *Eine Behandlung nur mit tuberkulostatischen Mitteln ohne eine der Heilstättenbehandlung entsprechende Allgemeinbehandlung gilt bei dem heutigen Stand unserer Erfahrungen als unzureichend.*

3. Die Chemotherapie sollte in der Regel als kombinierte Behandlung mit mindestens 2 Mitteln durchgeführt werden.

4. Nach unseren heutigen Erfahrungen sollten Streptomycin und Streptomycin enthaltende Mittel der stationären Behandlung vorbehalten bleiben. Selbstverständlich ist auch unter diesen Umständen zu beachten, daß diese Mittel bei später etwa notwendig werdenden operativen Maßnahmen immer noch in wirksamer Weise zur Verfügung stehen.

5. Hinsichtlich der Meningitis tuberculosa wird auf das „Merkblatt für Ärzte zur Frühdiagnose der tuberkulösen Meningitis" vom 30. April 1952 verwiesen — s. u. Daraus ergibt sich, wie wichtig die Frühdiagnose für den Erfolg der Behandlung ist, aber auch welche Voraussetzungen für die Sicherung der Diagnose gefordert werden müssen. *Auch schon bei Verdachtsfällen ist in allerkürzester Frist Einweisung in Anstalten notwendig,* die über die zur Sicherung der Diagnose erforderlichen Einrichtungen verfügen. Nur wenn sich dies als nicht sofort möglich erweist, ist bei begründetem Verdacht bis zur Überweisung in eine für die letzte Sicherung der Diagnose und für sachgemäße Therapie eingerichtete Anstalt *ausnahmsweise und nur nach Einleitung aller diagnostisch wichtigen Untersuchungen (einschl. Kultur- und Tierversuch)* eine INH-Behandlung vertretbar.

Merkblatt für Ärzte zur Frühdiagnose der tuberkulösen Meningitis

vom 30. April 1952.

Die unbehandelte tuberkulöse Hirnhautentzündung des Kindes führt durchschnittlich in 3 Wochen zum tödlichen Ende. Für die Erfolgsaussichten der Chemotherapie ist der Zeitpunkt des Eingreifens dieser Behandlung in den Krankheitsablauf ein mitbestimmender Faktor. Die günstigsten Ergebnisse lassen sich erzielen, wenn man mit der Behandlung in den ersten 8 Tagen beginnt. Die *frühzeitige* Diagnosestellung ist also zu einer verantwortlichen ärztlichen Aufgabe geworden. Der Entwicklung der tuberkulösen Meningitis gehen zuweilen schon mehrere Wochen hindurch uncharakteristische Krankheitserscheinungen voraus.

Wesentliche in verschiedener Zusammensetzung wiederkehrende Merkmale sind: Gewichtsabnahme, Blässe und Appetitverlust, ferner eine *Wesensveränderung*, die sich durch Reizbarkeit, Spielunlust, vermehrtes Schlafbedürfnis, Störungen des Schlafes, Empfindlichkeit gegen Licht und Geräusche ausdrückt. *Obstipation*, Leibschmerzen, seltener auch Durchfall werden angegeben. Husten ist nicht ungewöhnlich, auch wenn keine gröberen Lungenveränderungen bestehen. Die Möglichkeit einer tuberkulösen Meningitis sollte in Betracht gezogen werden, wenn sich zu solchen Störungen des Befindens folgende Symptome, die für das *Initialstadium* dieser Erkrankung besonders charakteristisch sind, hinzugesellen oder auftreten:

Erbrechen, das sich durch seine Unabhängigkeit von den Mahlzeiten (z. B. morgendliches Nüchternerbrechen) als *cerebral bedingt* darstellt.

Kopfschmerzen, besonders in der Stirngegend, die als solche allerdings nur von älteren Kindern ausdrücklich angegeben werden, auf deren Vorhandensein bei jüngeren aber nicht selten aus dem Benehmen (Greifen an den Kopf) geschlossen werden kann.

Fieber, das jetzt kaum vermißt wird (rektale Messung ist unerläßlich!). Ein bestimmter Fiebertypus ist nicht anzugeben, subfebrile und leichtfebrile Werte sind häufiger als hohe Temperaturen. Überhaupt soll bei unklarem Fieber stets an Tuberkulose gedacht werden.

Es sei erwähnt, daß in einem kleineren Teil der Fälle, besonders bei jüngeren Kindern, ein anscheinend plötzlicher Beginn unter dem Bild des *Krampfes* gesehen wird.

Bei einer durch solche Frühsymptome als Verdachtsfall gekennzeichneten Erkrankung muß die Diagnosestellung systematisch mit größtmöglicher Beschleunigung betrieben werden. Hierzu kann folgendes Vorgehen dienlich sein:

Die Erhebung der *Vorgeschichte* muß mit besonderer Sorgfalt die Möglichkeit einer tuberkulösen *Exposition* berücksichtigen. Dabei ist nicht nur an eine etwaige Erkrankung Angehöriger zu denken, sondern auch an den Gelegenheitskontakt mit Besuchern, den Kontakt mit familienfremden Hausgenossen und schließlich auch an die Möglichkeit boviner Infektion. Je jünger das Kind — der Häufigkeitsgipfel der tuberkulösen Meningitis fällt in das Kindesalter — um so enger ist der in Frage kommende Personenkreis, um so schwerwiegender aber auch die Aufdeckung einer Infektionsquelle. Wenn ein Kind bereits als tuberkuloseinfiziert bzw. als tuberkulosekrank bekannt ist, bedarf das selbstverständlich besonderer Wertung. Kinder mit Miliartuberkulose sind in jedem Falle verdächtig, auch wenn sie noch keine greifbaren klinischen Symptome für den Befall der Meningen aufweisen. Vorangegangene *resistenzschwächende* Erkrankungen — das gilt besonders für Masern und Keuchhusten — müssen als tuberkuloseaktivierende Faktoren beachtet werden.

Bei der *Untersuchung* des Kindes steht zunächst die Prüfung auf das Vorhandensein diskreter meningitischer Symptome, wie leichte Nackensteifigkeit, KERNIGsches Phänomen, Vasomotorismus (Dermographie, spontaner Farbenwechsel), mitunter Hypersensibilität der Haut, Reflexsteigerung und Pulsverlangsamung sowie tiefes Aufseufzen im Vordergrund. Eine gespannte große Fontanelle kann im Säuglingsalter den erhöhten intrakraniellen Druck anzeigen. Die Inspektion der Haut kann durch Auffinden papulo-nekrotischer Tuberkulide einen wichtigen Hinweis liefern.

Die *Tuberkulindiagnostik* vermag, wie bei allen tuberkulösen Erkrankungen des Kindes, durch den Nachweis der stattgehabten Infektion einen weiteren Baustein zur Diagnose zu bringen. Die Tuberkulinempfindlichkeit ist zwar bei der tuberkulösen Meningitis durchschnittlich etwas herabgesetzt, doch ist eine Anergie im Anfangsstadium selten. Meist geben schon die geläufigen Cutan- und Percutanproben ein positives Ergebnis; doch kann es notwendig sein, die intracutane Diagnostik mit 0,1 ccm einer Lösung 1 : 1000 Alttuberkulin (entsprechend 10 T. E.) anzuschließen.

Die *Röntgenuntersuchung*, die sich auf Durchleuchtung *und* Aufnahme erstrecken muß, wird im größten Teil der Fälle relativ frische Veränderungen zeigen (Primärtuberkulosen, Hilustuberkulosen, Miliartuberkulosen). Der negative Befund schließt jedoch eine tuberkulöse Meningitis nicht aus. — Die *Augenspiegeluntersuchung* vermag Chorioidealtuberkel aufzudecken. Das Blutbild und die Blutsenkung (letztere ist zwar meist beschleunigt) können zur Diagnose wenig beitragen. *Die Sicherung der Diagnose erfolgt durch die Lumbalpunktion.* Dieser Eingriff ist ungefährlich und muß *in jedem Verdachtsfall* rechtzeitig vorgenommen werden. Die Punktion sollte jedoch nur an Stellen durchgeführt werden, wo Vertrautheit mit ihrer Technik beim Kinde besteht und die Möglichkeit vorliegt, eine sofortige Auswertung des Ergebnisses hinsichtlich der wichtigsten Punkte vorzunehmen; Versendung an auswärtige Untersuchungsinstitute bedeutet Zeitverlust. Folgende Befunde sind bei Vorliegen einer tuberkulösen Meningitis zu erwarten:

Druckerhöhung, Pleocytose, die vorwiegend durch Lymphocyten, seltener durch Leukocyten bedingt wird, eine geringfügige Trübung im Vergleich zu klarem Wasser (Sonnenstäubchentrübung), endlich „*Spinngewebgerinnsel*"-*Bildung* beim 12stündigen Stehenlassen des Liquors. Der *Eiweißgehalt* ist erhöht (Pandyreaktion deutlich, Nonne-Apelt schwach positiv). Der *Zuckergehalt* ist ebenso wie der *Gehalt an Chloriden* schon frühzeitig *erheblich vermindert*; doch sprechen normale Werte nicht gegen eine im Anfangsstadium befindliche Erkrankung.

Ausschlaggebend für die Diagnose ist allein der *Nachweis der Tuberkelbakterien* im Liquor. Oft gelingt dieser bereits bakterioskopisch im Spinngewebgerinnsel oder Sediment; Kulturverfahren erfordern erhebliche Zeit, sind aber zum Ausschluß anderer bakterieller Infektionen von Bedeutung. Der 6 Wochen Zeit in Anspruch nehmende *Tierversuch* gibt immer noch die zuverlässigsten Resultate. Für diese Untersuchung sollte in jedem Fall bei der ersten Lumbalpunktion *vor* einer etwaigen Chemotherapie Material reserviert werden.

Ergibt die Lumbalpunktion bei einem tuberkulinpositiven oder einem an nachgewiesener aktiver Tuberkulose leidenden Kinde, das den oben erörterten Symptomenkomplex aufweist, eine Pleocytose, Eiweißvermehrung und Zuckerverminderung, so ist *ohne Abwarten der bakteriologischen Sicherstellung* für rascheste Verbringung in ein für die Durchführung der Behandlung eingerichtetes Spezialkrankenhaus Sorge zu tragen.

11. Merkblatt über die Resistenz von Tuberkelbakterien gegenüber Conteben, PAS, Streptomycin und Isoniaziden

vom 14. Mai 1953.

I. *Conteben, PAS, Streptomycin und Isoniazide* wirken wachstumshemmend auf die Tuberkelbakterien. Bei laufender klinischer Anwendung dieser Mittel wird jedoch nach einiger Zeit bei manchen aus dem Untersuchungsmaterial (Sputum usw.) gezüchteten Bakterienstämmen diese wachstumshemmende Wirkung herabgemindert *(bakteriologische Resistenz)*; in seltenen Fällen ist eine hemmende Wirkung von vornherein nicht nachweisbar. In anderem Sinne spricht man von *klinischer Resistenz* gegenüber den Chemotherapeutika, wenn diese beim Kranken keine kurativen Wirkungen zeigen.

II. *Diskrepanz zwischen Klinik und Laboratorium* liegt vor, wenn eines der 4 Heilmittel klinisch wirksam ist, in vitro aber keine Einwirkung auf den Patientenstamm zeigt oder umgekehrt.

III. *Auftreten der Resistenz* gegen Streptomycin und Isoniazide kann schon nach wenigen Wochen beobachtet werden, gegen PAS erst nach einigen Monaten, gegen Conteben später und seltener.

IV. *Resistenzbestimmungen* werden im Rahmen der *Therapie* mit den genannten 4 Heilmitteln als zweckmäßig erachtet:

1. bei Einleitung einer Behandlung,
2. bei Versagen während der Behandlung,
3. bei Fortbestehen des positiven Bakterienbefundes,
4. vor Einleitung einer operativen Behandlung,
5. bei Auftreten eines neuen Tuberkuloseschubes.

Der Ausfall einer Resistenzprüfung sollte bei Überweisung eines Patienten von einem Arzt zu einem anderen dem neubehandelnden Arzt mitgeteilt werden.

V. Der *Empfindlichkeitswert* eines Tuberkelbakterienstammes wird entsprechend der niedrigsten Konzentration eines der 4 Tuberkulostatika, die nicht mehr als etwa 50 Kolonien wachsen läßt, angegeben, wenn das Wachstum auf den Kontrollen einen dichten ebenen Rasen ergibt. Bei der Bestimmung dieses Wertes ist stets der internationale Standardstamm H 37 Rv[1] bei jeder Nährbodencharge als Kontrollstamm mitzutesten (s. auch VIIb).

Die *Empfindlichkeitsbewertung* geschieht am besten bei Testung der einzelnen der 4 Heilmittel mit 1, 10 und 50 γ/ccm gemäß folgender Übersicht:

	SM	PAS	Tb I Conteben	INH Isoniazide
1 Normalempfindliche Tuberkelbakterien	10	1	10	1
2 Vermindert empfindliche Tuberkelbakterien . . .	50	10	50	10
3 Resistente Tuberkelbakterien	>50	50	>50	50

Die angegebenen Grenzwerte sind *Hemmwerte* (s. oben).

VI. Das *Material zur Herauszüchtung* einer Kultur (Sputum, Magensaft, Liquor usw.) für die Resistenzbestimmung muß *frisch* sein und auf kürzestem Wege eingeschickt werden; wird eine bereits vorhandene Kultur des Patientenstammes zur Resistenzbestimmung eingesandt, so soll diese Kultur möglichst bald nach Angehen verarbeitet werden (junge Kultur).

VIIa. *Methoden zur Resistenzbestimmung* sind:

1. die *Direktverfahren:* Objektträgerkultur oder Übertragung der Schwefelsäuresedimente auf feste oder flüssige chemotherapeutikumhaltige Nährböden,

2. die *Reinkulturverfahren:* Übertragung von Reinkulturaufschwemmungen bestimmter Dichte auf feste oder flüssige chemotherapeutikumhaltige Nährböden.

Die resistenten Anteile einer Gesamtkultur im Verhältnis zu den sensiblen lassen sich nur bei Ausführung des Testes auf einem festen Nährboden oder in der Objektträgerkultur annähernd bestimmen, nicht aber in einem flüssigen Nährboden.

VIIb. Der *Arbeitsausschuß für Chemotherapie* hat sich entschlossen, das *Reinkulturverfahren mit* Hohn-*Substrat 4/Gottsacker* als Standardverfahren zu empfehlen[1]. Bei einer Verwendung als Routineverfahren sind im Minimalansatz für jeden TB-Stamm je 3 Konzentrationen ausreichend, nämlich

1 : 20000 = 50 γ/ccm
1 : 100000 = 10 γ/ccm } von Streptomycin und Conteben

1 : 20000 = 50 γ/ccm
1 : 100000 = 10 γ/ccm
1 : 1000000 = 1 γ/ccm } von PAS und Isoniazid

also 10 Teströhrchen, dazu 2 Kontrollröhrchen. Außerdem ist in gleicher Weise für jede Nährbodencharge der Kontrollstamm H 37 Rv mitzutesten. Weitere Konzentration nach Belieben.

Ausgang stets von einer jungen Primärkultur (s. VI); alte TB-Kulturen sind resistenter als junge, daher für Resistenzbestimmungen nicht brauchbar. Alter der Kultur möglichst nur etwa 14 Tage bis 3 Wochen; das gilt auch für den Teststamm.

Falls nur einzelne Kolonien angegangen sind, *alle* Kolonien mischen, verreiben und gleichmäßig auf Testreihe verimpfen; in solchen Fällen nicht von einer einzelnen Kolonie ausgehen. Etwa 2 mg Kultur*masse* in 4 ccm physiol. NaCl-Lösung; davon die Testreihen mit je 1 Öse von 3 mm lichter Weite (bzw. 4 mm Durchmesser) pro Röhrchen beimpfen. Gleichmäßige Beimpfungsverhältnisse unbedingt erforderlich. Resistente Tuberkelbakterien können Conteben anlagern, wodurch im Nährboden die Conteben-Konzentration ungleichmäßig wird; dadurch wird in der Nähe liegenden Tuberkelbakterien evtl. das Wachstum ermöglicht; deshalb für dünne Aufschwemmung sorgen! Klumpen vermeiden! Ablesen nach Auftreten makroskopisch deutlichen Wachstums in den Kontrollen, jedoch nicht vor Ablauf von 3 Wochen nach Beimpfung! Schätzung der Zahl der auf Teströhrchen angegangenen Kolonien im Vergleich zu den Kontrollen. Ablesen der Teströhrchen nach folgendem Schema:

++++ = dichter ebener Rasen,
+++ } = aufgelockerter Rasen, je nach Dichte,
++ }
+ = Einzelkolonien (*über* 50 Kolonien)
(+) = Einzelkolonien (*unter* 50 Kolonien) (Hemmwert)

[1] Der Stamm H 37 Rv ist zu erhalten: im Institut für experimentelle Therapie in Frankfurt-M., im Tuberkulose-Forschungsinstitut Borstel, im Robert-Koch-Institut in Berlin N 65, Föhrer Str. 2.

Dauer des Verfahrens: Nach Eignung des Sputums *mindestens* 5 Wochen. Die Testung sollte stets gegen Conteben, PAS, Streptomycin und Isoniazide zugleich erfolgen.

VIIc. Als Verfahren zur schnelleren Resistenzbestimmung (Dauer 8—12 Tage) wird die *Objektträgermethode* empfohlen. Sie muß jedoch mit dem erst später ablesbaren Ergebnis des Reinkulturverfahrens verglichen werden. Flüssiger Nährboden ohne Tween 80 (z. B. „Kirchner 30" oder Kirchner modifiziert nach Unholtz).

Teströhrchen für jedes Mittel mit Konzentrationen entsprechend VIIb.

Für „Kirchner 30" hat sich folgendes Vorgehen bewährt: Sputum gut durchmischen und in nicht zu dicker Schicht auf sterile Objektträger ausstreichen (vom freien Ende des Objektträgers in etwa 4,5 cm Länge). 1 Stunde bei 37° in steriler, halbgeöffneter Petrischale antrocknen lassen. 6 Minuten mit 6%iger H_2SO_4 behandeln, dann 2mal mit sterilem Aqua dest. sorgfältig spülen (sterile Bechergläser!). Einstellen in den Nährboden der Kulturröhrchen. Ganze Objektträger in weiten Röhrchen oder längshalbierte in Reagenzgläsern. Stopfen paraffinieren. 8—12 Tage bebrüten. Danach ist die Sterilisierung der geschlossenen Röhrchen (im Dampftopf mindestens 20 Minuten bei 100°) wegen der Infektionsgefahr empfehlenswert. Dann nach Herausnahme in sterilen Schalen trocknen, färben (nach Ziehl-Neelsen oder für Fluoreszenz). Ablesen nach Dissmann (Tuberkulosearzt 4. Jg., 1950, H. 11, S. 629), zur Schnellbestimmung auch mit Trockensystem (s. Millberger: „Röntgen- und Laboratoriumspraxis" 11, S. 289 [1952]).

Die Reinkultur (Sputumzüchtung) ist in jedem Fall anzusetzen, auch wenn gleichzeitig Objektträgerteste durchgeführt wurden[1]. Verfahren nur anwendbar für Sputen mit genügend zahlreichen Tuberkelbakterien (etwa 100 oder mehr TB in 10 Gesichtsfeldern bei 300- bis 500facher Vergrößerung). Für PAS ist die Objektträgermethode weniger zu empfehlen.

VIII. Streptomycinresistente Tuberkelbakterienstämme sind auf andere Personen *übertragbar*, wodurch bei diesen eine streptomycinresistente Tuberkulose erzeugt wird; das gleiche gilt wahrscheinlich auch für die übrigen Tuberkulostatika. Die große seuchenhygienische Bedeutung dieser Beobachtung ist ein weiterer zwingender Grund dafür, stets mit Streptomycin, PAS, Conteben und Isoniazid Resistenzbestimmungen durchzuführen.

IX. In jedem Lande der Bundesrepublik Deutschland sollten *Einrichtungen* geschaffen werden, in denen Resistenzbestimmungen durchgeführt und andere Untersuchungsstellen beraten werden können.

12. Merkblatt für den praktischen Arzt zur Erkennung der urologischen Tuberkulose.

Die urologische Tuberkulose (= Tuberkulose des Harnsystems und der männlichen Genitalorgane) ist wesentlich häufiger als gewöhnlich angenommen wird. Von allen erfaßten Tuberkulosen sind 2—4% solche des Uro-Genitalsystems.

Die Nierentuberkulose geht auf eine Bazillenstreuung im primären oder in einem postprimären Schub zurück. Der meist beide Nieren erfassende erste Schub führt zu einer Parenchymerkrankung (parenchymatöses Stadium), welche sich selten klinisch bemerkbar macht; diese Herde können spontan ausheilen. Bei ausbleibender Heilung entsteht daraus die kavernöse Nierentuberkulose, die meist einseitig auftritt, bei der mit einer Spontanheilung nicht mehr zu rechnen ist. Der Prozeß schreitet vielmehr in der Niere fort, er beteiligt den Harnleiter und die Blase und greift beim Mann auch vielfach auf das Genitalsystem über. Die Genitaltuberkulose entsteht im Gegensatz zur Urotuberkulose seltener hämatogen, meist urinogen-kanalikulär. Zuerst werden die Prostata oder die Samenblasen ergriffen und nicht, wie früher angenommen wurde, die Nebenhoden. Diese werden vielmehr in der Regel erst sekundär betroffen.

Aus dem Gesagten ergibt sich die Notwendigkeit, in jedem Erkrankungsfalle, und zwar sowohl des Harn- als auch des Genitalsystems, beide Systeme genau zu untersuchen, wobei besonders auf die Untersuchung der Prostata und der Samenblasen hingewiesen wird.

Sowohl die Nierentuberkulose als auch die Genitaltuberkulose beim Mann sind in ihren Anfängen meist stumm. Letztere gibt sich vielfach erst durch die Beteiligung des Nebenhodens zu erkennen. Die Urotuberkulose führt meist erst nach Beteiligung der Blase zu

[1] Die Nährbodenrezepte können von der Geschäftsstelle des Deutschen Zentralkomitees zur Bekämpfung der Tuberkulose, Hannover, Sallstr. 84, angefordert werden.

subjektiven Erscheinungen. Nur relativ selten bilden hier Nierenkoliken oder Harnbluten ein Erstsymptom.

Die Früherfassung verlangt deshalb die Beachtung folgender Merkmale, welche den dringenden *Verdacht auf eine urologische Tuberkulose* erwecken müssen:

1. *Pyurie bei saurem Urin oder Fehlen banaler Keime,*
2. *schleichend beginnende, auf die übliche Behandlung nicht ansprechende und nicht zur Ausheilung kommende Cystitis,*
3. *ungeklärte Nierenkolik,*
4. *ungeklärte Harnblutung,*
5. *jede Nebenhodenentzündung, auch die akut beginnende, insbesondere aber die subakut bis chronisch sich entwickelnde Epididymitis,*
6. *jede umschriebene Knotenbildung in der Vorsteherdrüse,*
7. *jede palpatorisch erfaßbare Samenblase.*

Bei vorausgegangenen sonstigen tuberkulösen Erkrankungen, z. B. Pleuritis exsudativa und vor allem auch Spondylitis tuberculosa, ist der Verdacht besonders dringend.

In allen diesen Fällen ist es Pflicht des Arztes, steril aufgefangenen Strahlurin bei männlichen, Katheterurin bei weiblichen Patienten einer bakteriologischen Untersuchungsstelle zur Untersuchung auf Tuberkelbakterien (Direktausstrich, Kultur, Tierversuch) einzusenden (möglichst Morgenurin verwenden). Bei Verdacht auf eine Genitaltuberkulose des Mannes ist daneben auch die Untersuchung des frischen Ejakulates empfehlenswert.

Man begnüge sich nicht mit einem negativen Ergebnis, sondern wiederhole die Einsendung mehrmals in $^1/_2$—1 monatigen Abständen, sofern die Erkrankung inzwischen keine andere Aufklärung fand. Bis zur endgültigen Klärung der genauen Diagnose muß von der Anwendung moderner Tuberkulostatika abgesehen werden.

Jeder Kranke, bei welchem im Urin Tuberkelbakterien nachgewiesen sind, muß zur weiteren Diagnostik einem Facharzt für Urologie überwiesen werden.

Oktober 1953.

13. Memorandum betr. Betten in Tuberkulose-Heilstätten vom 17. 7. 53.

Auf der Deutschen Tuberkulose-Tagung in Goslar hat Prof. Dr. SCHMITZ, Landesversicherungsanstalt Rheinprovinz in Düsseldorf, am 18. 9. 52 einen Vortrag über die Frage der Heilstättenbetten gehalten. Das Deutsche Zentralkomitee hatte in dem Rundschreiben vom 26. 11. 52 zustimmend zu den Ausführungen von Prof. SCHMITZ Stellung genommen. Prof. SCHMITZ hatte damals festgestellt, daß gemäß dem damaligen Stand der Tuberkulosebekämpfung nicht nur zu empfehlen sei, die jetzige Zahl der Heilstättenbetten aufrechtzuerhalten, sondern sogar noch zu vermehren.

Im 4. Quartal 1952 hat sich die gesamte Situation betr. das Tuberkulosegeschehen geändert. In allen Ländern, wo seit dem 2. Quartal 1952 weitgehend die sog. Isoniazide oder INH-Präparate wie Neoteben und Rimifon von den Ärzten zur Anwendung gebracht wurden, sank vom 3./4. Quartal 1952 an die Sterblichkeit für die Lungentuberkulosen überraschenderweise stark ab. Wir sind auf diese Verhältnisse im Tbc.-Jb. 1951/52 und in einem Artikel „Wende im Kampf gegen die Tuberkulose ?“ im „Landarzt“ (29. Jg., H. 10, S. 225) genauer eingegangen.

Außerdem haben wir aus vielen Ländern, z. B. auch aus Frankreich, die Mitteilung erhalten, daß trotz gleichbleibenden Bestandes an Tuberkulosekranken die Nachfrage nach Heilstättenbetten seit dem 4. Quartal 1952 nachgelassen hat. In einer Reihe von Heilstätten sind plötzlich über die üblichen, durch den Wechsel der Belegung bedingten 3—10% freien Betten hinaus Heilstättenbetten verfügbar geworden.

Wir sind der seit dem 4. Quartal 1952 beobachteten Änderung der Gesamtsituation genauer nachgegangen. Chefärzte von Heilstätten haben uns folgendes berichtet: Wenn sie die Kranken, für welche die Rentenversicherungsträger oder Landesfürsorgeverbände eine Heilstättenkur genehmigt haben, zum Antritt der Kur einberufen, so leisten nur noch *50—75% der Kranken* dieser Aufforderung Folge.

Am wenigsten zeigen Frauen die Neigung, sich einer Heilstättenkur zu unterziehen; sie fürchten für ihren Haushalt während ihrer Abwesenheit. Auf der anderen Seite wird von den Chefärzten von Heilstätten öfter darüber geklagt, daß die Patienten während ihrer Heilstättenkur oft frühzeitig auf Entlassung nach Hause drängen — eben wegen wirtschaftlicher Sorgen in der Familie. Wir wissen, daß diese Sachlage z. T. dadurch bedingt ist, daß die Verordnung über die Tuberkulosehilfe usw. keine Gesetzeskraft mehr hat und ein neues Gesetz über die Tuberkulosehilfe noch im Werden begriffen ist. Seit Beginn der Ära mit der Verschreibung von INH-Präparaten hat die Meinung bei einer Reihe von Ärzten und vielfach auch bei den Patienten Platz gegriffen, daß bei der Anwendung der INH-Präparate eine Heilstättenkur nicht mehr unbedingt erforderlich sei.

Angesichts der neuen Sachlage beschäftigt sich eine Reihe von Inhabern von Heilstätten mit dem Gedanken, die Zahl der Heilstättenbetten zu verringern oder gar Heilstätten eingehen zu lassen.

Nach eingehender Prüfung der gesamten Sachlage müssen wir zur Frage

der Verringerung der Zahl der Heilstättenbetten
bzw. des Abbaues des Heilverfahrens in Heilstätten

folgendermaßen Stellung nehmen:

Es ist eine erfreuliche Tatsache, daß die neuen Heilmittel, in erster Linie die INH-Präparate, in einer Reihe von Fällen den Ablauf einer Tuberkulose günstig beeinflussen. Bei einer großen Zahl von Patienten verschwinden die Tuberkelbakterien im Auswurf; aber nach 3—6 Monaten sind die Tuberkelbakterien sehr häufig wieder nachzuweisen, und die Kranken werden wieder zu Infektionsquellen. Diese Nachricht ist uns allgemein von den Tuberkulose-Fürsorgestellen zugestellt worden. Die Zahl der Rückfälle aus „geschlossenen" Lungentuberkulosen in „offene" ist in steter Zunahme begriffen.

Wir haben schon öfter auf dieses bedeutsame Phänomen aufmerksam gemacht, z. B. in den Tbc.-Jb. 1950/51 und 1951/52. Folgende Statistik möge das illustrieren:

Zugänge aus anderen Gruppen zur Gruppe Ia in Prozent der Gesamtzugänge in Bayern.
(Entnommen aus: „Die Tuberkulose in Bayern 1951", H. 178, S. 46, Tabelle 19.)

	1938	1947	1948	1949	1950	1951
Gesamtzugänge zu Ia	2848	9446	7708	7103	7034	7313
davon Zugänge aus anderen Gruppen	439	2640	3151	3285	3224	3435
In % der Gesamtzugänge	15,41	27,95	40,88	46,24	45,88	46,97

Auch nach einer neuen Statistik aus Schleswig-Holstein aus dem Jahre 1952 geht das einwandfrei hervor: Der Anteil der „Rückfälle" (= Zugänge aus anderen Krankheitsgruppen) an der Gesamtzahl der Zugänge zur Gruppe der Offentuberkulösen betrug in Schleswig-Holstein 1951 rd. *44%*, 1952 aber rd. *55%*.

(Aus: Sonderdienst des Statistischen Landesamtes Schleswig-Holstein, Kiel-Wik.)

Krankengruppen	Neuzugänge		Zugänge aus anderen Krankengruppen[1]		Bestand am	
	1951	1952	1951	1952	31. 12. 51	31. 12. 52
Tuberkulose der Atmungsorgane						
ansteckend (offen)	2247	1942	2187	2256	8447	8472
nicht ansteckend (aktiv geschl.)	6606	6289	1571	1717	23108	21880
Tuberkulose anderer Organe	1126	1000	66	56	4112	4105
Insgesamt	9979	9231	3824	4029	35667	34457

[1] Bereits als Fürsorgefall in einer anderen Krankengruppe erfaßt gewesen.

Die INH-Präparate und auch die übrigen neuen Tuberkuloseheilmittel genügen danach nicht, um die Tuberkulose endgültig zu überwinden. Prof. KLEINSCHMIDT und andere Direktoren von Universitäts-Kinderkliniken haben bereits darauf aufmerksam gemacht, daß sie seit 1952 eine *Wiederzunahme der Kindertuberkulose* beobachten; sie führen das auf die Wiederzunahme der Zahl von Offentuberkulösen zurück.

Wie gesagt, haben wir schon öfter auf das Ansteigen der Zahl der Rückfälle von Lungentuberkulose in die Gruppe der offenen Tuberkulose im Verhältnis zu der Zahl der neugemeldeten Fälle von offener Lungentuberkulose aufmerksam gemacht. In einem Bericht über die Ergebnisse der Verhandlungen auf der Internationalen Tuberkulose-Konferenz in Rio de Janeiro August 1952 ist eine möglichst *lange Bettruhe*, die sich nach Möglichkeit sogar auf 2 Jahre ausdehnen soll, schon bei den kleinsten Lungenherden als Idealforderung aufgestellt worden. Demgegenüber erscheinen die Kuren in deutschen Tuberkulose-Heilstätten verhältnismäßig kurz.

In Anbetracht der drohenden Situation, welche durch die Rückfälle aus geschlossenen in offene Lungentuberkulosen veranlaßt wird, empfehlen wir, die Kuren in den Heilstätten grundsätzlich zu verlängern, um die Ausheilung des 1. Tuberkuloseschubes besser zu gewährleisten. Außerdem läßt sich nicht übersehen, ob nicht über kurz oder lang ein Rückstrom in die Heilstätten einsetzen wird; denn es ist doch mit größter Wahrscheinlichkeit damit zu rechnen, daß sich die Erkenntnis von einer unzulänglichen Dauerwirkung der INH-Präparate in vielen Fällen auch in der breiteren Öffentlichkeit durchsetzt. Deshalb bitten wir, von einer Verminderung der Zahl der Heilstättenbetten vorläufig Abstand zu nehmen. Auf die Bedeutung der Heilstättenkur bzw. einer der Heilstättenbehandlung entsprechenden Allgemeinbehandlung während eines Tuberkuloseschubes als *Grundlage* jeder Tuberkulosebehandlung hat ausdrücklich unser „Arbeitsausschuß für Chemotherapie bei Tuberkulose“ in der „*2. Verlautbarung des Deutschen Zentralkomitees zur Bekämpfung der Tuberkulose über die Anwendung tuberkulostatischer Mittel (Conteben, PAS, Streptomycin und Isoniazide) bei der Behandlung der Tuberkulose* vom 14. Mai 1953“ aufmerksam gemacht. Ein Exemplar dieser „2. Verlautbarung“ wird als Anlage beigefügt.

Im Namen des Vorstandes

Koblenz, den 17. Juli 1953	Hannover, den 17. Juli 1953
Der Präsident:	Der Generalsekretär:
gez. Dr. REDEKER	gez. Dr. ICKERT

14. Die Tuberkulosefürsorgestellen in Frankreich.

Die Tuberkulose-Fürsorgestelle führt im Bereich eines Departements die Tuberkulose-Prophylaxe der Einzelperson, der Familie und der Gemeinschaft durch. Die Fürsorgestellen werden in jedem Departement auf Grund einer besonderen Entscheidung des Gesundheitsministers eingerichtet. Sie sind der Provinzbehörde (Departementsbehörde) für Sozialhygiene unterstellt; diese verwaltet die Departements-Fürsorgestellen und trifft die erforderlichen Abkommen mit anderen öffentlichen und privaten Körperschaften, die im Departement Fürsorgestellen besitzen. Der Präfekt stellt die Liste der Fürsorgestellen auf und legt ihren Bezirk fest.

Die *Finanzierung* der Fürsorgestellen erfolgt auf nachstehender Grundlage: Der Staat kann einen Zuschuß von höchstens 75% der Kosten für Anlage, Vergrößerung, Einrichtung, Installation und Geräte gewähren. Die Zuteilung dieses Zuschusses setzt die vorherige Billigung der Baustellen, Pläne und Kostenanschläge seitens des Gesundheitsministers voraus. Die sonstigen Anschaffungen werden durch die öffentliche oder private Hand, von der die Fürsorgestelle abhängt, bereitgestellt; falls diese zur Durchführung der erforderlichen Arbeiten gezwungen ist, Anleihen aufzunehmen, werden ihr die Krediterleichterungen zugebilligt, die gesetzmäßig für den Bau billiger Wohnungen vorgesehen sind. Die Betriebskosten der öffentlichen und der privaten Fürsorgestellen, die durch Vertrag eine Bindung mit dem Departement eingegangen sind, gehen nach Abzug der eigenen Einkünfte (von deren Quellen weiter unten die Rede sein wird) zu Lasten des Departementsbudgets und werden dann zwischen dem Staat, dem Departement und den Gemeinden des Departements aufgeteilt.

Die *Untersuchungen* in der Fürsorgestelle erfolgen kostenlos für die mittellosen Patienten und für die Mitglieder einer Sozialversicherung, sofern die Kassen, zu denen sie gehören, dem Departement halbjährlich als Beteiligung an den Betriebskosten der von ihnen benutzten Tuberkulose-Fürsorgestellen für jeden beitragzahlenden Versicherten eine Vertragssumme bezahlen, die zwischen dem Departement und den Kassen vereinbart bzw. im Falle von Unstimmigkeiten durch den Präfekten festgesetzt wird. — Anderen Patienten, die in der Lage sind zu zahlen, können die Kosten für die Untersuchung gemäß dem in Kraft befindlichen Tarif für Sozialversicherungs-Leistungen vergütet werden.

Die systematischen *Reihenuntersuchungen*, die auf Antrag der Körperschaften durchgeführt werden, erfolgen gegen eine seitens dieser Körperschaften zugunsten der Fürsorgestelle geleistete Sondervergütung, und zwar gemäß einem Satz, der vom Departementspräfekten festgelegt wird. Unter denselben Bedingungen werden auch durch die Sozialversicherungs-, Fürsorge- und Wohlfahrtseinrichtungen die Auslagen vergütet, welche durch die Überwachung der von ihnen betreuten Personen zwecks Aufspürung der Tuberkulose zum Schutz für Mutter und Kind entstehen, d. h. voreheliche Untersuchung, Untersuchung vor und nach der Geburt, Röntgenuntersuchungen von Personen, die mit der Pflege, Aufsicht und Unterbringung von Kleinstkindern betraut sind.

Ebenso verhält es sich bei den *Röntgenuntersuchungen*, die von den Aufsichtsorganen für das Personal der Unterrichtsanstalten aller Art gefordert werden. Dasselbe trifft auf das Gebiet der Arbeitsmedizin bei *Einstellungsuntersuchungen* sowie für Bewerber um Stellen des öffentlichen Dienstes zu.

Für Personen, denen eine kostenlose medizinische Fürsorge zusteht, erfolgen die Pneumothorax-Nachfüllungen unentgeltlich. Bei den anderen Kranken werden sie zugunsten der Fürsorgestelle nach dem geltenden Tarif für Sozialversicherungen vergütet. Die Ärzte, welche die Nachfüllungen vorgenommen haben, können eine Entschädigung bis zu 40% der so eingenommenen Beträge erhalten.

Im Jahre 1953 waren im Mutterland 917 ständige Tuberkulose-Fürsorgestellen in Betrieb. Darüber hinaus verfügen einige Departements über besonders eingerichtete Lastkraftwagen, die von Ärzten und Fürsorgepersonal begleitet sind und als „ambulante Fürsorgestellen" dienen. Hierdurch ist es möglich, auch kleine Ortschaften zu betreuen, in denen die Unterhaltung einer Fürsorgestelle nicht in Frage kommt.

(Nach einem Bericht von Dr. Royer, Comité National de Défense contre la Tuberculose in Paris.)

15. Versuche zur Sanierung der Abwässer aus Lungenheilstätten.

(Von Prof. Heicken, Berlin, veröffentlicht in der „Zeitschrift für Hygiene und Infektionskrankheiten".)

„Der zur *Abwasserdesinfektion notwendige Chlorbedarf* setzt sich zusammen 1. aus dem Anteil Chlor, der von den Verunreinigungen des Abwassers chemisch gebunden und dadurch unwirksam gemacht wird, und 2. aus dem Anteil Chlor, der im Abwasser eine bestimmte Zeitlang aufrechterhalten werden muß, um die Abtötung der TB herbeizuführen (Chlorüberschuß).

Um über die Höhe des *Chlorüberschusses* Aufschluß zu gewinnen, wurde die Resistenz der TB gegenüber Chlor unter Berücksichtigung verschiedener Faktoren, die bei der Abwasserdesinfektion eine Rolle spielen, bestimmt. Die Chlorwirkung erwies sich als stark vom p_H-*Wert* des Wassers abhängig, weil die bactericide Wirkung des Chlors eine Funktion des Oxydationspotentials ist, das mit dem p_H-Wert stark verändert wird. Der besondere Wirkungsmechanismus des Chlors sowie der Zusammenhang der bactericiden Wirkung mit dem Oxydationspotential und p_H-Wert wurde an Hand von graphischen Darstellungen erläutert. Für die Praxis ergibt sich aus diesen Versuchen, daß mit demselben Chlorüberschuß ein ganz verschiedener Entkeimungseffekt erzielt werden kann. *Saure* Reaktion begünstigt, *alkalische* Reaktion beeinträchtigt die Chlorwirkung. Die starke Abhängigkeit der Chlorwirkung vom p_H-Wert ist auch die Ursache dafür, daß *Chlorkalk* und *Natriumhypochlorit* unter Bedingungen, wie sie bei der Abwasserdesinfektion vorliegen, gegenüber TB unwirksam sind. In weiteren Versuchen wurde der Einfluß der *Keimdichte* sowie der *Temperatur* auf den Desinfektionserfolg geprüft. Die Chlorwirkung war in starkem Maße von der gewählten Keimdichte abhängig. Bei einer Temperatur von 4° waren rund doppelt so lange Einwirkungszeiten zur Abtötung von TB notwendig wie bei 20°. Bei der Prüfung der *Resistenz von humanen und bovinen TB-Stämmen* gegenüber Chlor konnten keine Resistenzunterschiede beobachtet werden.

Die Untersuchung über die Größe und den Mechanismus der *Chlorzehrung* hatte zum Ergebnis, daß die Chlorbindung durch die Abwässer in der Hauptsache schon nach kurzen Kontaktzeiten erfolgt. Hinsichtlich der Chlorbindung konnten zwei *Typen von Abwässern* unterschieden werden. Beim ersten Typ steigt der Gehalt an Restchlor im Abwasser mit zunehmender Chlormenge linear an. Beim zweiten Typ wird zunächst ein linearer Anstieg des Restchlors beobachtet; nach Erreichung eines Maximums fällt dann der Restchlorgehalt steil ab, um nach Durchschreitung eines Minimums wieder linear anzusteigen. Graphisch dargestellt werden mit solchen Abwässern S-förmig verlaufende Kurven für den Restchlorgehalt erhalten. Dies besondere Verhalten des Abwassers hinsichtlich der Chlorbindung verursacht, daß *derselbe Entkeimungseffekt mit 3 ganz verschieden großen Chlordosen erzielt werden kann.* Unter Umständen kann sogar der Fall eintreten, daß bei einem Abwasser eine höhere Chlordosis weniger wirksam ist als eine niedere. Auf die Schwierigkeiten der Chlordosierung und Kontrolle, die sich aus diesem Verhalten der Abwässer für die Praxis ergeben, wurde hingewiesen.

Auf potentiometrischem Wege konnte der Nachweis erbracht werden, daß das Chlor vor dem Maximum der Chlorzehrung in einer besonderen Bindungsform vorliegt. Von Dr. GAD (Institut für Wasser-, Boden- und Lufthygiene) konnte analytisch nachgewiesen werden, daß es sich um *Chloramin* handelt. Das Maximum der Chlorbindung kommt so zustande, daß das Chlor mit Ammoniak unter Chloraminbildung solange reagiert, bis das gesamte Ammoniak in Form von Chloramin vorliegt. Bei weiterer Zugabe von Chlor zerfällt das Chloramin, wobei Salzsäure in Freiheit gesetzt wird. Durch Zugabe von Ammoniak, etwa in Form eines Ammoniumsalzes, kann das Maximum der Chlorbindung so verschoben werden, daß die Chlorbindungskurve bei Anwendung der üblichen Chlordosen den erstrebten linearen Verlauf nimmt, der Voraussetzung für das einwandfreie Arbeiten einer Abwasseranlage sowie für die Beherrschung des Chlorverfahrens mit den in einer Heilstätte gegebenen Kontrollmöglichkeiten ist.“

16. Veröffentlichungen

ICKERT: Wende im Kampf gegen die Tuberkulose. Der Landarzt **1953**, H. 10.

— — Über die Grenzen und Aussichten der BCG-Schutzimpfung. Gesundheitsfürsorge **1954**, H. 12.

— u. KAYSER: Fortschritte in der Tuberkulose-Wissenschaft und Tuberkulose-Bekämpfung. Der Landarzt **1953**, H. 32.

— u. KEUTZER: Tuberkulose-Morbidität und -Mortalität verschiedener Altersgruppen. Gesundheitsfürsorge **1953**, H. 4.

— u. KEUTZER: Epidemiological Report on Tuberculosis (Mortality and Morbidity). Bulletin of the International Union against Tuberculosis **1954**, H. 1—2.

Sachverzeichnis.

(Fette Zahlen: Hauptabschnitte.)

DEUTSCHES ZENTRALKOMITEE ZUR BEKÄMPFUNG DER TUBERKULOSE

Hannover, Sallstraße 84

Das Deutsche Zentralkomitee zur Bekämpfung der Tuberkulose gestattet sich, seinen von dem verstorbenen Generalsekretär PROF. DR. DR. H. C. ICKERT zusammengestellten Jahresbericht als

TUBERKULOSE - JAHRBUCH 1952/53

zu überreichen.

Koblenz, im Oktober 1954

Der Präsident

Prof. Dr. Redeker

Präsident des Bundesgesundheitsamtes